川派中医药名家系列丛书

方药中

马晓北　李鸿涛　编著
许家松　审订

中国中医药出版社
·北　京·

图书在版编目（CIP）数据

川派中医药名家系列丛书．方药中／马晓北，李鸿涛编著．—北京：中国中医药出版社，2018.12

ISBN 978－7－5132－4987－4

Ⅰ．①川…　Ⅱ．①马…　②李…　Ⅲ．①方药中（1921—1995）—生平事迹②中医临床—经验—中国—现代　Ⅳ．① K826.2　② R266

中国版本图书馆 CIP 数据核字（2018）第 102050 号

中国中医药出版社出版

北京市朝阳区北三环东路 28 号易亨大厦 16 层

邮政编码　100013

传真　010–64405750

廊坊市祥丰印刷有限公司印刷

各地新华书店经销

开本 710×1000　1/16　印张 22　彩插 0.5　字数 367 千字

2018 年 12 月第 1 版　2018 年 12 月第 1 次印刷

书号　ISBN 978－7－5132－4987－4

定价　89.00 元

网址　www.cptcm.com

社 长 热 线　010-64405720

购 书 热 线　010-89535836

维 权 打 假　010-64405753

微信服务号　zgzyycbs

微商城网址　https://kdt.im/LIdUGr

官 方 微 博　http://e.weibo.com/cptcm

天猫旗舰店网址　https://zgzyycbs.tmall.com

如有印装质量问题请与本社出版部联系（010–64405510）

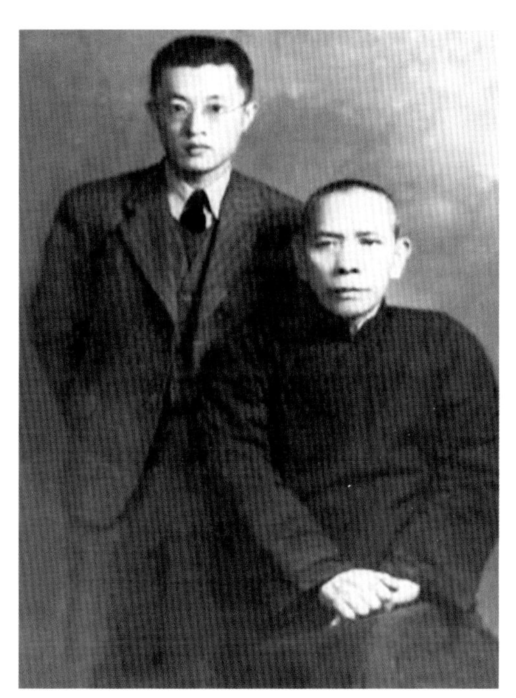

方药中先生与老师陈逊斋合影

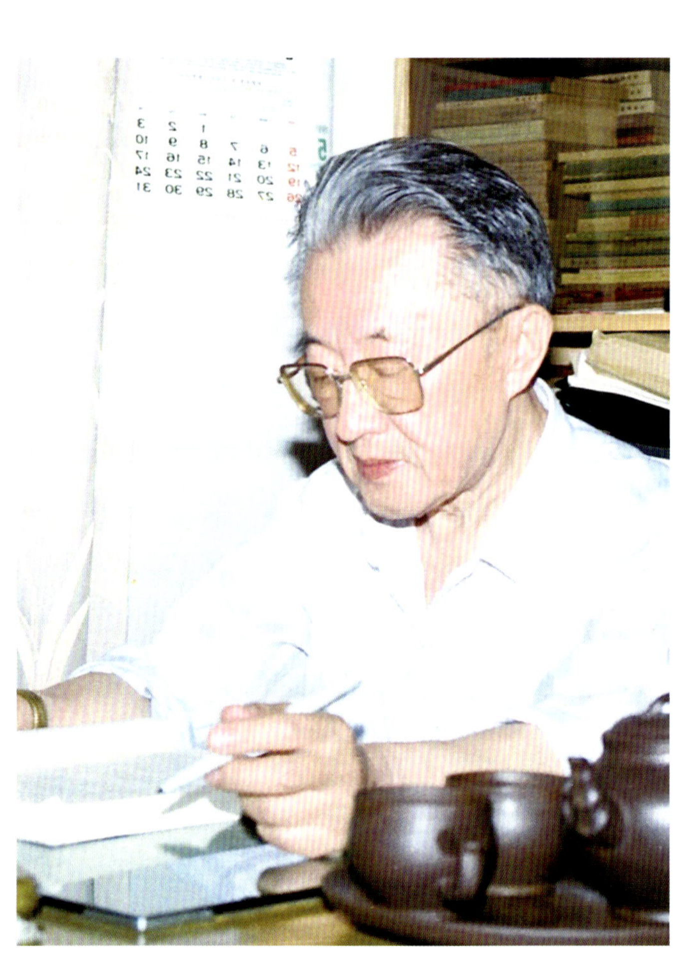

方药中先生伏案著述

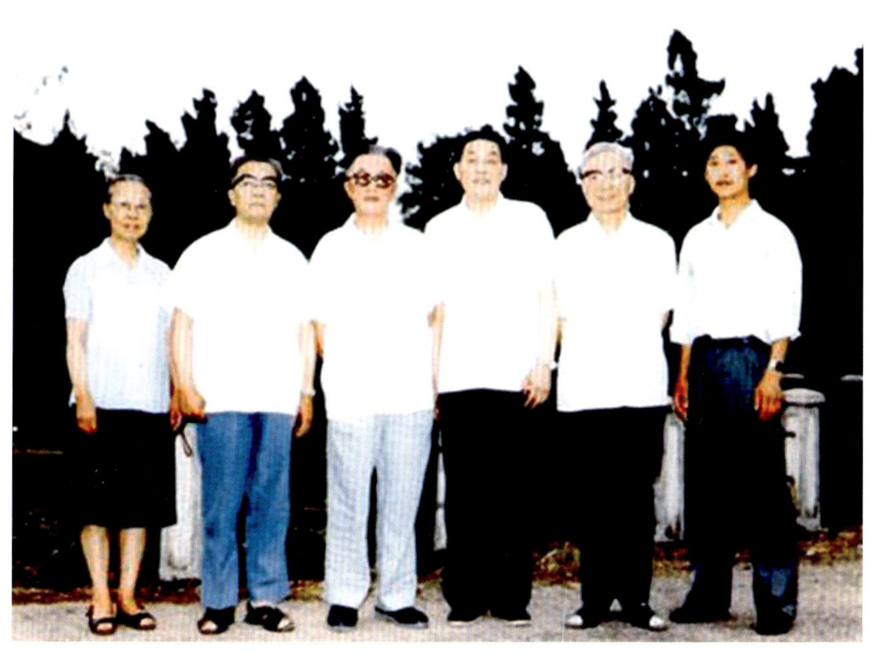

方药中先生（左三）与董建华院士（右三）、关幼波教授（右二）、
赵绍琴教授（左二）合影

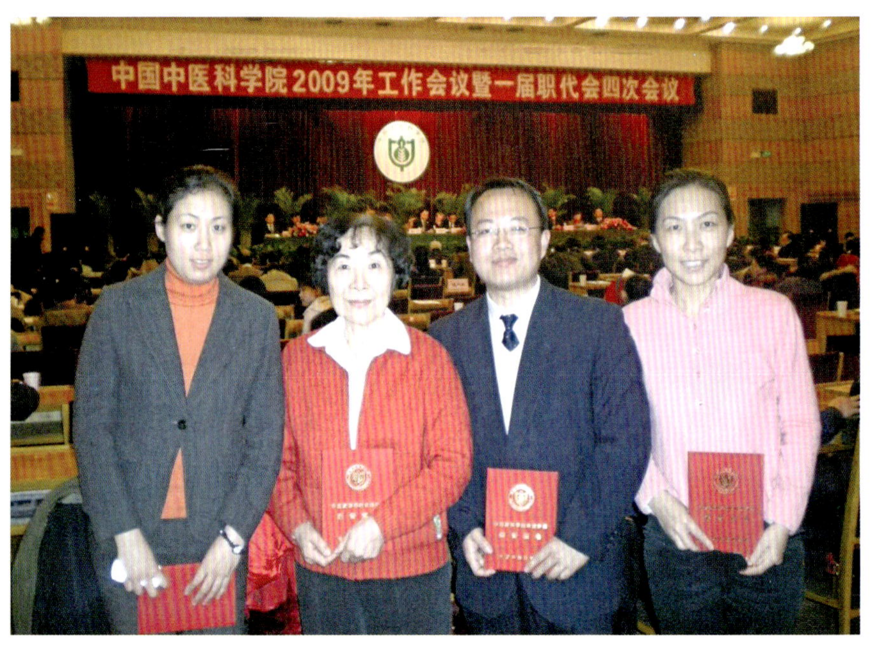

许家松教授（左二）与方药中学术传承团队李鲲（左一）、马晓北（右一）、李鸿涛（右二）在颁奖大会上的合影

《川派中医药名家系列丛书》编委会

总 主 编：田兴军　杨殿兴
副总主编：杨正春　张　毅　和中浚
编写秘书：毛黎黎　邢　军

《方药中》编委会

编　　著：马晓北　李鸿涛
审　　订：许家松

总序——加强文化建设，唱响川派中医

四川，雄居我国西南，古称巴蜀，成都平原自古就有天府之国的美誉，天府之土，沃野千里，物华天宝，人杰地灵。

四川号称“中医之乡、中药之库”，巴蜀自古出名医、产中药，据历史文献记载，自汉代至明清，见诸文献记载的四川医家有 1000 余人，川派中医药影响医坛 2000 多年，历久弥新；川产道地药材享誉国内外，业内素有“无川（药）不成方”的赞誉。

医派纷呈　源远流长

经过特殊的自然、社会、文化的长期浸润和积淀，四川历朝历代名医辈出，学术繁荣，医派纷呈，源远流长。

汉代以涪翁、程高、郭玉为代表的四川医家，奠定了古蜀针灸学派。郭玉为涪翁弟子，曾任汉代太医丞。涪翁为四川绵阳人，曾撰著《针经》，开巴蜀针灸先河，影响深远。1993 年，在四川绵阳双包山汉墓出土了最早的汉代针灸经脉漆人；2013 年，在成都老官山再次出土了汉代针灸漆人和 920 支医简，带有“心”“肺”等线刻小字的人体经穴髹漆人像是我国考古史上首次发现，应是迄今我国发现的最早、最完整的经穴人体医学模型，其精美程度令人咋舌！又一次证明了针灸学派在巴蜀的渊源和影响。

四川山清水秀，名山大川遍布。道教的发祥地青城山、鹤鸣山就坐落在成都市。青城山、鹤鸣山是中国的道教名山，是中国道教的发源地之一，自东汉以来历经 2000 多年，不仅传授道家的思想，道医的学术思想也因此启蒙产生。道家注重炼丹和养生，历代蜀医多受其影响，一些道家也兼行医术，如晋代蜀医李常在、李八百，宋代皇甫坦，以及明代著名医家韩懋（号飞霞道人）等，可见丹道医学在四川影响深远。

川人好美食，以麻、辣、鲜、香为特色的川菜享誉国内外。川人性喜自在休闲，养生学派也因此产生。长寿之神——彭祖，号称活了 800 岁，相传他经历了尧舜夏商诸朝，据《华阳国志》载，“彭祖本生蜀”，“彭祖家其彭蒙”，由此推断，彭祖不但家在彭山，而且他晚年也落叶归根于此，死后葬于彭祖山。彭祖山坐落在成都彭山县，彭祖的长寿经验在于注意养生锻炼，他是我国气功的最早创始人，他的健身法被后人写成《彭祖引导法》；他善烹饪之术，创制的“雉羹之道”被誉为“天下第一羹”，屈原在《楚辞·天问》中写道：“彭铿斟雉，帝何飨？受寿永多，夫何久长？”反映了彭祖在推动我国饮食养生方面所做出的贡献。五代、北宋初年，著名的道教学者陈希夷，是四川安岳人，著有《指玄篇》《胎息诀》《观空篇》《阴真君还丹歌注》等。他注重养生，强调内丹修炼法，将黄老的清静无为思想、道教修炼方术和儒家修养、佛教禅观会归一流，被后世尊称为“睡仙”“陈抟老祖”。现安岳县有保存完整的明代陈抟墓，有陈抟的《自赞铭》，这是全国独有的实物。

四川医家自古就重视中医脉学，成都老官山出土的汉代医简中就有《五色脉诊》（原有书名）一书，其余几部医简经初步整理暂定名为《敝昔医论》《脉死候》《六十病方》《病源》《经脉书》《诸病症候》《脉数》等。学者经初步考证推断极有可能为扁鹊学派已经亡佚的经典书籍。扁鹊是脉学的倡导者，而此次出土的医书中脉学内容占有重要地位，一起出土的还有用于经脉教学的人体模型。唐代杜光庭著有脉学专著《玉函经》3 卷，后来王鸿骥的《脉诀采真》、廖平的《脉学辑要评》、许宗正的《脉学启蒙》、张骥的《三世脉法》等，均为脉诊的发展做出了贡献。

昝殷，唐代四川成都人。昝氏精通医理，通晓药物学，擅长妇产科。唐大中年间，他将前人有关经、带、胎、产及产后诸症的经验效方及自己临证验方共 378 首，编成《经效产宝》3 卷，是我国最早的妇产科专著。加之北宋时期的著名妇产科专家杨子建（四川青神县人）编著的《十产论》等一批妇产科专论，奠定了巴蜀妇产学派的基石。

宋代，以四川成都人唐慎微为代表撰著的《经史证类备急本草》，集宋代本草之大成，促进了本草学派的发展。宋代是巴蜀本草学派的繁荣发展时期，陈承的《重广补注神农本草并图经》，孟昶、韩保昇的《蜀本草》等，丰富、发展了本草学说，明代李时珍的《本草纲目》正是在此基础上产生的。

宋代也是巴蜀医家学术发展最活跃的时期。四川成都人、著名医家史崧献出了家藏的《灵枢》，校正并音释，名为《黄帝素问灵枢经》，由朝廷刊印颁行，为中医学发展做出了不可估量的贡献，可以说，没有史崧的奉献就没有完整的《黄帝内经》。虞庶撰著的《难经注》、杨康侯的《难经续演》，为医经学派的发展奠定了基础。

史堪，四川眉山人，为宋代政和年间进士，官至郡守，是宋代士人而医的代表人物之一，与当时的名医许叔微齐名，其著作《史载之方》为宋代重要的名家方书之一。同为四川眉山人的宋代大文豪苏东坡，也有《苏沈内翰良方》（又名《苏沈良方》）传世，是宋人根据苏轼所撰《苏学士方》和沈括所撰《良方》合编而成的中医方书。加之明代韩懋的《韩氏医通》等方书，一起成为巴蜀医方学派的代表。

四川盛产中药，川产道地药材久负盛名，以回阳救逆、破阴除寒的附子为代表的川产道地药材，既为中医治病提供了优良的药材，也孕育了以附子温阳为大法的扶阳学派。清末四川邛崃人郑钦安提出了中医扶阳理论，他的《医理真传》

《医法圆通》《伤寒恒论》为奠基之作，开创了以运用附、姜、桂为重点药物的温阳学派。

清代西学东进，受西学影响，中西汇通学说开始萌芽，四川成都人唐宗海以敏锐的目光捕捉西学之长，融汇中西，撰著了《血证论》《医经精义》《本草问答》《金匮要略浅注补正》《伤寒论浅注补正》，后人汇为《中西汇通医书五种》，成为“中西汇通”的第一种著作，也是后来人们将主张中西医兼容思想的医家称为“中西医汇通派”的由来。

名医辈出　学术繁荣

中华人民共和国成立后，历经沧桑的中医药，受到党和国家的高度重视，在教育、医疗、科研等方面齐头并进，一大批中医药大家焕发青春，在各自的领域里大显神通，中医药事业欣欣向荣。

四川中医教育的奠基人——李斯炽先生，在 1936 年创立了“中央国医馆四川分馆医学院”，简称“四川国医学院”。该院为国家批准的办学机构，虽属民办但带有官方性质。四川国医学院也是成都中医学院（现成都中医药大学）的前身，当时汇集了一大批中医药的仁人志士，如内科专家李斯炽、伤寒专家邓绍先、中药专家凌一揆等，还有何伯勋、杨白鹿、易上达、王景虞、周禹锡、肖达因等一批蜀中名医，可谓群贤毕集，盛极一时。共招生 13 期，培养高等中医药人才 1000 余人，这些人后来大多数都成为中华人民共和国成立后的中医药领军人物，成为四川中医药发展的功臣。

1955 年国家在北京成立了中医研究院，1956 年在全国西、北、东、南各建立了一所中医学院，即成都、北京、上海、广州中医学院。成都中医学院第一任院长由周恩来总理亲自任命。李斯炽先生继创办四川国医学院之后又成为成都中医学院的第一任院长。成都中医学院成立后，在原国医学院的基础上，又汇集了一大批有造诣的专家学者，如内科专家彭履祥、冉品珍、彭宪章、傅灿冰、陆干甫；伤寒专家戴佛延；医经专家吴棹仙、李克光、郭仲夫；中药专家雷载权、徐楚江；妇科专家卓雨农、曾敬光、唐伯渊、王祚久、王渭川；温病专家宋鹭冰；外科专家文琢之；骨、外科专家罗禹田；眼科专家陈达夫、刘松元；方剂专家陈潮祖；医古文专家郑孝昌；儿科专家胡伯安、曾应台、肖正安、吴康衡；针灸专家余仲权、薛鉴明、李仲愚、蒲湘澄、关吉多、杨介宾；医史专家孔健民、李介民；中医发展战略专家侯占元等。真可谓人才济济，群星灿烂。

北京成立中医高等院校、科研院所后，为了充实首都中医药人才的力量，四川一大批中医名家进驻北京，为国家中医药的发展做出了巨大贡献，也展现了四川中医的风采！如蒲辅周、任应秋、王文鼎、王朴城、王伯岳、冉雪峰、杜自明、李重人、叶心清、龚志贤、方药中、沈仲圭等，各有精专，影响广泛，功勋卓著。

北京四大名医之首的萧龙友先生，为四川三台人，是中医界最早的学部委员（院士，1955 年）、中央文史馆馆员（1951 年），集医道、文史、书法、收藏等于一身，是中医界难得的全才！其厚重的人文功底、精湛的医术、精美的书法、高尚的品德，可谓“厚德载物”的典范。2010 年 9 月 9 日，故宫博物院在北京为萧龙友先生诞辰 140 周年、逝世 50 周年，隆重举办了“萧龙友先生捐赠文物精品展”，以缅怀和表彰先生的收藏鉴赏水平和拳拳爱国情怀。萧龙友先生是一代举子、一代儒医，精通文史，书法绝伦，是中国近代史上中医界的泰斗、国学家、教育家、临床大家，是四川的骄傲，也是我辈的楷模！

追源溯流　振兴川派

时间飞转，掐指一算，我自 1974 年赤脚医生的“红医班”始，到 1977 年大学学习、留校任教、临床实践、跟师学习、中医管理，入中医医道已 40 年，真可谓弹指一挥间。俗曰：四十而不惑，在中医医道的学习、实践、历练、管理、推进中，我常常心怀感激，心存敬仰，常有激情冲动，其中最想做的一件事就是将这些中医药实践的伟大先驱者，用笔记录下来，为他们树碑立传、歌功颂德！缅怀中医先辈的丰功伟绩，分享他们的学术成果，继承不泥古，发扬不离宗，认祖归宗，又学有源头，师古不泥，薪火相传，使中医药源远流长，代代相传，永续发展。

今天，时机已经成熟，四川省中医药管理局组织专家学者，编著了大型中医专著《川派中医药源流与发展》，横跨两千年的历史，梳理中医药历史人物、著作，以四川籍（或主要在四川业医）有影响的历史医家和著作为线索，理清历史源流和传承脉络，突出地方中医药学术特点，认祖归宗，发扬传统，正本清源，继承创新，唱响川派中医药。其中，“医道溯源”是以民国以前的川籍或在川行医的中医药历史人物为线索，介绍医家的医学成就和学术精华，作为各学科发展的学术源头。“医派医家”是以近现代著名医家为代表，重在学术流派的传承与发展，厘清流派源流，一脉相承，代代相传，源远流长。《川派中医药源流与发展》一书，填补了川派中医药发展整理的空白，是集四川中医药文化历史和发展现状之大成，理清了川派学术源流，为后世川派的研究和发展奠定了坚实的基础。

我们在此基础上，还编著了《川派中医药名家系列丛书》，汇集了一大批近现代四川中医药名家，遴选他们的后人、学生等整理其临床经验、学术思想编辑成册。预计编著一百人，这是一批四川中医药的代表人物，也是难得的宝贵文化遗产，今天，经过大家的齐心努力终于得以付梓。在此，对为本系列书籍付出心血的各位作者、出版社编辑人员一并致谢！

由于历史久远，加之编撰者学识水平有限，书中罅、漏、舛、谬在所难免，敬望各位同仁、学者提出宝贵意见，以便再版时修订提高。

中华中医药学会　副会长

四川省中医药学会　会　长

四川省中医药管理局　原局长　杨殿兴

成都中医药大学　教授、博士生导师

2015 年春于蓉城雅兴轩

目 录

生平简介

方药中（1921—1995），出生于重庆市，幼年先习儒学，读经书，并从父诵读中医启蒙读物，后入学堂。1940年高中毕业后，考取重庆市邮局邮务员。1940年，拜门于“南京四大名医”之一、清代著名医家陈修园的后裔陈逊斋先生学习中医。陈先生为其更名为“方药中”，勉励其“要一生沉潜于方药之中”，并取“方药必能中病”之意。为了腾出白天时间学医、业医并且维持生活，方药中先生不得不在邮局做了12年夜班。1944年出师后，经考试和审批，取得了“中医师证书”和“执业证书”，在重庆市开设“方药中诊所”，主治脾胃病，并涉及内、妇、儿、针各科。业医同时，他还在《中国医药月刊》上发表文章，论述中医理论，反对借“中医科学化”之名，行消灭中医之实。1951年，方药中先生调至西南卫生部中医科工作。1952年，抱着“他山之石，可以攻玉”之愿，以“中学西”身份，考入北京医学院（今北京大学医学部，下同）医疗系学习西医5年。学习期间，编写了其本人第一部专著——《医学三字经浅说》。1957年毕业后，方药中先生被分配到中医研究院（今中国中医科学院）从事临床、教学和科研工作，直至1995年病逝。

20世纪五六十年代，方药中先生承担了卫生部举办的“西学中”高级班，以及中国协和医学院（今北京协和医学院）、北京医学院、军事医学科学院等十个单位的“西学中班”教学工作。讲授《中医基础理论》《内科学》《方剂学》《伤寒论》《金匮要略》和《素问·运气七篇》。在此期间，方药中先生完成其第二部专著——《中医学基本理论通俗讲话》。

临床方面，方药中先生先后从事大叶性肺炎、肝硬化腹水的诊治研究。20世纪六七十年代，他曾多次参加医疗队，深入到甘肃、山西、新疆、山东等边远贫困地区、灾疫区参加浮肿干瘦病、布氏杆菌病、丝虫病等的救治工作，先后多次被评为“先进工作者”。

1975年参加筹建创办全国中医研究班。1978年参加创办中医研究院研究生班，并长期主持工作。1981年被国务院学位委员会授予“中医基础理论”首批唯一一位博士生导师，先后担任50余名硕、博士生的指导教师。方药中先生对中医研究生教育和中医高级人才的培养提出了新的教育理念、培养模式、课程设计、教学方法等，并进行了开拓性、创新性实践。他倡导广纳百川、开放交流的学术风气，曾广聘百余名专家来院讲学，创办了中医的“百家讲坛”，并将其讲稿整理汇编出版了《中医专题讲座》《温病汇讲》共三卷。1979 年出版其第三部专著——《辨证论治研究七讲》。1984 年又出版第四部专著——《黄帝内经素问运气七篇讲解》（该书获 1989 年国家中医药管理局科技进步一等奖），同年加入中国共产党。1985 年，与黄星垣先生主编《实用中医内科学》。1986 年出版第五部专著——《温病条辨讲解》。1986—1990 年，方药中先生主持国家“七五”科技攻关课题——著名中医方药中对慢性肾功能衰竭的诊治经验研究，获 1991 年国家中医药管理局科技进步三等奖，并参加了国家“七五”科技成果展览。1990 年被国务院授予有突出贡献的专家，同年获“阿尔伯特·爱因斯坦世界科学奖”荣誉证书。1993 年出版第六部专著——《医学承启集》。

1995 年 3 月 3 日方药中先生病逝于北京，享年 74 岁。

方药中先生生前为中国中医研究院研究员、教授、博士生导师。曾任中国中医研究院研究生部主任、西苑医院副院长、国家科技进步奖评审委员会委员、国家自然科学基金评审委员会委员、国务院学位委员会学科评议组成员、卫生部药典委员会委员、药品评审委员会委员、中华全国中医药学会常务理事等职。

学术思想

川派中医药名家系列丛书

方药中

学术思想与贡献概述

方药中先生是一位在中医理论、临床、教育、科研等方面做出了全面发展、开拓与创新的著名医家。其学术思想与贡献主要有以下五个方面：

一、对中医理论提出开拓性见解

1. 全面阐释与构建中医理论体系基本框架

从 20 世纪 40 年代，先生从医之日起，他就不断著文，强调坚持中医学有其固有的理论体系，并有效地指导中医的临床。在 1959 年完成的专著《中医学基本理论通俗讲话》中，较全面地论述了中医理论体系的基本内容。1983 年发表论文《论中医理论体系的基本内涵及其产生的物质基础》，从八个方面对这一体系做了全面论述与构建：①中医学的指导思想——整体恒动观；②中医学的理论基础——气化论；③中医学对人体生理和病理的认识——藏象论；④中医学对疾病病因与发病的认识——正邪论；⑤中医学对疾病病机的认识——求属论；⑥中医学诊断治疗疾病的主要方法与特点——辨证论治；⑦中医理论产生的物质基础——“候之所始，道之所生”；⑧中医学的论理工具——阴阳五行学说。这在中医学术界属首次从系统的角度，对中医理论体系的构成要素及其作用、地位、相互关系、结构所做的一次全面、系统、明确的表述，突破了长期以来认为中医学理论体系由“整体观”和“辨证论治”两方面组成的简约表述。先生认为，中医学的发展与创新必须遵循中医学的理论体系。

2. 整理发掘中医气化学说的理论内涵

中医气化学说是论述自然气候变化规律与生命活动、人体健康与疾病相应关系的理论，集中见述于《黄帝内经素问》“运气七篇”之中，其篇幅约占《素问》全书的三分之一。由于文字古奥、简约，且广泛涉及天文、气象、地理、物候、历法等多学科知识，历来被视为是中医的“天书”，学者每有望洋之叹。先生从

20世纪50年代开始讲授“运气七篇”。20世纪80年代，历时4年有余，与许家松教授合作，著成《黄帝内经素问运气七篇讲解》一书，凡八十一万余言。该书的特点有三：①解读全文。逐句讲解，逐段述评，逐篇小结，做到不遗漏，不避难点、疑点，并在比较历代医家观点的基础上，进行评介，提出个人认识。该书被十余名著名中医专家评价为自唐代王冰补注“运气七篇”以来的第一个全文讲解本。对中医理论与文献研究方法做了新的尝试。②整理其理论体系，发掘其理论实质与核心。全书总结了“运气七篇”的理论体系，提出自然气候自身存在着一个自稳调节机制，人与自然相通相应，也存在着自稳调节机制；“人与天地相应”才是气化学说的核心与精华；对气化学说的研究，应该突破对“五运六气运算格局”的现代气象验证这一局限，发掘和研究其实质与核心。③重新认识和评价中医气化学说及其在中医学中的地位。提出中医学主要是从“气化”的角度来认识生命过程，包括人体生理、病理，疾病的诊断、治疗、养生康复等。因此，先生认为气化学说实属于中医学理论基础，体现了中医学的理论特点。

二、规范与创新辨证论治基本模式

辨证论治是中医诊断和治疗疾病的主要方法与特点。古代医家对辨证论治的模式不断进行了丰富、创新与规范，先后创建了六经证治体系、三焦——卫气营血证治体系以及八纲、脏腑等辨证方法。先生认为，新的时代要求我们在继承前人经验的基础上，进行新的规范，探索新的模式以发展辨证论治。

20世纪70年代，先生出版了中医第一部辨证论治专著——《辨证论治研究七讲》，书中通过对《素问》“病机十九条”的内涵深入研究和发掘，高屋建瓴地对“辨证论治”模式提出了新的设计——辨证论治七步，后简化为五步。这五步是：第一步，按脏腑经络理论对疾病进行“定位”；第二步，从阴阳、气血、表里、虚实、风、热（火）、湿、燥、寒、毒对疾病进行“定性”；第三步，“必先五脏”，即在上述定位、定性的基础上，辨析出反映疾病本质的主要病理变化，完成“辨证”，提出中医诊断；第四步，“治病求本”，即找出相应的治法和方药；第五步，“治未病”，即根据中医“五脏相关”的整体观，通过调节相关的未病脏腑，协助治疗已病脏腑，进行整体调控以提高疗效。随着时代进步，中医所诊治的病症大多是被西医明确诊断的疾病。中医如何探讨经西医“辨病”而又能充分体现中医“辨证论治”特点的辨病与辨证论治相结合的诊治模式，已成为中医临床无法回避和亟待解决的问题，也是中医辨证论治发展创新的一大关键。目前通行的“辨证分型定方”难以充分体现中医的整体恒动观和辨证论治优势。为此，在主持“七五”国家课题“著名中医方药中对慢性肾衰的诊治经验研究”中，先生以“慢性肾衰”为例，设计拟订了《慢性肾功能衰竭诊断治疗常规》。《常规》经过院内外临床验证，不但疗效领先，而且能较充分地体现中医辨证论治的优势和特点，并切实可行，为西医辨病和中医辨证论治相结合的诊治模式，提出了新的思路和设计，为中医辨证论治的发展与创新做了新的探索。

在长达半个多世纪的从医生涯中，先生从未脱离临床，尤其重点从事肝肾病的诊治研究，他所创制的肝肾系列方中的黄精汤、苍牛防己汤及肾病系列方中的参芪地黄汤等，屡用屡验，成为一代名医留下的一份传世之宝。

三、中医研究生教育的开拓者、奠基者

教书育人伴随先生一生。从20世纪50年代教授西学中班开始，到70年代开创研究生教育，先生为中医高级人才的培养倾注了一生的心血。1978年，中医开始招收研究生，而对中医研究生要学什么、怎么学、培养什么样的人才，可谓史无前例，无可借鉴。先生遵循中央提出的“系统学习、全面掌握、整理提高”的一贯方针，在浩如烟海的中医典籍中，选取了《黄帝内经》《伤寒论》《金匮要略》《温病条辨》四部古典医著的研读作为主干课程，辅以《中医各家学说研究》和重点讲授当代新理论、新经验、新成果的《临床系列专题》，共同组成中医研究生的课程体系。在学习方法上，提出“自学为主，提要勾玄”的教学方法；在培养模式上，提出了“懂理论、会看病、能讲会写”以培养适应性强的通才为主的人才培养模式；在培养途径上，采取课堂集中讲授与导师分散培养相结合。特别值得提出的是，他虽然作为多门课程的设计者和主讲者，但是仍倡导学术开放、学术争鸣和宽松的学术空气，从不搞个人一言堂。在艰难的物质条件下，靠自己的学术威望，延请了近百名全国一流中医和中西医专家来班讲学交流和会诊，极大地扩展了研究生的眼界和思路，提高了研究生班在全国高等教育机构中的学术地位，成为研究生教育的一面旗帜，被誉为“中医之黄埔”。他作为指导

教师，培养出的大批博士、硕士生，目前均已成为中医教育、临床、科研管理的栋梁之材而遍布全国。

四、力主中医传统科研方法与现代方法并举并重，为传统研究方法争得一席之地

先生从来不反对运用现代方法从事中医研究工作，他自己就学习了 5 年西医。但是他反对忽视和取代中医传统方法，这是因为：其一，中医学的精深理论和丰富经验，都是运用传统方法研究和总结出来的。所谓“传统方法”，结合临床，也就是以整体恒动观为指导思想，把天、地、人作为一个统一整体，以“外候”为依据，以辨证论治为方法，认真收集和分析总结人体健康与疾病的变化规律与证治规律。其二，由于生命活动和疾病的极度多样化和复杂化，在中西医面前，对许多生命现象和疾病，还不能做出科学的说明、提出有效的诊治方法，未知的领域还很多。中医学从宏观入手，认真分析总结“证候”，提出的诊治手段和方法相对有效，具有优势。其三，我国是一个发展中国家，具有现代科研设备和能力的机构与人员相对集中，并占少数。如果将广大中医工作者从临床出发，运用传统方法所总结出的新经验、新认识摒弃于科研大门之外，不但脱离现实，而且会铸成错误。因此，先生从 20 世纪 70 年代起，就为中医科研中传统方法的运用和合法地位不断呼吁。1988 年国家中医管理局召开了“全国中医药传统科研方法研讨会”，会上，先生和中医前辈们一致呼吁和坚持，终于为中医传统科研方法争得一席之地。

五、一位坚定无畏的中医卫士

从 1944 年起，先生就著文指出，打着“中医现代化”的幌子，行消灭中医之实，是“中医界的最大危机”。先生一生为维护中医大业仗义执言，刚正不屈，在中医界享有“中流砥柱”的威望。“文化大革命”后期，“批林批孔、批五行”的逆流扑面袭来，重重地撞击了先生忠诚中医的拳拳之心。先生认为，中医的理论虽来源于实践，但却是借助于阴阳五行作为论理方法来进行总结和表述的。批五行、废五行的实质就是消灭中医。为此，先生不顾个人安危，奋笔疾书，发

表了《评五行学说及其对中医学正反两方面的影响》一文。文中尖锐地指出，这“不是一场单纯的学术争论”“是向中医学丰富的理论和宝贵的临床经验的进攻，企图以达到废医存药的罪恶目的”。其横眉怒对，浩然正气，跃然文中。

在现代中医学史上，先生作为一位卓有创见的中医理论家，一位对辨证论治做出创新发展的一代名医，一位中医研究生教育的奠基人、开拓者和一代宗师，一位为捍卫中医大业不屈奋战的坚定卫士，留下了自己的名字——方药中。

论中医理论体系的基本内涵及其产生的物质基础

中医学有没有理论？特别是有没有理论体系？其理论体系的基本内涵又是什么？从当前来看，在这些问题的认识上并不一致，特别是在中医理论体系的基本内涵方面，认识上很不一致。由于在这样重大的问题上大家认识还不一致，在如何进行中医研究工作方面，自然也就必然产生多歧之惑，严重地影响了中医工作的正常开展，甚至使中医工作陷入困境，不知所从。对当前这一问题进行广泛深入的讨论，并通过讨论达到逐步明确，统一认识是十分必要的。只有这样，才能使中医工作从当前的困境中摆脱出来，在正确的道路上前进。

中医学有没有理论？回答是肯定的，那就是有。中医学有没有一个完整的理论体系？回答也是肯定的，那就是有。早在2000多年前成书的《黄帝内经》中，就已经比较全面地论述了中医基本理论中的重大问题，并且初步形成了中医理论体系。后来，经过历代的不断丰富和发展而日臻完善。正因为中医学在指导思想、理论基础以及对人体生理及病理生理认识、对病因的认识、对病机的认识、对疾病诊断治疗方面的认识等都具有非常丰富的内涵，从而形成了相当完整的中医理论体系，并且有效地指导着中医的临床实践。因此，中医学也就有可能积累总结出如此丰富的医疗经验，至今仍具有很大的优越性和强大的生命力。

一、中医学的指导思想——整体恒动观

中医学是我国古代劳动人民在长期生产、生活及与疾病作斗争的实践过程

中，逐渐积累经验、总结认识而形成的一门自然科学。其指导思想就是古人在长期的生产、生活及与疾病作斗争的实践过程中逐渐形成的整体观和恒动观。所谓“整体观”，即完整地、全面地来观察自然现象以及分析问题和处理问题。所谓“恒动观”，即从不断地运动中来观察、认识自然现象及其变化。整体恒动观作为中医的指导思想，主要体现天地一体观、五脏一体观、人与天地相应等三个方面。

（一）天地一体观

“天地一体”，就是说天和地是一个整体。“天地”，古人是指整个自然界而言。《素问·天元纪大论》指出：“天地者，万物之上下也。”“天有五行御五位，以生寒暑燥湿风；人有五脏化五气，以生喜怒忧思恐。”“在天为玄，在人为道，在地为化。”“在天为气，在地成形，形气相感而化生万物。”上述论述，都说明了天和地是一个整体。这就是说，自然界中的一切现象，它们之间都是互相影响、互相作用、互相依存，而不是孤立地存在。中医学在论述天地一体方面主要包含以下四个方面的内容。

1. 四时一体

“四时”，就是指每年的春、夏、秋、冬这四个季节。众所周知，四季各有特点：春温、春生；夏热、夏长；秋凉、秋收；冬寒、冬藏。所谓“春温、春生”，是指在春天里气候温暖，一切枯萎了的草木开始萌芽生长，冰冻了的土地和河流也解冻了，蛰藏着的生物又开始活动起来了，整个自然界充满了新生的现象。所谓“夏热、夏长”，是指在夏天里，气候比较炎热，一切植物都长得十分茂盛，各种生物活动也都更加活跃，整个自然界充满了欣欣向荣的景象。所谓“秋凉、秋收”，是指在秋天里，气候开始转为清凉，植物生长的果实都成熟了，可以收取了，茂盛的树木又开始凋落了，许多生物活动也开始减少了，整个自然界出现了一片收敛冷落的景象。所谓“冬寒、冬藏”，是指在冬天里，气候转为寒冷，多数植物都已枯萎，河流冻结了，许多生物又重新蛰伏躲藏起来，停止了活动，整个自然界的许多生命现象，好像藏伏起来一样。春温、春生；夏热、夏长；秋凉、秋收；冬寒、冬藏是一年四季气候和物化现象各自独有的特点，但它们实质上却是一个连续的不可截然划分的整体。因为只有有了春温、春生，才有夏热、夏长，才有秋凉、秋收，才有冬寒、冬藏。《素问·至真要大论》谓：“夫气之生与其化，衰盛异也。寒暑温凉，盛衰之用，其在四维。故阳之动，始于温，盛于暑；阴之动，始于清，盛于寒。春夏秋冬，各差其分。故《大要》曰：彼春之暖，为夏之暑；彼秋之忿，为冬之怒。谨按四维，斥候皆归，其终可见，其始可知。”上述原文明确地指出了一年之中四个季节的变化是连续的、渐变的，是在原有基础之上发生发展起来的，没有温热也无所谓寒冷，没有生长也就无所谓收藏，也就无所谓第二年的再生长。正因为四季是一个不可分割的整体，所以才会有温热寒凉、生长收藏的消长进退变化；正因为有了温热寒凉、生长收藏的消长进退变化，所以才产生了生命，生命也才有了可能正常发育和成长的条件。

2. 六气一体

“六气”，其含义之一就是指自然界中的风、寒、暑、湿、燥、火六种气候。空气流动就是风，气候寒冷就是寒，气候炎热就是暑或火，气候潮湿就是湿，气候干燥就是燥。这六种气候在一年当中的消长进退变化，形成了不同的季节，所以这六种气候是自然气候变化的本源，是自然界本身具有的正常现象，它直接影响着生物的生长变化，缺一不可。如果没有风，万物就不能萌芽生长；没有暑和火，万物就不能欣欣向荣；没有湿，万物就得不到正常的滋润；没有燥，自然环境就会过度潮湿；没有寒，万物就不能得到闭藏和安静，就会影响到来年的再生再长。《素问·五运行大论》谓：“燥以干之，暑以蒸之，风以动之，湿以润之，寒以坚之，火以温之。”具体说明了六气的特点和作用。关于六气之间的相互关系，《素问·气交变大论》谓：“夫五运之政，犹权衡也，高者抑之，下者举之，化者应之，变者复之，此生长化成收藏之理，气之常也，失常则天地四塞矣。”这就明确地说明了六气是由于自然界气候变化所产生，虽然各有特点、各主一定的季节，但他们之间是互相作用、互相调节的。因为自然界中有了六气的变化，所以才有了一年四季中的温、热、凉、寒和生长收藏的消长进退。因为有了六气的变化，所以自然界的气候才有可能互相调节以利万物的正常发育成长，并使整个自然界气候形成一个有机的整体。

3. 万物一体

中医学认为，天地间的万物都不是孤立而存在的，自然界中物与物之间都是相互作用、相互影响而产生新的变化。西周末年，史伯就曾经说过：“和实生物，同则不继，以他平他谓之和。”“若以同裨同，尽乃弃矣。”（《国语·郑语》）春秋时代齐国的晏婴也说过："若以水济水，谁能食之？若琴瑟之专一，孰能听之？"（《左传·昭公二十年》）这里所说的"和"，简单地说，就是指两种以上的不同事物之间的协调和统一。"以他平他"的"他"，就是指各种事物或一个事物的各个方面。"以他平他"，就是指这两个"他"互相作用，协调统一，也就是"和"。如果没有各个事物或一个事物的各个方面相互作用，则自然界或自然界中的某一事物便不能够产生正常变化或出现应有的效果。以饮食为例，如果没有水火等各方面的相互作用，这个饮食便做不好或者根本做不出，所谓"以水济水，谁能食之"。以音乐来说，没有音律协调，也就成不了一个乐曲，所谓"若琴瑟之专一，孰能听之"。这也就是所谓"以同裨同，尽乃弃矣"。这种物与物之间的关系，普遍存在于自然界之中，中医学在说理上一般均以五行来表示物与物之间的错综复杂关系。《素问·天元纪大论》谓："木火土金水，地之阴阳也，生长化收藏下应之。"五行之间的关系不是相生就是相制，五行之间的任何一行都与其他四行密切相关。《素问·宝命全形论》谓："木得金而伐，火得水而灭，土得木而达，金得火而缺，水得土而绝，万物尽然，不可胜竭。"《素问·五运行大论》谓："其于万物，何以生化……辛胜酸……咸胜苦……酸胜甘……苦胜辛……甘胜咸。""气有余则制己所胜而侮所不胜，其不及则己所不胜侮而乘之，己所胜轻而侮之。"这就是说，这种物与物之间的相互关系和相互作用，普遍存在于自然界之中。于此可见，古人从生活实践中确实已经认识到了天地万物之间、是彼此密切相关的，是互相依存、互相制约的，万物是一体的。这是古人在当时对农业、手工业生产技术知识及当时人们生产和生活中所不可缺少的，如木、火、土、金、水等几种物质，进行深入观察和了解的基础上，对物质世界进行的概括。中医学也以五行为说理工具，对气候、物候、人体生理和病理现象进行了广泛的归类，用以说明万物一体，它们之间存在着广泛联系。

4. 成败倚伏生乎动

天地是一体的，四时六气是一体的，万物是一体的，但是这个一体绝对不是静止的一体，而是处在不断地运动变化之中。《素问·六微旨大论》谓："成败倚伏生乎动，动而不已则变作矣。"自然界怎样在运动呢？《素问·五运行大论》中回答得很明确："帝曰：动静何如？岐伯曰：上者右行，下者左行，左右周天，余而复会也。帝曰：地之为下否乎？岐伯曰：地为人之下，太虚之中者也。帝曰：

冯乎？岐伯曰：大气举之也。”这两段话加以翻译就是说：自然界是怎样运动呢？那就是人们居住的大地，并不是固定不动的，它是悬浮在太虚之中，同时是不断地自右而左上下地运转着。自然界的一切变化，都是由于运动而产生的，《素问·天元纪大论》说：“动静相召，上下相临，阴阳相错，而变由生也。”即没有运动也就没有变化，没有生命，而且这一运动过程是不断的、连续的、永无休止的。在《素问·六微旨大论》中说：“帝曰：有期乎？岐伯曰：不生不化，静之期也……出入废则神机化灭，升降息则气立孤危。故非出入则无以生长壮老已，非升降则无以生长化收藏。”由此可见，中医学不但提出了整个自然界是一个整体，而且也十分明确地提出了自然界的一切变化都是在不断运动中形成，没有运动就没有变化，也就没有生命。

（二）五脏一体观

五脏，就是指心、肝、脾、肺、肾。中医学认为，五脏就是组成人体的五个功能系统，人体所有的器官都可以包括在这五个系统之中。这五个系统及其所属器官，虽然各有其独特作用，但是它们之间是密切相关的、互相作用的。《素问·灵兰秘典论》谓：“心者，君主之官也，神明出焉。肺者，相傅之官，治节出焉。肝者，将军之官，谋虑出焉。胆者，中正之官，决断出焉。膻中者，臣使之官，喜乐出焉。脾胃者，仓廪之官，五味出焉。大肠者，传道之官，变化出焉。小肠者，受盛之官，化物出焉。肾者，作强之官，伎巧出焉。三焦者，决渎之官，水道出焉。膀胱者，州都之官，津液藏焉，气化则能出矣。凡此十二官者，不得相失也。”《素问·玉机真脏论》谓：“五脏相通，移皆有次。”“五脏受气于其所生，传之于其所胜，气舍于其所生，死于其所不胜。”从这些原文中可以看出，中医学认为人体各个器官，不论是从其本身的作用来看，还是从其相互作用来看，都是一个完整的有机整体。五脏正常生理活动的进行，或是病理生理变化，也都是互相联系、互相依存、互相作用的。

（三）人与天地相应

“人与天地相应”，即人与自然界是相应的，自然界中的一切变化都直接影响着人体，人体产生与之相应的变化。《素问·六微旨大论》谓：“上下之位，气交之中，人之居也……气交之分，人气从之，万物由之。”《素问·气交变大论》谓：“太过者先天，不及者后天，所谓治化而人应之也。”中医理论中反复论述天地变化与人体健康及疾病的关系，说明了“人与天地相应”的思想，正是中医学整体恒动观的具体体现。中医学中有关“人与天地相应”的具体论述，主要有两个方面。其一，是认为人秉天地正常之气而生存，自然界中的一切生命现象，其中首先是人，都是由天地间正常气候变化产生的。正常自然气候变化是产生生命的主要条件，没有正常的自然气候变化，或自然气候变化严重反常，比如说只有火没有水，或过于寒冷缺少温热，或气候变化超过一定限度，则根本不会产生生命，即便有了生命也不可能正常发育和成长。其二是天地变化与人体健康和疾病密切相关。自然界中的一切事物都是运动不息并不断变化着，其中比较明显的就是季节气候的变化和地理环境对人体的影响。在气候变化方面，一年四季气候及作用上的特点已如前述，即春温、春生，夏热、夏长，秋凉、秋收，冬寒、冬藏。由于人与天地相应，这些气候和作用上的特点都直接与人体的生理病理密切相关。中医学中大量论述了季节气候变化与人体健康和疾病的关系，尤以《素问》运气七篇论述最详。《素问·五常政大论》中把季节气候变化区分为“平气”“太过”“不及”三大类，分别介绍了这三类气候对人体健康和疾病的不同影响及其表现。《素问·六元正纪大论》中将60年气候变化周期中每年、每季的气候特点和人体疾病的相应表现详细加以论列，可以看出中医学对于气候变化与人体疾病的关系是高度重视的，并且认为其中有其固有的规律。在地理环境方面，中医学认为地理方位和地势高下与气候变化密切相关，人体的健康和疾病又与地理环境密切相关。《素问·五常政大论》中明确指出：“东南方，阳也。阳者，其精降于下，故右热而左温。西北方，阴也。阴者，其精奉于上，故左寒而右凉。是以地有高下，气有温凉，高者气寒，下者气热，故适寒凉者胀之，温热者疮，下之则胀已，汗之则疮已。”“阴精所奉其人寿，阳精所降其人夭。”“西北之气散而寒之，东南之气收而温之，所谓同病异治也。”中医学就是这样把地理环境和气候变化联系起来，把气候变化与人体的健康和疾病联系起来，从而提出了“因时制宜”“因地制宜”的治疗原则。

综上所述，中医学认为从整个自然界来说，天地是一个整体；从人体本身来说，五脏是一个整体；从人与自然的关系来说，人与天地又是一个整体，人与天地相应。天地万物之间不单是一个整体，而且也是在不断地运动和变化着；人体五脏之间也是在不断地运动变化着；人与天地之间也是在不断地运动和变化着。所以中医学认为，必须以整体恒动的观点来观察、分析、对待自然界中的一切变化，包括人体的健康和疾病。因此，整体恒动观就成为中医学的指导思想而贯穿于中医理论体系的各方面。

二、中医学的理论基础——气化论

“气”，就是指风、热、火、湿、燥、寒六气，亦即自然界中的各种气候变化。“化”，《素问·天元纪大论》谓：“物生谓之化。”“在地为化，化生五味。”所谓“化”，就是指自然界中各种物化现象。因此，所谓“气化”，质言之，也就是说自然界中的各种生命现象，都是自然界正常气候变化基础上产生的，有气然后有化，没有气就没有化，这也就是《素问·天元纪大论》中所述：“在天为气，在地成形，形气相感而化生万物矣。”“气化”，是中医学的理论基础，中医学对于人体的生理和病理生理认识也完全是从“气化”的角度来认识，从“气化”的角度出发来研究人体的生理现象、病理现象、疾病的诊断、治疗和预防原则。

气化学说从有关人体生理及病理生理认识方面加以归纳，主要有以下五个方面。

（一）太虚寥廓，肇基化元

中医学认为，人的生命是由天地间正常气候变化而产生的，如果天地间没有正常气候变化，人的生命就根本不会产生。一切生命活动现象也都不会出现。因此，《素问·天元纪大论》谓：“太虚寥廓，肇基化元，万物资始，五运终天，布气真灵，总统坤元，九星悬朗，七曜周旋，曰阴曰阳，曰柔曰刚，幽显既位，寒暑弛张，生生化化，品物咸章。”这段话加以语译就是：自然界如此的辽阔，无边无际啊！它是一切生命现象产生的基础和源泉，万物因为有了它而有了开始，风、热、火、湿、燥、寒等气候的正常变化，使整个大地出现了各种生命现象。为什么会出现这样的气候变化呢？这是因为天体上的日月五星不停地在那里运转的结果。因为有了日月五星的运转，所以大地上才有寒有热，有明有暗，形成了季节气候的往复变化，晨昏昼夜的更替。因为有了季节气候的正常变化，所以产生了万物。从这段原文可以看出，自然界气候正常变化是产生一切生命现象的基础，当然也包括人的生命在内。《素问·天元纪大论》又谓："燥以干之，暑以蒸之，风以动之，湿以润之，寒以坚之，火以温之，故风寒在下，燥热在上，湿气在中，火游行期间，寒暑六入，故令虚而生化。"所谓六入，即一年之中各种气候变化正常，则"虚而生化"，即各种物质化生。全句意即自然界中生命现象的产生都是由于六气作用正常的结果。《黄帝内经》中的这两段经文是气化学说的主要理论根据。

（二）五运之政，犹权衡也

中医学认为，自然界气候变化的过程也是自然界气候本身的一个亢害承制、淫治胜复的过程。所谓"淫"，即过度；"治"，即正常；"胜"，即偏胜；"复"，即报复、恢复；"亢"，即亢盛；"制"，即制约。这就是说在自然界气候变化中某种气候变化偏胜了，自然就会受到其他相反气候变化的制约，从而使它重新恢复到正常状态，因此，中医学中所提出的"亢害承制""淫治""胜复"，实际上也就是自然界气候中的自稳调节现象。正因为自然气候变化有其固有的自稳调节作用，所以自然气候也才能始终维持着相对稳定，以利于自然界万物正常生长。《素问·气交变大论》中所谓："夫五运之政，犹权衡也，高者抑之，下者举之，化者应之，变者复之，此生长化成收藏之理，气之常也。失常，则天地四塞矣。"《素问·至真要大论》中所谓："有胜则复，无胜则否。"这两段经文均是指自然界气候变化中的这种自调作用而言。由于"人与天地相应"的原因，中医学认为自然界中的这种自调规律，同样也存在于人体本身。因而中医学也就用自调规律来说明人体的生理及病理生理变化，认为人体如果处于自调状态，就是生理状态。反之，如果处于失调状态时，那就是病理状态。中医学在论述人体疾病诊断治疗中，几乎无一不是从"亢害承制""淫治胜复"的角度，把疾病看成是人体正气失调的一种外在表现。而对疾病的治疗，无非是帮助人体恢复固有的自稳调节功能。于此说明了中医学对于人体生理及病理生理的认识，基本上是从气化学说演绎而来，气化学说正是中医对人体生理及病理生理认识的理论基础。

（三）寒热燥湿，不同其化

中医学认为，不同之气有不同的化。亦即认为风、热、火、湿、燥、寒六气，在物化上各有其不同的作用，主不同的化生对象。《素问·五常政大论》谓："五类衰盛，各随其气之所宜也……故各有制，各有胜，各有生，各有成。""寒热燥湿，不同其化也。"因此，从人体的生理及病理生理变化上来说，也就各有特点。《素问·六元正纪大论》谓："厥阴所至为里急，少阴所至为疡胗身热，太阴所至为积饮、否隔，少阳所至为嚏呕、为疮疡，阳明所至为浮虚，太阳所至为屈伸不利。""风胜则动，热胜则肿，燥胜则干，寒胜则浮，湿胜则濡泄，甚则水闭胕肿。""随气所在以言其变。"《素问·至真要大论》谓："诸风掉眩，皆属于肝……诸痛痒疮，皆属于心。"以上所述，都说明了不同的气候变化可以有不同的疾病表现，因而对于人体的疾病部位和临床表现也就都可以用六气来加以确定和命名。这就是后世中医病名中诸如肝病、风病，心病、热病，脾病、湿病，肺病、燥病，肾病、寒病等提出的由来。

（四）之化之变，各归不胜而为化

中医学认为，六气之间由于运动的原因不断在发生新的变化。《素问·天元纪大论》谓："物生谓之化，物极谓之变。""故其始也，有余而往，不足随之，不足而往，有余从之。知迎知随，气可与期。"这就是说六气之间可以互相转化，因而从人体病理生理变化来说，也就必须要时刻注意到这种相互转化问题。这也就是《素问·至真要大论》中所谓："夫百病之生也，皆生于风寒暑湿燥火，以之化之变也。"如何转化呢？《素问·六元正纪大论》中提出了"各归不胜而为化"的问题。

所谓"各归不胜而为化"，即在人体的病理生理变化中，不论是病变器官上的变化或者是证候性质上的变化，一般都循本身所胜的方面转化。从病变部位来说，肝病向脾病转化，脾病向肾病转化，肾病向心病转化，心病向肺病转化，肺病向肝病转化。从病变性质上来说，即风病向湿病转化，湿病向寒病转化，寒病向热病转化，热病向燥病转化，燥病向风病转化。这就是《素问·六元正纪大论》中所指出的："太阴雨化，施于太阳；太阳寒化，施于少阴；少阴热化，施于阳明；阳明燥化，施于厥阴；厥阴风化，施于太阴。各命其所在以征之也。”对于“各归不胜而为化”的问题，虽然在临床具体运用上不能机械对待，但从生理及病理生理变化来说，这种生理及病理生理变化可以互相转化则毫无疑义。

（五）微者小差，甚者大差

中医学认为，气候的反常变化程度与疾病的轻重是一致的。气候反常变化小，疾病轻微或不发病；气候反常变化大，疾病就重。这就是《素问·六元正纪大论》中所述的：“微者小差，甚者大差，甚则位易气交易，则大变生而病作矣。”

中医学以气化理论来认识人体生理和病理生理方面，大致可以归纳为以上五点。但是需要指出，气化论是中医学的理论基础，它涉及中医学的各个方面，以上五点不过仅就有关生理和病理生理认识的主要方面而言，实际上其他各个方面也都可以用“气化”来加以认识和理解。因此，对中医学中的气化学说有必要认真深入地加以探讨。

三、中医学对人体生理及病理生理的认识——藏象论

藏象学说是我国古代医家在生活实践、医疗实践和解剖认识三方面的基础之上建立起来的理论，用以阐述中医对人体生理和病理认识，并把它作为临床辨证论治的理论基础。中医藏象学说的基本内容，大致可以归纳为以下三个方面。

（一）藏居于内，象见于外

所谓“藏”，就是指人体内在的脏器。所谓“象”，就是指现象或外在表现。王冰在注释“藏象”时云：“象，谓所见于外，可阅者也。”（《素问·六节藏象论》）张介宾注“藏象”云：“象，形象也，藏居于内，象见于外，故曰‘藏象’。”（《类经·藏象类》）因此，所谓“藏象”，质言之，也就是依据人体“见于外”的、“可阅”的各种外在表现来认识人体“居于内”的脏腑器官的功能和作用。这就是说，中医对人体内在脏腑器官的认识方法，主要还是以“象”来观察“脏”，司外以揣内，即通过外在现象来认识内在本质，这是中医藏象学说的主要特点之一。

“藏象”一词，首见于《内经》，并对其具体内容做了阐述。《素问·六节藏象论》谓：“藏象何如……心者，生之本，神之变也，其华在面，其充在血脉，为阳中之太阳，通于夏气。肺者，气之本，魄之处也，其华在毛，其充在皮，为阳中之太阴，通于秋气。肾者，主蛰，封藏之本，精之处也，其华在发，其充在骨，为阴中之少阴，通于冬气。肝者，罢极之本，魂之居也，其华在爪，其充在筋，以生血气，其味酸，其色苍，为阳中之少阳，通于春气。脾胃大肠小肠三焦膀胱者，仓廪之本，营之居也，名曰器，能化糟粕，转味而入出者也，其华在唇四白，其充在肌，其味甘，其色黄，此至阴之类，通于土气。凡十一藏取决于胆也。”在《素问·灵兰秘典论》中，则完全是以君臣将相来比喻说明五脏的功能和作用（见前“五脏一体观”）。据上所述，很明显地可以看出，中医“藏象”中的“藏”，并不完全是指人体内具体脏器本身，而主要还是对人体几个主要功能系统所作出的临床归类。如心主神明，主血脉；肺主气，主治节；脾胃主受纳，主运化；肝主疏泄气血；肾主封藏，藏精等。再如引文中所述“心者……其华在面”“肺者……其华在毛，其充在皮”“肾者……其华在发，其充在骨”“肝者……其华在爪，其充在筋”“脾胃……其华在唇四白，其充在肌”，这些则是对人体外在体征的归类。古人在长期的医疗实践中观察到上述外在表现，与五脏之间密切相关，相通相应，因此也就可以通过可见于外的五体、五官、五窍、五色、五声等正常与否来察知内在脏腑的正常与否。《灵枢·五阅五使》谓：“五官者，五脏之阅也……以候五脏。”《灵枢·本藏》谓：“视其外应，以知其内藏则知所病矣。”这些也就是“藏象”之“象”的具体内容。至于引文中心“通于夏气”、肺“通于秋气”、肾“通于冬气”、肝“通于春气”等，则是根据人体各种病理生理现象与季节气候关系的归类。上述内容，在中医论著中俯拾皆是，不胜枚举，其总的精神就是根据人体主要的几个功能系统与外在各种体征的相应关系，各种生理病理表现与季节气候的相应关系，并结合当时通过解剖对脏腑器官的一些认识，分别冠以脏腑名称，以此来归类认识，总结经验。这也就是中医所谓“藏象”的实质及藏象学说提出的物质基础。

（二）五脏相通，心为之主

中医学中的“五脏”，实质上也就是以功能为基础，以外在表现为依据，通过取象比类的方法，从经验和分析推理上对人体五个生理功能系统进行的归纳命名。中医学认为，这五个系统在生理和病理生理方面各具特点，例如心为君主之官、肺为相傅之官、肝为将军之官、脾为仓廪之官、肾为作强之官等。五脏之间在生理功能方面相互影响、相互作用，所谓“相使”而不得“相失”；在病理生理方面，也是相互影响、相互作用的，所谓“五脏相通，移皆有次；五脏有病，则各传其所胜。”（《素问·玉机真藏论》）五脏之中，心居于最高主持者的地位。《素问·灵兰秘典论》谓：“主明则下安，以此养生则寿，殁世不殆，以为天下则大昌；主不明则十二官危，使道闭塞而不通，形乃大伤，以此养生则殃，以为天下者，其宗大危，戒之戒之。”这段论述把“以此养生”和“以为天下”相提并论，说明了所谓“心为君主之官”的提法只不过是一种类比法，它指出心是人体的最高主持者。

（三）精生气，气化精，两精相搏谓之神

中医学中所谓的“精”，就人体而言，是指构成人体生命或人体正常生理活动中所必需的基础物质，所以《内经》谓：“夫精者，身之本也。”（《素问·金匮真言论》）中医学中所谓的“气”，就人体来论，是指人体正常的生理功能。所以《内经》谓：“卫气者，所以温分肉，充皮肤，肥腠理，司开阖者也。”（《灵枢·本藏》）人体的各种生理功能，是在人体中相应的器官和相应的物质基础之上产生的，所以《内经》谓“精化为气”。（《素问·阴阳应象大论》）人体之“精”，除与生俱来，先天具有以外，更主要的还是来自饮食营养。而饮食物在纳入人体以后，必须在人体正常生理功能作用下才能转变为人体所必须的营养物质。这就是说，“精”和“气”是互相作用、互为因果的。所以《内经》谓：“阳为气，阴为味，味归形，形归气，气归精，精归化，精食气，形食味，化生精，气生形，味伤形，气伤精，精化为气，气伤于味。”（《素问·阴阳应象大论》）中医学中所谓的“神”，就人体来说，是指人体在“精”和“气”的互相作用下所出现的全身正常生理现象的综合外在表现。所以《内经》谓：“神者，正气也。”（《灵枢·小针解》）“两精相搏谓之神。”（《灵枢·本神》）人体中的精、气、神是在人体五脏正常活动的基础之上产生的，五脏活动正常，精、气、神也就正常；反之，五脏活动失常，精、气、神也就失常。因此，中医学中的精、气、神学说也就成为藏

象学说中一个不可分割的部分。

四、中医学对人体病因和发病的认识——正邪论

“正”，就是正气，亦即自然气候的正常变化。“邪”，就是邪气，亦即自然气候的反常变化。气候的反常变化，《内经》中叫做“胜气”。《素问·五运行大论》谓：“燥胜则地干，暑胜则地热，风胜则地动，湿胜则地泥，寒胜则地裂，火胜则地固。”这就是说，在自然气候偏胜的情况下，自然界就会出现反常而成为灾害。由于“人与天地相应”，既然人体的疾病部位及疾病性质与气候的反常变化密切相关，那么人体的发病原因当然也同样可以用正邪的观点来认识分析。中医学对于人体病因学方面的认识归纳有以下四个方面。

（一）气相得则和，不相得则病

所谓“气相得则和”，从病因学的角度来说，就是自然气候变化正常，人体能够与之相应，这就是正常，属于健康状态。这种正常的气候变化叫“正气”。人体的这种适应气候变化的能力也叫“正气”。这就是说，在正气居于主导地位时，人体就健康无病。反之，所谓“不相得则病”，从病因学的角度来说，即自然气候与季节不相应。例如春行秋令，冬行夏令，应温反凉，应寒反热等就叫“不相得”。人体不能与气候变化相适应，也叫“不相得”，这就是反常。这种反常的气候变化叫“邪气”，人体的这种不能适应气候变化的外在表现也叫“邪气”。这就是说在邪气偏胜，居于主导地位时，人体就会发生疾病。《素问·五运行大论》中所谓的“上下相遘，寒暑相临，气相得则和，不相得则病。从其气则和，违其气则病……非其位则邪，当其位则正……气相得则微，不相得则甚”均是指此种情况而言。

（二）高下之理，地势使然

中医学认为，人体的寿夭亦即体质的强弱、疾病的实虚，与人体所处的地理环境密切相关。《素问·五常政大论》谓：“东南方，阳也。阳者其精降于下……西北方，阴也。阴者其精奉于上。”“阴精所奉其人寿，阳精所降其人夭。”“地有

高下，气有温凉，高者气寒，下者气热，故适寒凉者胀之，温热者疮。”“一州之气，生化寿夭不同，其故何也？岐伯曰：高下之理，地势使然也。”“高者其气寿，下者其气夭。”这就是说，在西北地区的人比较健康，寿命较长；在东南地区的人，健康较差，寿命较短。同时，方位、地势不同，所生的疾病也不相同。这也就是说，健康的良否、疾病的发生，与人所居住的地理环境密切相关，与人体体质的强弱有关。地理环境不同，气候条件就不一样。

（三）根于中者命曰神机，根于外者命曰气立

中医学认为，自然界各种生物的成与败、盛与衰，一方面取决于自然界的气候条件，另一方面更取决于机体本身的内在因素。《素问·五常政大论》谓：“五类盛衰，各随其气之所宜，故有胎孕不育，治之不全，此气之常也。”“根于中者命曰神机，神去则机息。根于外者命曰气立，气止则化绝。”这里所谓的“中”，即机体的内在因素，亦即内因。这里所谓的“外”，即外在气候条件，亦即外因。从人体生理角度来理解这一段文字，亦即人体的健康有内团和外因两方面的原因。只有在外因与内因共同作用的基础上，才能构成正常的生理活动。从人体发病学的角度来理解这一段文字，亦即外因与内因均可使人发生疾病。

（四）正气存内，邪不可干

“正气”，此处是指人体生理活动正常。“邪气”是指使人发生疾病的各种致病因素，亦即《内经》中所谓的“胜气”，《素问·刺法论》谓“五疫之至，皆相染易……不相染者，正气存内，邪不可干”。论中所谓“五疫”，指各种传染病。“染易”，即传染。“不相染者，正气存内，邪不可干”。说明传染病也可能不传染，原因是人体正气可以抗邪，因此邪不能传。这也就是说，人体疾病的发生虽然可以由于外因，也可以由于内因，但是在一般情况下，内因是主要的，外因通过内因而起作用。《素问·评热病论》谓：“邪之所凑，其气必虚。”《灵枢·百病始生》谓：“风雨寒热，不得虚，邪不能独伤人。”《灵枢·五变》更是反复举例来说明这个道理，篇中谓：“一时遇风，同时得病，其病各异……请论以比匠人。匠人磨斧斤，砺刀削斫材木。木之阴阳，尚有坚脆，坚者不入，脆者皮弛，至其交节，而缺斤斧焉。夫一木之中坚脆不同，坚者则刚，脆者易伤，况其材木之

不同，皮之厚薄，汁之多少，而各异耶。夫木之早花先生叶者，遇春霜烈风，则花落而叶萎。久曝大旱，则脆木薄皮者，枝条汁少而叶萎；久阴淫雨，则薄皮多汁者，皮溃而漉。卒风暴起，则刚脆之木，枝折杌伤。秋霜疾风，则刚脆之木根摇而叶落。凡此五者，各有所伤，况于人乎。”张仲景在《金匮要略·脏腑经络先后病脉证》中虽然一方面提出了“风气虽能生万物，亦能害万物，如水能浮舟，亦能覆舟”，强调了自然气候与人体健康的关系，但同时又明确提出了“若五脏元真通畅，人即安和”，“不遗形体有衰，病则无由入其腠理”，更强调了人体正气对于疾病发生与否的决定作用。这些论述，不但十分明确地说明了正邪的相互关系、外因和内因的相互关系，也十分明确地说明了中医学在病因认识上的整体观。

五、中医学对人体病机的认识——求属论

所谓“病机”，即疾病的发病机转。中医学认为，疾病的发病机转有二：其一，致病因素的特异作用；其二，在致病因素作用以后的病理生理变化。对于病机，中医学是极为重视的，认为它是取得疗效的关键所在。《素问·至真要大论》谓：“经言盛者泻之，虚者补之，余锡以方士，而方士用之尚未能十全。余欲令要道必行，桴鼓相应，犹拔刺雪污，工巧神圣，可得闻乎？岐伯曰：审察病机，无失气宜。”于此说明了中医学对分析病机的高度重视。如何审察病机？根据《素问·至真要大论》所论述的有关内容，基本上可以用“求其属”三字归纳之。所谓“属”，即归属。所谓“求其属”，质言之，也就是根据临床有关发病的各方面的条件和表现，分别加以归类，并分析其相互关系，从而做出正确的判断。为什么要“求属”？如何来“求属”？综合《内经》有关内容，基本上可以归纳为以下三个方面。

（一）谨守病机，各司其属

临床分析病机时，如何“求属”呢？中医学提出了“各司其属”的问题。所谓“各司其属”，就是根据与患者发病有关的各种条件和临床表现加以分别归类。分类的方法有三：其一，根据与发病有关的气候特点进行分类，例如：病发于春，

伤于风者，归为风病类；病发于夏，伤于热者，归为火病类；病发于长夏，伤于湿者，归为湿病类；病发于秋，伤于燥者或凉者，归为燥病类；病发于冬，伤于寒者，归为寒病类等。其二，根据人体脏腑的功能进行分类，例如：疏泄失职者，归为肝病类；神明之乱者，归为心病类；运化不行者，归为脾病类；治节不行者，归为肺病类；封藏不能者，归为肾病类等。其三，根据临床症状进行分类，例如：诸暴强直，归为风病类；诸热瞀瘛者，归为火病类；呕吐腹泻者，归为湿病类；口燥咽干者，归为燥病类；澄沏清冷者，归为寒病类等。总的说来，就是根据与发病有关各方面条件和临床表现，对这些临床表现以心、肝、脾、肺、肾定位，以风、火、湿、燥、寒等定性，这就是“各司其属”的具体内容。

（二）必先五胜

“五胜”，即五脏之气偏胜。“必先五胜”，意即在前述“各司其属”的基础上，还要再进一步分析这些归属之中究竟是哪一个脏腑在疾病中起主导作用？是哪一种偏胜之气在疾病中起主导作用？如何“必先五胜”？也就是如何来确定产生主导作用的病所和病气。中医学中提出了内外的问题。《素问·至真要大论》谓：“从内之外者调其内，从外之内者治其外。”“定其中外，各守其乡。”这就是说，中医学认为“必先五胜”的重点主要就是找原发，如肝病及脾者重点在肝，热极生风者重点在清热等。

（三）有者求之，无者求之，盛者责之，虚者责之

《素问·至真要大论》谓：“谨守病机，各司其属，有者求之，无者求之，盛者责之，虚者责之。”这里所说的“有者”和“盛者”是指实证。“无者”和“虚者”，是指虚证。“求”和“责”，都是指探求。“有者求之，无者求之，盛者责之，虚者责之”，就是说在病机的分析上要在前述定性的基础上，进一步分清虚实。如肝病可由于肝实，也可由于肝虚；热病可以有真热，还可以有假热等。中医学认为，只有在定位、定性都完全明确以后，才能对有关证候的发病机转做出正确的判断。

六、中医学在疾病诊断治疗上的特点——辨证论治

对于疾病的诊断治疗问题，中医学认为，主要就是在前述认识的基础之上，特别是认真分析病机的基础之上对患者做出正确的诊断和治疗，即辨证论治。《素问·至真要大论》谓：“必伏其所主而先其所因，其始则同，其终则异，可使破积，可使溃坚，可使气和，可使必已。”这里所说的“伏其所主而先其所因”，也就是辨证论治。中医学有关辨证论治的原则，归纳有以下七个方面。

（一）伏其所主，先其所因

前已述及，中医学认为在病机分析上要“谨守病机，各司其属，有者求之，无者求之，盛者责之，虚者责之，必先五胜。”因此，在治疗上就要“伏其所主，先其所因”。所谓“伏其所主，先其所因”，就是要治其原发，治病求本，这也就是《素问·至真要大论》中所述：“从内之外者调其内；从外之内者治其外；从内之外而盛于外者，先调其内而后治其外；从外之内而盛于内者，先治其外而后调其内；中外不相及，则治主病。”

（二）谨察阴阳所在而调之，以平为期

《素问·至真要大论》谓：“谨察阴阳所在而调之，以平为期。”“阴阳”，此处是阴让或阳让，亦即疾病的性质。“所在”，即疾病的部位。“平”，即恢复正常状态。这就是说，中医学认为辨证论治的原则也就是要在前述定位、定性的基础之上补弊矫偏，偏胜之气得到了矫正之后，就可恢复到正常状态，治疗就应终止。不及则不足以矫偏，太过则会造成新的偏胜之气，因此应以恢复到正常状态为度。

（三）正者正治，反者反治

《素问·至真要大论》谓：“正者正治，反者反治。”所谓“正者正治”，即临床表现和证候性质完全一致者，用“正治”的方法，亦即用“治热以寒”“治寒以热”的方法治疗。正治法由于其所用方药与临床表现与证候性质完全相逆，所

以正治法又叫“逆治法”。所谓“反者反治”，即临床表现与证候固有性质完全相反者，则须用反治的方法，亦即用“治热以热”“治寒以寒”的方法来治疗。反治法，由于其所用方药与临床表现一致，所以反治法又叫“从治法”。为什么治疗上有正有反？中医学认为，这是因为寒证和热证都有真有假。从治病求本的角度出发，真寒者用热药治疗，真热者用寒药治疗，这就是正治。真寒假热者用热药治疗，真热假寒者用凉药治疗，这就是反治。《素问·至真要大论》谓：“诸寒之而热者取之阴，热之而寒者取之阳，所谓求其属也。”中医学之所以提出正治和反治，就是因为证有真假，所以治有逆从。辨真假，分逆从，这是辨证论治中的一个十分重要的内容。

（四）微者调之，其次平之，盛者夺之

《素问·至真要大论》谓：“微者调之，其次平之，盛者夺之。”所谓“微者调之”，即疾病在轻浅阶段，不用重剂，因为人体本身具有自调能力，只需轻剂帮助人体自调能力的恢复，疾病即可以自然痊愈。“其次平之”，即在疾病较重的情况下，用药也应相应稍重，因为病之较重者，邪气偏胜也较重，不用稍重之剂就不能平其偏胜，所以必须使用稍重之剂才能平其病势，疾病才能治愈。“盛者夺之”，即邪气亢盛，病情急重者，必须用重剂以攻其邪，因为邪气极盛的情况下，正气已经不能自调，邪不去正就不复。所以对于急重患者，临床上必须使用重剂攻邪。

（五）上下所主，随其攸利，疏气令调

《素问·至真要大论》谓：“上下所主，随其攸利。”又谓：“逆之，从之，逆而从之，从而逆之，疏气令调，则其道也。”所谓“上下所主，随其攸利”，即根据患者的主病，再根据药物的主要作用进行针对性的处理。要注意到所用药物在性味上的特点及使用上的先后和方剂组成上的配伍问题。这也就是《素问·至真要大论》中所谓的：“少阳之主，先甘后咸；阳明之主，先辛后酸；太阳之主，先咸后苦；厥阴之主，先酸后辛；少阴之主，先甘后苦；太阴之主，先苦后甘，佐以所利，资以所生，是谓得气。”所谓“逆之，从之，逆而从之，从而逆之，疏气令调”。“逆之”，即前述之正治法。“从之”，即前述之反治法。“逆而从之”，

即先用逆治法后用从治法。“从而逆之”，即先用从治法后用逆治法。“疏气令调”，即使人体气血因而得到恢复正常流畅。这也就是说，中医学认为在对疾病的治疗中，既要药证相符，又要配伍得当，还要注意先后缓急。只有做到这样，才能做到“疏气令调”，使气血流畅，恢复健康。

（六）大毒治病，十去其六，谷肉果菜，食养尽之

《素问·五常政大论》谓：“大毒治病，十去其六；常毒治病，十去其七；小毒治病，十去其八；无毒治病，十去其九。谷肉果菜，食养尽之，无使过之，伤其正也。”所谓“大毒”“小毒”“常毒”“无毒”，是指药物毒性的大小或有毒、无毒。中医学认为，药物虽然可以攻邪，但也可以伤正。即使是无毒药物，由于药物本身必然有其性味上的偏胜，常用也必然会因药性之偏而导致人体之偏。所以中医学认为，使用药物治病时，特别在使用有毒药时，必然适可而止。未尽之处，根据“微者调之”的治疗原则，以饮食营养即可，以免毒药过用使人体正气受伤，病反不除。《素问·六元正纪大论》谓“大积大聚，其可犯也，衰其大半而止，过者死”亦属此义。

（七）必养必和，待其来复

《素问·五常政大论》谓：“其久病者，有气从不康，病去而瘠，奈何？岐伯曰：……化不可代，时不可违……无代化，无违时，必养必和，待其来复。”所谓“久病”，即慢性病患者，“气从不康，病去而瘠”，即在治疗上无误，但健康不能迅速恢复。“无代化，无违时”，即不能着急，因为慢性病患者的恢复要依靠自己的正气，需要一定过程。“必养必和，待其来复”，即在这种情况下要注意从生活起居、饮食营养方面进行调理，经过一段时间就会自然恢复。这就是说，对于慢性病患者，在治疗上不能着急，不能完全依靠药物，更不能急于求成、揠苗助长。只有注意患者的饮食营养、生活起居，耐心地待其自然恢复。“治养相合”，这是中医学治疗久病、慢性病的一个重要原则。

七、中医理论体系产生的物质基础——候之所始，道之所生

“候”，就是表现于外的各种现象。“道”，就是规律和法则。《素问・五运行大论》谓：“夫候之所始，道之所生。”这句话意译之，即根据事物的外在表现，就可以总结出事物固有的规律。中医学对自然变化和人体生理、疾病规律的认识，基本上还是通过对客观现象的观察总结而来。因此，中医学十分强调“候”“象”，认为“道”源于“候”，“候”是中医理论体系形成的物质基础。

中医学中所谓的“候”，一般可以分为气候、物候、病候三个方面。所谓“气候”，指日月星辰的运行变化与风、热、火、湿、燥、寒气候变化的客观表现；所谓“物候”，指自然界动植物的生长化收藏等客观表现；所谓“病候”，指人体疾病的各种临床表现。《素问・五运行大论》谓：“夫变化之用，天垂象，地成形，七曜纬虚，五行丽地。地者，所以载生成之形类也；虚者，所以列应天之精气也。形精之动，犹根本之与枝叶也。仰观天象，虽远可知也。”《素问・六微旨大论》谓：“呜乎！远哉！天之道也，如迎浮云，若视深渊，视深渊尚可测，迎浮云莫知其极……天之道也，此因天之序，盛衰之时也。”这是说天道是玄远的，但是由于天地相关，我们除了直接观察日月星辰的运动变化外，还可以通过观察季节气候的变化及地面上万物生长的物候现象来探索和总结大自然变化的规律。《素问・五运行大论》谓：“燥以干之，暑以蒸之，风以动之，湿以润之，寒以坚之，火以温之……故燥胜则地干，暑胜则地热，风胜则地动，湿胜则地泥，寒胜则地裂，火胜则地固矣。”这是说自然界的六气各具有不同的特点和作用，我们也就可以根据这些特点和对万物的作用来总结其规律。《素问・天元纪大论》又谓：“夫变化之为用也，在天为玄，在人为道，在地为化，化生五味，道生智，玄生神。神在天为风，在地为木，在天为热，在地为火，在天为湿，在地为土，在天为燥，在地为金，在天为寒，在地为水。故在天为气，在地成形，形气相感而化生万物矣。”《素问・五运行大论》还谈到“怒伤肝……风伤肝……喜伤心……热伤气……思伤脾……思伤肉，风胜湿……忧伤肺……热伤皮毛……恐伤肾……寒伤血……”等。这就是说自然气候的变化与地面上物化现象密切相关，与人体的生理和病理密切相关，因而也就可以根据自然气候变化有关的因素与人体的生

理病理密切联系起来，把它视为一个整体，由此来寻找和总结人体疾病的防治规律，并指导临床。这也就是《素问·阴阳应象大论》中所说的："论理人形，列别脏腑，端络经脉，会通六合，各从其经，气穴所发，各有处名，溪谷属骨，皆有所起，分部逆从，各有条理，四时阴阳，尽有经纪，外内之应，皆有表里。"由此可见，中医理论的物质基础就是自然界客观存在着的气候变化以及生物（包括人体在内）对这些变化而产生的相应反应。中医理论把自然气候现象和生物现象统一起来，把自然气候和人体发病统一起来，从客观表现上来探讨气候变化和人体健康与疾病的规律，并把它广泛运用于临床实践，在实践的基础上逐步形成了中医学的理论体系。《素问·天元纪大论》谓："至数之机，迫迮以微，其来可见，其往可追。""善言始者，必会于终，善言近者，必知其远，是以至数极而道不惑。""推而次之，令有条理，简而不匮，久而不绝，易用难忘，为之纲纪。"《素问·气交变大论》谓："善言天者必应于人，善言古者必验于今，善言气者必彰于物，善言应者同天地之化。"《素问·灵兰秘典论》谓："恍惚之数，生于毫厘；毫厘之数，起于度量。千之万之，可以益大；推之大之，其形乃制。"从上述这些论述我们可以看出，中医理论体系正是古人把天地人作为一个统一整体，通过认真、细致、长期观察自然变化和人体疾病变化，逐步总结出来的。以《内经》而论，《内经》是中医理论的经典著作。《内经》的产生，据宋臣高保衡、林亿等谓："夭昏札瘥，国家代有，将欲敛时五福，以敷锡厥庶民，乃与岐伯上穷天纪，下极地理，远取诸物，近取诸身，更相问难，垂法以福万世。于是雷公之伦，授业传之，而《内经》作矣。"（《重广补注黄帝内经素问·序》）从中也可以看出，中医理论体系的产生来自于我们祖先长期与疾病作斗争的生活实践和医疗实践，是古人仰观天、俯察地、远取诸物、近取诸身并加以研究、整理、总结出来的。

八、结语

本文题目很大，限于篇幅，以上所述只不过是粗略地论列了中医理论体系的一个轮廓。但仅就这一粗略的轮廓，我们认为也已经可以看出中医学不但有丰富的实践经验，而且在总结经验的基础上形成了一个完整的理论体系。这是我们祖先留给我们的一份极为宝贵丰厚的医学遗产，是中医宝库中的精华。今天，我们继承发扬祖国医学遗产，应该立足于努力发掘、整理提高中医学固有的这一理论体系及其临床经验。只有这样，才能逐步统一我们的认识，真正做到突出中医特色，振兴中医事业。

（方药中、许家松合写，原载《大自然探索》1984年第2、3期）

论中医学的整体观

中医学是我国古代劳动人民在长期生产、生活及与疾病做斗争的实践过程中，逐渐积累经验，并逐渐形成的一门自然科学。其指导思想，正是古人在长期的生产、生活及与疾病作斗争的实践过程中所逐渐形成的一套整体观。《淮南子》谓："古者民茹草饮水，采树木之实，食蠃蚝之肉，时多疾病毒伤之害，于是神农乃始教民，播种五谷，相土地，宜燥湿肥饶高下，尝百草之滋味，水泉之甘苦，令民知所避就，当此之时，一日而遇七十毒。"刘恕谓："民有疾病，未知药石，帝始味草木之滋，尝一日而遇七十二毒，神而化之，遂作方书，以疗民疾，而医道立矣。"（《通鉴外纪》）方孝孺谓："天下之疾，万变无穷，而风气古今之殊，资禀厚薄之异，服食之品，劳逸之差，静躁之度，奉养、嗜好、居处、习业，所遭之时，所遇之变，人人相悬也，苟非深思博考以周知其故，而欲按既试之法，铢比两较之，此奚异用乡射之仪于临敌制变之顷哉，其取败必矣。"（《原医》）从上面这些论述，不但十分明确地说明了中医学是来自于古代劳动人民长期的生产、生活及与疾病作斗争的实践经验，也十分明确地说明了在古人的实践经验基础之上所逐渐形成的对疾病认识的整体观，并成为了中医学的理论指导思想。

由于整体观是中医学理论的指导思想，因而整体观也就贯穿到了中医学中的各个方面，兹分别做如下阐述。

一、天地一体观

"天地一体"就是说天地是一个整体。"天地"古人是指整个自然界而言。《内经》谓："天覆地载，万物悉备。"（《素问·宝命全形论》）因此所谓"天地一体”，也就是说自然界是一个整体，也就是说自然界中的一切现象，它们之间都是相互影响、相互联系、相互依存，而不是孤立存在。体现天地一体最显著的，古人认为就是天地间季节和气候上的变化，这也就是中医学中的四时、六气学说。

1. 四时一体

“四时”就是指每年的春、夏、秋、冬四个季节。众所周知，四季各有特点：春温、春生；夏热、夏长；秋凉、秋收；冬寒、冬藏。所谓春温、春生，也就是指在春天里气候开始温暖了，一切枯萎了的树木开始萌芽生长，冰冻了的土地和泉水也解冻了，蛰藏着的生物开始活动起来了。整个自然界中充满一片新生的现象。所谓夏热、夏长，也就是指在夏天里，气候比较炎热了，多数植物也都长得十分茂盛，各种生物活动也都更加活跃。整个自然界中充满了一片欣欣向荣的景象。所谓秋凉、秋收，也就是指在秋天里，气候开始较清凉了，植物生长的果实都成熟了，可以收取了，茂盛的树木开始凋落了，许多生物的活动也开始减少了。整个自然界中出现了一片收敛的现象。所谓冬寒、冬藏，也就是指在冬天里，气候转为寒冷了，多数植物也都枯萎了，泉水也冻结了，许多生物蛰伏躲藏起来，停止活动了。整个自然界中的许多生命现象，好像藏伏起来一样。春温、春生，夏热、夏长，秋凉、秋收，冬寒、冬藏是一年四季的各自独有的气候和物化特点。但是，它们在实质上却又是一个不可截然划分的整体。因为只有有了春温、春生，才会有夏热、夏长，也才会有秋凉、秋收及冬寒、冬藏。这四个季节的变化是连续的，是在原有基础之上发生发展起来的。没有温热，也就无所谓寒冷；没有生长，也就无所谓收藏，也就无所谓第二年的再生长。正因为四季是一个不可分割的整体，所以才会有温、热、凉、寒和生、长、收、藏的消长进退变化；正因为有了温、热、凉、寒和生、长、收、藏的消长进退变化，所以才产生了生命；只有有了生命，也才可能正常地发育和成长。

2. 六气一体

“六气”其含义之一就是指自然界中风、寒、暑、湿、燥、火六种气候。空气流动就是风，气候寒冷就是寒，气候炎热就是暑或火，气候潮湿就是湿，气候干燥就是燥。这六种气候，基本上是在一年四季气候消长进退变化中产生出来的，所以这六种气候也是自然界应该有的正常现象，而且直接影响着生物的成长和变化，缺一不可。如果没有风，万物就不能萌芽生长；没有暑和火，万物就不能欣欣向荣；没有湿，万物就得不到正常的滋润；没有燥，自然环境就会过度潮湿而不能竖敛成熟；没有寒，万物就不能得到闭藏和安静，就会影响到来年的再生长。《内经》说："燥以干之，暑以蒸之，风以动之，湿以润之，寒以坚之，火以温之。"（《素问·五运行大论》）明确地说明了六气虽然是由于自然界气候变化所产生，各有特点，但是它们之间是互相作用、互相调节的。因为自然界中有了六气变化，所以才有一年四季的温、热、寒、凉和生、长、收、藏的消长进退；因为有了六气的变化，所以自然界的气候才有可能互相调节以利万物的正常发育成长，并使整个自然界气候形成一个有机的整体。

3. 万物一体

古人认为，天地间万物都不是孤立存在的，自然界中任何物与物之间，都是相互作用、相互影响，并依靠这个相互作用、相互影响而产生新的变化。西周末年史伯就曾说过："和实生物，同则不继，以他平他谓之和。""若以同裨同，尽乃弃矣。"（《国语·郑语》）春秋时代齐国的晏婴也说过："若以水济水，谁能事之；若琴瑟之专一，谁能听之？"（《左传·昭公二十年》）这里所说的"和"，简单地说，就是两种以上不同的事物的协调和统一。"以他平他"的"他"就是指各种事物或一个事物的各个方面的本身。"以他平他"就是指这两个"他"，相互作用，协调统一，也就是"和"。如果没有各种事物或一个事物的各个方面相互作用，则自然界或自然界中的某一种事物便不能够产生正常的变化或出现应有的效果。以饮食为例，如果没有各方面的相互作用，这个饮食便做不好或者根本做不出来，所谓"以水济水，谁能事之"；以音乐来说，没有音律协调，也就成不了一个乐曲，所谓"若琴瑟以专一，谁能听之"。这也就是所谓"以同裨同，尽乃弃矣"。这种物与物之间的关系，普遍存在于自然界之中。《内经》说："万物并至，不可胜量，虚实呿吟，敢问其方？岐伯曰：木得金而伐，火得水而灭，土得木而达，金得火而缺，水得土而绝，万物尽然，不可胜竭。"（《素问·宝命全形论》）这就是说这种物与物之间的相互关系和相互作用，普遍存在于自然界中。于此可见，古人从生活实践中确实是已经认识到了天地万物之间，它们是彼此密切相关的，互相依存，互相制约，万物是一体的，这是古人通过当时的生产斗争，在当时农牧业、手工业生产技术知识，及其对当时人们生活和生产中所不可缺少的，如：金、木、水、火、土等几种物质性质，是在比较深入观察和了解的基础上，对客观世界物质的概括。

4. 成败倚伏生乎动

天地是一体的，四时六气是一体的，万物是一体的，但是这个一体，中医学认为，绝对不是静止的一体，而是在不断运动变化中所形成，所以《内经》说："成败倚伏生乎动，动而不已则变作矣。"（《素问·六微旨大论》）自然界怎样在运动呢？《内经》中也说的很明确："帝曰：动静何如？岐伯曰：上者右行，下者左行，左右周天，余而复会也。""帝曰：地之为下否乎？岐伯曰：地为人之下，太虚之中者也。帝曰：冯乎？岐伯曰：大气举之也。"（《素问·五运行大论》）这段话如加以语释也就是说：自然界是怎样运动呢？那就是人所居住的地方，并不是固定不动的，它是悬浮在宇宙之中，同时是不断地在自右而左、上下地在转动着。自然界中一切变化，都是由于运动而产生。所以《内经》中说："动静相召，上下相临，阴阳相错而变由生也。"（《素问·天元纪大论》）没有运动便没有变化，没有生命。因此这个运动是不断的、连续的、永不休止的，所以《内经》又说："帝曰：有期乎？岐伯曰：不生不化，静之期也……出入废则神机化灭，升降息则气立孤危，故非出入则无以生、长、壮、老、已，非升降则无以生、长、化、收、藏。"（《素问·六微旨大论》）看来中医学不但认识到了整个自然界是一个整体，而且同时也认识到了自然界中的一切变化也都是在不断运动中所形成。

二、五脏一体观

五脏就是一般所说的心、肝、脾、肺、肾。中医学认为五脏就是组成整个人体的五个系统，人体所有的器官都可以包括在这五个系统之中。这五个系统及其所属器官，虽然各有独特作用，但它们之间是密切相关的，是一个不能截然分离的整体。

心、肝、脾、肺、肾五脏，每一脏都有它所属器官。心所属器官为小肠，肝所属器官为胆，脾所属器官为胃，肺所属器官为大肠，肾所属器官为膀胱，除此以外还有心包络和三焦，以上称作"十二官"。人体所有器官均又分别属于这十二官之下，如舌与心的关系、目与肝的关系、肌肉与脾的关系、皮毛与肺的关系、生殖器官与肾的关系等。中医学认为这十二官既各有职司，但同时也互相配合。《内经》说："心者，君主之官，神明出焉；肺者，相傅之官，治节出焉；肝者，将军之官，谋虑出焉；胆者，中正之官，决断出焉；膻中者，臣使之官，喜乐出焉；脾胃者，仓廪之官，五味出焉；大肠者，传道之官，变化出焉；小肠者，受盛之官，化物出焉；肾者，作强之官，伎巧出焉；三焦者，决渎之官，水道出焉；膀胱者，州都之官，津液藏焉，气化则能出矣。凡此十二官者，不得相失也。故主明则下安，以此养生则寿，殁世不殆……主不明则十二官危，使道闭塞不通，形乃大伤，以此养生则殃。"（《素问・灵兰秘典论》）这一段话明确地提出了人体十二官中各个器官的职司以及心在各个器官中的主导作用。《内经》中又说："五脏受气于其所生，传之于其所胜，气舍于其所生，死于其所不胜。"又说："五脏相通，移皆有次。"（《素问・玉机真脏论》）又说："饮食入胃，游溢精气，上输于脾，脾气散精，上归于肺，通调水道，下输膀胱，水精四布，五经并行。"（《素问・经脉别论》）这些话都明确地提出了人体中各个器官的相互关系。于此已可以看出，对于人体器官，不论从其各器官的职司来看，或者是从其相互关系来看，中医学都认为人体内部各器官完全是相互关联而不是彼此孤立的一个整体。

三、人与天地相应

"人与天地相应"这句话出自《内经》。《灵枢・邪客》谓："人与天地相应也。"已如前述，"天地"古人是指整个自然界而言，"相应"则是指自然界中一切变化都可以影响人体并与之相呼应。但应该说明的是，"人与天地相应"这句话，在中医学中也有两个解释：其一是指自然界中的一切变化都可以直接或间接影响人体生理作用并与其相适应，例如《内经》中所说的："平旦人气生，日中而阳气隆，日西而阳气已虚。"（《素问・生气通天论》）"天暑衣厚，则腠理开，故汗出……天寒则腠理闭，气湿不行，水下流于膀胱，则为溺与气。"（《灵枢・五癃津液别》）。其二则是以天地间的一切自然现象来解释人体的一些解剖生理病理等现象，认为人体是一小天地，因而把人与天地等同起来，例如《内经》中所说的："天圆地方，人头圆足方以应之；天有日月，人有两目；地有九州，人有九窍……"（《灵枢・邪客》）"阳之汗以天地之雨名之，阳之气以天地之疾风名之……”（《素问·阴阳应象大论》）等。关于后者，其中有主观唯心之处是明显的。但本文认为“人与天地相应”这句话，实质上就是指人与天地是一个不可分割的整体。人生长在自然界中就好像鱼生活在水中一样，无时无刻不受到大自然的作用和影响。因此，自然界中的一切变化也都可以直接或间接影响人体并使其与之密切适应。这样才是“人与天地相应”这句话的实质所在。

1. 人秉天地正常之气而生存

人的生命是由于天地间正常变化而产生的。如果天地间没有正常变化，人的生命就不会存在。《内经》说：“天覆地载，万物悉备，莫贵于人，人以天地之气生，四时之法成。”“人生于地，悬命于天，天地合气，命之曰人，人能应四时者，天地为之父母。”（《素问·宝命全形论》）这就是说，人是在天地正常作用下而产生的，人是万物中最宝贵的，但他也受着天地间正常变化规律所支配，并顺应着四时变化的规律而完成其生命活动过程。如果天地间变化严重反常，比如说只有火没有水，或者只有寒冷，根本没有温热，并超过极限，则根本不会产生生命，有了生命也不可能如正常变化中那样正常的发育和成长。

2. 天地变化对人体的影响

（1）季节气候对人的影响。自然界中一切事物都是运动不息并不断地变化着，其中比较明显的就是季节气候的变化。一年四季气候及作用上的特点，已如前述。春温、春生，夏热、夏长，秋凉、秋收，冬寒、冬藏，而这些气候及其作用特点由于人与天地相应，因此它们都直接与人体生理病理密切相关。《内经》中有大量篇幅记述“肝旺于春”“心旺于夏”“脾旺于长夏”“肺旺于秋”“肾旺于冬”“春善病鼽衄，仲夏善病胸胁，长夏善病洞泄寒中，秋善病风疟，冬善病痹厥”“春伤于风，邪气留连，乃为洞泄；夏伤于暑，秋为痎疟；秋伤于湿，上逆而咳，发为痿厥；冬伤于寒，春必温病。四时之气，更伤五脏”（《素问·生气通天论》《金匮真言论》），说明了季节气候变化与人体生理和病理上的密切关系。

（2）晨昏昼夜对人体的影响。晨就是每天清晨，昏就是傍晚，昼就是白天，夜就是夜晚。晨、昏、昼、夜是各有特点的，早晨天刚亮，温度上开始转温，亮度上开始转明；白天里温度越来越高，亮度上越来越亮；傍晚温度又逐渐降低，亮度上又由明转暗；夜晚温度上更愈来愈低，亮度上也越来越暗。这些特点，中医学均认为与人体的生理变化及病理生理变化密切相关。在早上和白天里人体精神就充沛一些，在傍晚人的精神就开始衰退一些，晚上就需要休息，并认为人体的正气盛衰与晨昏昼夜的变化相应，因而表现在疾病上也有轻重强弱的不同。以发热为例，我们在临床上常见到的现象是早晨多半体温正常，中午以后才逐渐升高，夜晚更重，到了第二天早上又降低。再以我们因故熬夜为例，常常是前半夜还可以，后半夜就较难受，到了早上精神又自然好转起来。这些现象如果从中医学来解释，都是人体中正邪相争、彼此进退的结果。正能胜邪，也就是说人体正常生理调节代偿能力能够战胜疾病因素，那么人就轻快，不一定表现症状，反之则否，而正气的胜衰则又由于人与天地相应的原因，与晨、昏、昼、夜密切相关，这也就是同一条件下而在晨、昏、昼、夜表现各有不同的理由。《内经》说："夫百病者，多以旦慧昼安，夕加夜甚……春生、夏长、秋收、冬藏，是气之常也，人亦应之。以一日分四时，朝则为春，日中为夏，日入为秋，夜半为冬。朝则人气始生，病气衰，故旦慧；日中人气长，长则胜邪，故安；夕则人气始衰，邪气始生，故加；夜半人气入脏，邪气独居于身，故甚也。"（《灵枢·顺气一日分为四时》）这些话明确地说明了临床症状表现与人体正气强弱的关系，也说明了晨昏昼夜对人体生理及病理生理变化的密切关系，为中医学人与天地相应学说提供了有力的例证。

（3）风雨寒热晦明对人体的影响。风，就是刮风；雨，就是下雨；寒，就是寒冷；热，就是炎热；晦，就是阴天；明，就是晴天，这些天气的变化，中医学认为都无一不与人体生理及病理生理变化密切相关。例如有些风湿病的患者，天气晴朗，出太阳的天气，他便觉得轻快一些，一到阴天雨天他便马上加重，甚至天气刚一变化，他便有明显的感觉。又例如有些咳嗽气喘的患者，天气热的时候，他便好一些，天气一冷，他便马上加重，这类例子是很多的。《内经》说："天地温和，则经水安静；天寒地冻，则经水凝泣；天暑地热，则经水沸腾；卒风暴雨，则经水波涌而起。邪之入于脉也，寒则血凝泣，暑则气淖泽。"（《素问·离合真邪论》）"是故天温日明，则人血淖液而卫气浮，故血易泻，气易行，天寒日阴，则人血凝泣，而卫气沉。"（《素问·八正神明论》）指出了风雨、寒热、晦明等气候变化对人体生理、病理的密切影响。

（4）地区方域对人体的影响。不同的地区有不同的气候环境，因而人们也有不同的生活习惯，而这些中医学认为均与人体密切相关，并认为不同地区方域的人，其体质、疾病及治疗亦均有其各自不同的特点。拿我国来说，西北地区气候寒冷一些，地势也高一些；东南地区气候温和一些，地势也低一些，这些都直接影响人体的体质、疾病和治疗。《内经》说：“东方之域……鱼盐之地，海滨傍水，其民食鱼而嗜咸……故其民皆黑色疏理，其病皆为痈疡，其治宜砭石……西方者金玉之域……砂石之处……其民陵居而多风，水土刚强……其民华食而脂肥，故邪不能伤其形体，其病生于内，其治宜毒药……北方者，其地高陵居，风寒冰洌，其民乐野处而乳食，脏寒生满病，其治宜灸焫……南方者……其地下，水土弱，雾露之所聚也，其民嗜酸而食胕，故其民皆致理而赤色，其病挛痹，其治宜微针……中央者，其地平以湿，天地所以生万物也众，其民食杂而不劳，故其病多痿厥，寒热，其治宜导引按跻。”（《素问·异法方宜论》）《内经》中的这些说法，由于时代的发展，条件的变化，现在来看当然未必尽然，但从其精神来看，即地区方域对人体密切相关。这一点，无疑仍然是十分正确的认识。

四、中医学对人体生理、病理、疾病的认识及其在预防、诊断、治疗上的整体观

（一）对人体生理、病理认识上的整体观

对于人体生理、病理的认识，中医学认为，首先是由组成人体的各个器官，如心、肝、脾、肺、肾等，在心的主持作用下、经络的内外联络之下，互相协调的结果，这也就是本文前已述及的五脏一体观。五脏协调就是正常的生理状态，反之就是病理状态。其次是人体精、气、神互相作用的结果。根据中医书上“精者有形者也”（《读医随笔·证治总论》）“寿命之本，积精自刚，然精生于谷”（《医门法律·虚劳门》）“精化为气”“化生精”“气生形”（《素问·阴阳应象大论》）“两精相搏谓之神”（《灵枢·本神》）“推之于医，则神圣工巧，得其神也……察之形声，则坚凝深邃，形之神也……诊之脉色，则绵长和缓，脉之神也……清苍明净，色之神也”（《类经图翼·医易篇》）等说法，所谓“精”，就是指构成人体正常生理活动所需要的各类物质；所谓“气”其含义之一，就是指人体正常生理活动功能；所谓“神”，则是指表现于外的各种正常现象。人体正常

活动的功能，是在构成正常生理活动所需要的各种物质的基础之上产生的，那就是中医学中所谓的“精化为气”。但反过来这些物质又是在正常生理活动功能的作用下才发生了变化，那就是中医学所谓的“化生精”“气生形”。在物质和功能的相互作用下，便产生了现象，那就是中医学中所谓的“两精相搏谓之神”。精、气、神是构成人体正常生理活动的基础，但这三者之间不是孤立存在的，而是互相作用、互为因果、根本无法截然划分的一个整体。精、气、神三者之间的关系正常，就是生理状态，反之就是病理状态。这些都明确地说明了中医学在对人体生理病理认识上的整体观。

（二）对病因认识的整体观

关于病因，根据中医书上的论述，多数认识均是以外因和内因来分类的，以正邪之间消长进退来分析。所谓“外因”，也就是指构成人体疾病的一些外在因素，例如“六淫之邪”（即严重的气候反常变化）“疫疠之气”“杂气”（即自然界某些特异性致病物质）以及饮食原因等，这些外在因素中，中医学又把自然界严重的气候反常作为是其中的主要因素。例如中医书上说：“夫人禀五常，因风气而生长，风气虽能生万物，亦能害万物，如水能浮舟，亦能覆舟。”（《金匮要略·脏腑经络先后病脉证第一》）这里所说的“风气”实际是指整个自然气候环境。由于中医学把自然气候变化看作是构成人体疾病的主要外因，所以《内经》中也就有“故风者，百病之始也”（《素问·生气通天论》）的说法。所谓“内因”，那就是指构成人体疾病的一些内在因素，例如精神情志、体质、性别、年龄、先天和后天等。人体发生疾病的原因，不外乎上述两者，其中不是由于外因致病，就是由于内因致病。但是中医学认为外因和内因是密切相关的，是互为因果的，在一般情况下，外因往往决定于内因，换句话说，在一般情况下，外因只有在内因的作用之下才能发生疾病。外因和内因的关系，实际上就是正气和邪气的关系，邪气盛了可以致病，正气虚了也可以致病。但在一般情况下，正与邪之间往往是互为因果，互相作用，邪气盛往往是由于正气虚，正气虚所以才邪气盛。人体疾病的发生和发展则又往往是正邪之间消长进退的结果，致病的原因虽由于邪，但发病与否及转归良否关键又在于正。《内经》中有大量篇幅反复说明这个道理。例如所谓：“邪之所凑，其气必虚。”（《素问·评热病论》）“五疫之至，皆相染易……不相染者，正气存内，邪不可干。”（《素问遗篇·刺法论》）“风雨寒热，不得虚，邪不能独伤人，卒然逢疾风暴雨而不病者，盖无虚，故邪不能独伤人。”（《灵枢·百病始生》）《灵枢·五变》更是反复举例来说明这个道理，“一时遇风，同时得病，其病各异……请论以比匠人，匠人磨斧斤，砺刀削，斫材木，木之阴阳，尚有坚脆，坚者不入，脆者皮弛，至其交结而缺斤斧焉。夫一木之中，坚脆不同，坚者则刚，脆者易伤，况其材木之不同，皮之厚薄，汁之多少，而各异耶！夫木之早花先生叶者，遇春霜烈风，则花落而叶萎；久暴大旱，则脆木薄皮者，枝条汁少而叶萎；久阴淫雨，则薄皮多汁者，皮溃而漉；卒风暴起，则刚脆之木，枝折杌伤；秋霜疾风，则刚脆之木，根摇而叶落，凡此五者，各有所伤，况于人乎。”张仲景在《金匮要略》中虽然一方面提出了“风气虽能生万物，亦能害万物，如水能浮舟，亦能覆舟”，强调了自然气候与人体健康的关系，但是在同篇中又明确提出了“若五脏元真通畅，人即安和”“不遗形体有衰，病则无由入其腠理”，更强调了人体正气对于疾病发生与否的决定作用。这些论述，不但十分明确地说明了正气与邪气的相互关系、外因和内因的相互关系，也十分明确地说明了中医学在病因认识上的整体观。

（三）对病机认识上的整体观

所谓病机，即人体在致病因素作用以后的发病机转，亦即在致病因素作用以后所引起的一系列病理生理变化。关于病机分析，中医学是高度重视的，《内经》中有病机十九条专章讨论病机的问题，归纳病机十九条的基本精神有以下几点：①只凭寒、热、虚、实来做对症处理，是不能完全解决问题的，如所谓：“经言盛者泻之，虚者补之，余赐以方士，而方士用之，尚未能十全。”（《素问·至真要大论》）②要提高疗效，必须要认真审查病机，如所谓：“余欲令要道必行，桴鼓相应，犹拔刺雪污，工巧神圣，可得闻乎？岐伯曰：审查病机，无失气宜，此之谓也。”（同上）③如何分析病机呢？这就是首先根据患者临床表现，按五脏定位，如所谓“诸风掉眩，皆属于肝”“诸寒收引，皆属于肾”等。其次是根据临床表现，以风、火、湿、燥、寒等定性，如“诸躁狂越，皆属于火”“诸暴强直，皆属于风”等。风、火、湿、燥、寒等名词，其含义可以是指外界气候，但也可用以表示人体在致病因素作用以后引起的某种病理生理变化。病机十九条中的风、火、湿、燥、寒，其含义属于后者，这也就是说以风、火、湿、燥、寒等定性，实质上也就是根据患者在致病因素作用以后所出现的临床特点，确定其各个临床表现的病理生理变化。再其次是要从其相同的症状中，找出其不同的原因，如所谓“诸热瞀瘛，皆属于火”“诸痉项强，皆属于湿”“诸暴强直，皆属于风”等。这里所说的“瘛”“痉”“强直”，在临床上都是指拘急、抽搐，但是可以由于“火”，也可以由于“湿”，也可以由于“风”，说明了同一类似临床表现，其病理生理变化可以各不相同。④在这些错综复杂的临床表现中，要认真地分析其先后主次，孰为原发，孰为继发，然后从根本上进行处理，如所谓：“谨守病机，各司其属，有者求之，无者求之，盛者责之，虚者责之，必先五胜，疏其血气，令其调达，而致和平。”（同上）这就是《内经》病机十九条的基本精神所在。在《内经》病机十九条中，处处体现了中医学对于病机的分析，并不是拘泥于某一个症状或某一群症状，而是“有者求之，无者求之，盛者责之，虚者责之，必先五胜”，即追本溯源，治病求本。《内经》如此，后世医家也莫不如此。例如张景岳提出的“六变”，亦即表里寒热虚实辨证；温热学派提出的卫气营血及三焦辨证，其中的“由表入里，由里达表”“寒极生热，热极生寒”“正虚邪实，邪实正虚”“卫之后方言气，营之后方言血，入营犹可透热转气”“始于上焦，终于下焦”等论述，也均无一不是从全面来进行分析疾病的发病机转，这些也都是明确地说明了中医学对病机认识上的整体观。

（四）在疾病防治上的整体观

中医学在人体的生理、病理生理、病因、病机上的整体观既如上述，因此整体观也就自然贯穿到了对疾病的预防、诊断、治疗等各方面。根据中医学有关论述及中医学中的整体观，体现在临床对疾病防治上，基本上可以归纳为以下六个方面。

1. 治未病

所谓“未病”，就是指还没有发生疾病。因此，所谓“治未病”实质上也就是说医生治病，顶好是治病于其未病时，换句话说也就是要预防为主。中医学中所说的“治未病”含义很广，其中包括以下两方面的内容：

其一是摄生预防。这就是说要注意生活饮食起居、精神情志方面的保养，维持身体的健康正常，这样就能保持人体正气充足，不易受外邪的侵犯，从而达到防病于未发的目的。《内经》说："虚邪贼风，避之有时，恬淡虚无，真气从之，精神内守，病安从来。"（《素问·上古天真论》）"食欲有节，起居有常，不妄作劳，故能形与神俱而尽其天年，度百岁乃去。"（同上）这些都说明了摄生对于预防疾病，保持健康方面的重要意义。

其二是杜渐防微。即对于疾病早期发现，早期处理，防止其由小到大，由轻就重，由局部到全身。《内经》说："善治者，治皮毛，其次治肌肤，其次治筋脉，其次治六腑，其次治五脏，治五脏者半死半生也。"（《素问·阴阳应象大论》）张仲景说："夫治未病者，见肝之病，知肝传脾，当先实脾。"（《金匮要略·脏腑经络先后病脉证》）《内经》还说："上工救其萌芽，下工救其已成，救其已败。"（《素问·八正神明论》）所谓"皮毛""萌芽"等就是疾病还轻、还浅；所谓"五脏""已成""已败"等，就是疾病已重、已深。"上工治皮毛""救萌芽"，就是说疾病的治疗愈早愈好；"下工治五脏""救已成""救已败"，就是说疾病的治疗愈迟愈坏。病久了，病深了，治疗上是困难的，所以说"治五脏者，半死半生也""病久则传化，良医弗为"。于此说明了早期诊断、早期治疗在临床上的重要意义。治未病最好的方法，当然首先是摄生，因为摄生好了，可以从根本上防止疾病的发生。其次就是杜渐防微，因为未能预防疾病于未发之先，但尚能杜渐防微于发病之后，使疾病在渐而未深、微而未甚阶段，就能及时地制止，不至于波及蔓延其他未病器官，这也不失为上策。由于如此，所以从摄生方面来预防疾病的发生，固然是治未病；从防微杜渐方面来预防其他未病的器官受波及和蔓延，也是治未病。对于治未病中医学是高度重视的，《内经》说："圣人不治已病，治未病，不治已乱，治未乱……夫病已成，而后药之，乱已成而后治之，譬如渴而穿井，斗而铸锥，不亦晚乎！"（《素问·四气调神大论》）这些话明确地说明了中医对治未病的高度重视，也说明了治疗未病是中医对疾病治疗上的最高原则，也说明了中医在预防疾病认识上的整体观。

2. 明标本

所谓"标"，就是标志或现象；所谓"本"，就是根本或本质。明标本，就是说明医生在治疗疾病的时候，必须弄清楚整个人体疾病的各种症状的现象和本质。因为只有在明白了疾病的标本以后，我们在临床上才不至于为错综复杂、变化万端的各种临床表现所迷惑，在治疗上也才能步骤井然，有条不紊。《内经》说:“知标本者，万举万当；不知标本，是为妄行。”(《素问·标本病传论》）于此可见明辨标本在临床诊断治疗上的重要意义。

疾病的标本，中医学认为往往随具体疾病、具体患者而各有不同。以病因而论，引起这个疾病发生的原因是本，所表现于外的各种临床表现是标；以病变部位而论，原发病变部分是本，继发病变部位是标；以症状本身而论，原发症状是本，继发症状是标；以症状新旧而论，旧病是本，新病是标。疾病虽多，但总不出“标本”二字。由于此，所以一切错综复杂的症状，我们也都可以分析它们的标本，换句话说，也都可以透过它们的现象，来分析它们的本质，或者透过它们的本质，来分析它们的现象，从而使我们得出正确的诊断和治疗步骤与方法。

对于疾病的治疗，从原则上来说，中医学认为，首先是治本。《内经》说:“治病必求于本。”(《素问·阴阳应象大论》）但这也不是千篇一律，还要以疾病的轻重缓急、疗效出现的大小、快慢为转移。在本病急、本病重的情况下，固然是首先要治本，不过如在标病急、标病重的情况下，有时却又要首先治标，或者标本同治。《内经》说:“病发而有余，本而标之，先治其标，后治其本。”(《素问·标本病传论》）张仲景也说:“病有急当救里，救表者，何谓也？师曰：病，医下之，续得下利清谷不止，身体疼痛者，急当救里；后身疼痛，清便自调者，急当救表也。”(《金匮要略·脏腑经络先后病脉证》)“夫病痼疾，加以卒病，当先治其卒病，后乃治其痼疾。”（同上）这些都是中医学中“急则治标，缓则治本”原则在临床中的具体应用。

为什么在对疾病的防治上一定要区分缓急来治本治标？这是因为中医学认为，疾病的标本是整体，标和本是相移的，也就是互相影响的，因此我们在治疗上，一般情况下治本就是治标，但由于标本是相移的，标可以反过来影响本，因此有时治标也就是治本。对于人体疾病的治疗，临床上不外是从正和邪两方面着手。以标本说，正就是本，邪就是标；在治疗上，固正就是祛邪，这也就是治本即是治标，但反过来除邪也可以扶正，这也就是治标即是治本。由于如此，所以人体的疾病，本可以及标，标也可以及本，因而在治疗上也可以本病治标，标病治本。《内经》说:“病有标本，刺有逆从……标本相移，故曰：有其在标而求之于标，有其在本而求之于本，有其在本而求之于标，有其在标而求之于本，故治有取标而得者，有取本而得者……知标本者，万举万当。”（《素问·标本病传论》）这些话明确说明了标本相移的道理，也明确说明了中医学在诊断治疗、区别标本认识上的整体观。

3. 辨逆从

所谓“逆从”，其含义之一，就是包括治疗上的正治与反治。所谓“正治”，也就是指针对患者临床表现，采取与症状相逆的办法来矫正其病因作用以后所发生的偏胜局面，以求恢复人体生理正常平衡的一种治疗方法。例如：发热就用清热药，呕吐就用镇吐药，腹泻就用止泻药，从原则上来说也就是我们一般所说的寒者温之，热者凉之，虚者补之，实者泻之，以热治寒，以补对虚，以泻对实，完全相逆，所以“正治”又叫“逆治”。所谓“反治”，则完全与此相反，在一定条件下，采取与患者临床表现上完全相同的办法来治疗。例如，呕吐患者还要再用催吐药；腹泻的患者，还要再用泻下药；肢冷的患者，还要再用清热药；高热的患者还要再用温热药，从原则上来说，也就是一般所说的“寒因寒用，热因热用，通因通用，塞因塞用”，完全与症状相从，所以“反治”又叫“从治”。

为什么在治疗上有正治和反治的不同呢？那就是因为同一症状有不同的原因和不同的发病机转。以吐泻这一症状为例，这个可以由脾虚不能运化饮食而发生，但也可由于食物中毒，其症状的发生是人体正气驱邪外出的表现，前者我们就应该正治，采取补脾的办法，而后者则要帮助正气彻底地来排除邪气，所以就应该反治，不但不能给他止吐止泻，反而更要使他再吐再泻，以求有毒物质完全排出，毒物排出后，他的吐、泻症状便可自然停止。《内经》说：“何谓逆从？岐伯曰：逆者正治，从者反治，从少从多，观其事也……必伏其所主，而先其所因，其始则同，其终则异，可使破积，可使溃坚，可使气和，可使必已。”（《素问·至真要大论》）这些话不但解释了在治疗上逆治、从治的含义，也说明了治疗上的逆从，其根据即在于对患者病机上的全面分析，即所谓“伏其所主，先其所因”，也同时说明了中医学在临床诊断治疗上的整体观。

4. 识同异

所谓“同”，就是相同，“异”就是不同。因此，所谓“识同异”，也就是指我们在临床对疾病的诊断治疗过程中，必须善于区别患者的不同情况，综合分析，区别对待，具体情况具体处理。由于如此，所以在临床上，有时尽管症状完全相同，但因为病因病机不同，所以诊断治疗上完全不同。有的症状相同，病因病机也相同，但因为患者体质、年龄、性别不同，治疗上可以完全不同；有的症状、病因、病机、体质、年龄、性别都相同，但因为发病季节地域不同，治疗也可以完全不同。以同一腹泻症状为例，从症状上来说，都是腹泻，但从病因上来看，可以由于外感，也可以由于伤食，也可以由于情志因素等；从病机上来看，可以由于寒，也可以由于热；可以系单纯的脾胃病，也可以继发于其他器官病变之后；从患者具体情况来看，患者可以是老人，也可以是小儿，也可能平时身体很壮实，也可能既往健康情况很不好；从发病季节来说，也可能是夏秋，也可能是冬春；发病地域，可能在东南，也可能在西北等。由于同一腹泻症状，它却有这么多不同情况，所以我们在临床上，就必须综合分析，区别对待，不同情况不同处理。由于外感的，重点在解表；由于饮食的，重点在于消导；由于情志因素的，重点在疏肝；由于热的，重点在清热；由于寒的，重点在温中；单纯性脾胃不和者，调节脾胃就可以了；继发于其他器官者，就必须重点在治疗原发器官疾病；患者是老人，就必须要注意养阳；患者是小儿，就首先考虑养阴；冬春天气，选方用药不妨辛温之品；夏秋天气，就必须考虑芳香化浊之剂；东南方人体质较薄，用药宜轻；西北方人体质较厚，用药不妨稍重等，难以详举。总的来说，这也就是在治疗上一定要因人、因地、因时制宜。《内经》说："故治不法天之纪，不用地之理，则灾害至矣！"（《素问·阴阳应象大论》）"西北之气，散而寒之，东南之气，收而温之，所谓同病异治也。"（《素问·五常政大论》）"年质壮大，血气充盈……此肥人也……刺此者，深而留之；瘦人者，皮薄色少……易丁脱气，易丁损血，刺此者，浅而疾之。"（《灵枢·逆顺肥瘦》）"智者察同，愚者察异。"（《素问·阴阳应象大论》）这些都十分明确地说明了中医在临床诊断过程中辨识同异的重要意义和整体观。

5. 握分寸

所谓"握分寸"，也就是说我们在临床上对患者的治疗上要掌握分寸，换句话说，也就是指我们在临床治疗上不论在立法、制方、投药等各个方面都要十分谨慎、细致、小心，使治疗上无过、无不及，恰到好处的意思。对疾病的治疗正确与否，最主要的固然是取决于正确的诊断，但同时也决定于立法、制方、投药是否全面和合适，这就使得我们在如何更好地处理患者当时的临床表现时，不论是立法、制方、投药等各方面，都要严格地掌握分寸。从立法上来说，或治本，或治标，或是先治其标后治其本，或标本同治，要步骤分明；从制方上来说，或大或小，或重或轻，要配伍适当；从投药上来讲，或饭前服，或饭后服，或服药后温覆取汗，或中病则止，要恰到好处。张景岳说："治病之则当知邪正，当权轻重，用攻之法，贵乎察得其真，不可过也，用补之法，贵乎轻重有度，难从简也。"（《景岳全书·传忠录·论治》）这明确地说明了临床治疗上立法、制方、投药上握分寸、权轻重、无太过、无不及的重要意义和中医学在治疗中立法、制方、投药上的整体观。

6. 合治养

所谓"合治养"，也就是说人体发生了疾病必须要治疗与调养密切结合起来。对于疾病的治疗，中医学从来不主张完全依靠药物，认为使用药物只是在病邪很盛的时候用以顿挫其病势的一种手段。一旦病邪已衰，即可适可而止，特别是有毒药物，更应尽早停止。《内经》说："大毒治病，十去其六；常毒治病，十去其七；小毒治病，十去其八；无毒治病，十去其九；谷肉果菜，食养尽之，勿使过之，伤其正也。"（《素问·五常政大论》）"必养必知，待其来复。"（同上）"大积大聚，其可犯也，衰其大半而止，过者死。"（《素问·六元正纪大论》）"毒药攻邪，五谷为养，五果为助，五畜为益，五菜为充，气味合而服之以补益精气。"（《素问·藏气法时论》）这些都十分明确地说明了调养在治疗中的重要地位和中医学在治疗上的整体观念。

（五）提挈天地、人能胜天

从以上所述，已经不难看出，中医学是具有一套理论体系的，其指导思想就是古人在长期的生产、生活与疾病长期作斗争的实践中所逐渐形成的整体观。整体观贯穿到了中医学的各方面，而其中的天地一体观，又是其中的中心之中心、重点之重点。天地变化是复杂的，如《内经》所说："天之道也，如迎浮云，若视深渊，视深渊尚可测，迎浮云莫知其极。"（《素问·六微旨大论》）但是中医学认为，还是可以通过一些自然现象来加以认识的。例如《内经》所说的："天之道也，此因天之序，盛衰之时也。""阴阳之升降，寒暑彰其兆。"（《素问·五运行大论》）关于人能胜天《景岳全书·传忠录·先天后天论》中更是谈得比较具体、透彻，他说："人生于地，悬命于天，此人之制命于天也，栽之培之，倾之复之，此天之制命于人也。天本无二，而以此视之，则有天之天者，谓生我之天生于无而由乎天也；有人之天者，谓成我之天成于有而由乎我也……以人之禀赋言，则先天强厚者多寿，先天薄弱者多夭；后天培养者，寿者更寿；后天斫削者，夭者更夭。若以人之作用言，则先天之强者不可恃，恃则并失其强矣；先天之弱者当知慎，慎则人能胜天矣。"《素问·四气调神大论》中也明确提出了"提挈天地"的说法。所谓"提"就是用手把东西提起来，"挈"就是用手把东西举起来，质言之，也就是说天地变化规律不但可以为人所认识，并且可以在逐步认识的基础上逐步地掌握，从而树立起人能胜天的概念。这种见解是卓越的，也是中医学的精华所在。

谈阴阳五行学说的基本内容及其在中医学中的地位和影响

阴阳五行学说是我国古代的一种哲学思想和宇宙观。我国古代各种学术，一般来说都受阴阳五行学说的影响，中医学自然也不例外。由于如此，所以尽管中医学有其固有的理论体系，但它也同样受当时社会风气影响，采用了当时流行的阴阳五行学说来作为解释和阐述自己认识的理论工具和归纳自己经验的一种手段，因而阴阳五行学说也就贯穿到了中医学中的各个方面。为了了解中医，所以我们仍有必要了解阴阳五行学说的一些基本内容，因为只有这样，才能读懂中医学中的一些古代文献，才能对中医学中的某些论述进行分析和探讨，取其精华，弃其糟粕，并加以整理提高。

一、阴阳

（一）阴阳学说的产生和发展

1. 什么是阴阳

简单地说，它是一种哲学概念，是我国古代用以认识和分析事物的思想方法。早期的阴阳学说，大约产生在我国古代殷周之际。阴阳这个名称，最早见于

《周易》,《周易》中首先指出:“一阴一阳之谓道。”(《周易·系辞》)“道”是我国古代哲学上的常用语，它的含义是道路或道理，也可以解释为法则或规律，所谓“立天之道曰阳曰阴”“一阴一阳之谓道”。质言之，也就是说：阴阳是自然界中事物变化的根本，自然界一切变化也都可以用阴阳来加以概括，而阴阳本身，只不过是一种论理工具而已。《内经》说:“阴阳者，有名而无形。”(《灵枢·阴阳系日月》)“阴阳者，数之可十，推之可百，数之可千，推之可万,万之大不可胜数，然其要一也。”(《素问·阴阳离合论》)所谓“名”，就是概念；所谓“形”，就是具体形象。阴阳有名而无形，说明了阴阳本身并不是指任何固定的具体事物，而仅是一种抽象概念，是一种认识和分析事物的方法和论理工具，因而阴阳在应用上，也就是有其极大的普遍性，可十、可百、可千、可万，以至不可胜数。

2. 阴阳概念的形成

当然也不是偶然的，它也是古人从长期生产和生活实践中的体验得来的。《周易》说:“古者包牺氏之王天下也，仰则观象于天，俯则观法于地，视鸟兽之文与地之宜，近取诸身，远取诸物，于是始作八卦，以通神明之德，以类万物之情。”(《周易·系辞》)所谓“以通神明之德”“以类万物之情”，就是用它来认识、分析、概括自然界事物的变化，说明了阴阳是一种论理工具；所谓“仰观天，俯察地”“近取诸身，远取诸物”，说明了阴阳学说的产生并不是出于那位古圣先贤的灵机一动，而是通过古人从长期的生活和生产斗争实践中的体验而来。

正由于阴阳学说的形成是来自于古人的实践之中，因而它也在一定程度上能反映和解释一些自然界中复杂变化情况。例如周史官伯阳父在周幽王二年（公元前780年）就曾经用阴阳学说解释过地震。他说“阳伏而不能出，阴迫而不能蒸”(《国语·周语》)，于是有地震。把地震的发生，说成是阳伏阴迫，地下阳气被阴气所迫，不能宣发通畅的结果。中医学中的整体观念，在一定程度上也可以用它来做阐述和解释，因而它也受到古代中医学者的高度评价。《内经》说:“阴阳者，天地之道也，万物之纲纪，变化之父母，生杀之本始，神明之府也，治病必求于本。”(《素问·阴阳应象大论》)什么是本？《内经》解释为:“生之本，本于阴阳。”(《素问·生气通天论》)说明了中医学对于阴阳学说在医学运用上的重视和高度评价。

（二）阴阳学说的基本内容

阴阳学说的基本内容，作者认为基本上可以归纳为以下八个方面：

1. 阴静阳动

阴阳学说认为，自然界中的一切事物和现象都可以用阴阳概念来加以归类和区分。如何用阴阳概念来加以归类和区分呢？《内经》说："阴静阳躁。"（《素问·阴阳应象大论》）又说："静者为阴，动者为阳。"（《素问·阴阳别论》）一句话，就是"阴静阳动"。因此自然界中的一切事物和现象都可以用动静来区分阴阳，举凡一切相对趋于静止的、向下的、减退的、消极的、阴暗的、寒凉的、内在的等事物和现象都属于阴；相反一切相对趋于活动的、向上的、旺盛的、积极的、光亮的、温热的、外在的等事物和现象，都属于阳。以季节气候为例，每年春天和夏天都属于阳，秋天和冬天都属于阴。为什么夏天和春天都属于阳呢？这是因为春天和夏天里自然界中一切欣欣向荣，整个自然界都是一片"动"的景象，所以春天和夏天都属于阳。为什么秋天和冬天都属于阴呢？这是因为秋天和冬天里自然界中与春夏天相比较，一切都呈现出相对静止或者衰退的状态，所以秋天和冬天也就属于阴。季节气候如此，其他事物和现象也莫不如此。动的现象就是阳，静的现象就是阴，阴静阳动，这是阴阳的特点。

2. 对立互根、相反相成

阴阳学说认为，阴阳具有对立而又互根、相反而又相成的普遍意义。换句话说，也就是阴阳具有相互对立而又相互统一的普遍意义。这种对立而又互根、相反而又相成的现象，古人认为随处皆是，普遍存在于自然界中一切现象之中。所谓"对立"，也就是说自然中一切事物都存在着相互矛盾的两个方面。例如：从自然现象来看，有天有地，有昼有夜，有阴有晴，有春夏有秋冬；从方位上看，有上有下，有南有北；从人的性别上来看，有男有女……但万事万物的这种对立矛盾现象，又并不是绝对的而仅是相对的，也就是说这种概念是从任何一个或一对现象在某一特征的相对程度或性质上的比较得来。因为没有天就无所谓地，没有昼就无所谓夜，没有男就无所谓女……由于数不清的万事万物都有其相对立的两方面，因此万事万物也都可以用阴阳这两个名词来加以范围和归纳，自然界万事万物的变化，也就是阴阳的变化。所谓"互根"，简单地说就是阴阳互为根本，互相依存，不能分开。这也就是说一切事物虽然都有阴阳对立的客观存在，但这种对立面，不能看作互不相容或绝对分割的东西，它们之间有着互为根本、相互依存、相互资生的关系。阴和阳之中的任何一方面，都不能脱离另一方面而单独存在，宇宙间一切万事万物只要有变化存在，阴与阳就不能分开，如果阴阳分离了，那么一切变化即随之停止。现在举个例子来帮助说明。我们照明用的油灯，按照物质属性，点灯的油便是阴，点灯的火便是阳，这个油灯如果它要产生照明的作用，必须是火与油同时作用才行，如果只有油没有火，或者是只有火没有油，这个灯都是点不起来的，要想使这个油灯点起来，能够发挥它的正常照明作用，油便不能离开火，火也不能离开油，油与火之间的相互作用，换句话说也就是阴与阳之间的互相作用，这也就是阴阳互根。这类例子多得很，是说不完的，但从这个例子里，我们便已经可以看出阴阳对立而又互根、相反而又相成的关系，它们之间根本是一个不可分割的整体，阴不能离开阳，阳也不能离开阴，所以我们绝对不能够把阴和阳孤立起来。

3. 阴中有阳，阳中有阴，阴阳之中再有阴阳

阴阳的对立互根、相反相成现象普遍存在于自然界一切事物之中，已如上述。但是这种对立互根的存在，绝对不得简单的堆积，而是错综复杂的，阴阳之中还有阴阳，矛盾之中再有矛盾。所以古人说："阴中有阴，阳中有阳。"（《素问·金匮真言论》）又说："天有阴阳，地亦有阴阳。"（《素问·天元纪大论》）天在阴阳属性上属阳，地在阴阳属性上属阴，"天有阴阳，地亦有阴阳"，这两句话明确地说明了阴阳之中再有阴阳。举例来说明：白天属阳，但白天又可以根据上午和下午再分为阳中之阳或阳中之阴；夜晚属阴，但夜晚却又可以按前半夜和后半夜再分为阴中之阴或阴中之阳。这些也都说明了阴阳之中，再有阴阳。由此可见，阴阳对立互根的概念，不是绝对的而是相对的，它是在某一特征的相对程度或性质上比较而成立的，它并不是固定地代表某一事物，而随着事物对立面的转移而转变；它既可以代表两个有关的对立事物，也可以代表同一事物内部所存在的相互对立的两个方面。

4. 阴升阳降，动而不已

前面已经提到，阴阳对立互根、相反相成的现象，普遍存在于天地间万事万物之中，但阴阳学说认为，阴阳的这种对立互根、相反相成的关系并不是静止的、不变的，它们之间是不断地在此消彼长，此进彼退，阴升阳降，阳升阴降，不断地在那里运动，而阴阳之间的一切变化也正是由于阴阳之间的不断运动而发生。阴阳之间的消长运动规律一般说总是阳趋于阴，阴趋于阳。上为阳，下为阴，阴趋于阳，其运动方向是由下向上，所以叫做阴升；阳趋于阴，其运动方向是由上向下，所以叫做阳降。古人说："动静相召，上下相临，阴阳相错，而变由生也。"（《素问·天元纪大论》）明确地指出了一切变化的发生，其来源都是由阴阳相错，亦即由于阴升阳降不断运动而来。由于古人认为一切变化的发生都是由阴阳对立面之间的不断运动，因此自然界中一切正常现象的产生，也无一不是由于阴阳之间运动变化而来。《内经》说："曰阴曰阳，曰柔曰刚，幽显既位，寒暑弛张，生生化化，品物咸章。"（《素问·天元纪大论》）反之，如果运动停止，则自然界中一切生命变化也就随之停止，所以《内经》又说："不生不化，静之期也……出入废则神机化灭，升降息则气立孤危。故非出入，则无以生长壮老已；非升降，则无以生长化收藏。"（《素问·六微旨大论》）这些都说明了阴阳之所以变化，完全是由于阴阳对立面之间的不断运动，如果没有运动也就没有变化，没有变化自然也就没有生命。

阴阳之间为什么会产生不断的升降运动呢？古人认为那是由于阴阳之间互相作用的结果，这也就是我们前面所说的"动静相召，上下相临"。比方我们在上面说过油灯照明的那个例子，油为什么能够不断地向燃点的那个地方跑呢？那是受了火的作用和影响；反之，火为什么能直接作用于油呢？那正因为有油。又比如地上的水为什么能够变化成气跑上天空呢？那是因为受了天上太阳照射的作用和影响，反之，太阳为什么能作用于水，并使之化气上行呢？那也正是因为地上有水，没有水也就不能化气。我们前面讲过了，阴与阳之间，基本上是一个整体，阴不能离开阳，阳也不能离开阴。为什么不能离开呢？通过什么过程来相互作用呢？那就是阴升阳降、阴阳互根、阴阳互相作用的结果。由于阴阳之间有这样一个特性，所以阴和阳也就自然地结合在一起，互为根本，相互依存了。

5. 阴阳和调为适，失调为病

阴与阳之间是对立的，但又是互根的。正由于阴阳之间的关系是对立而又互根的关系，也就是相互对立、相互统一的关系，因此古人认为阴与阳之间在作用上必须保持着一个和调状态，任何一方面出现偏盛偏衰，失去和调的现象时，即呈灾害，就不能使事物的变化正常进行。举一个例子来说，我们蒸饭时必须要适量的蒸气才能够把饭蒸熟，蒸气的来源是炉子里面的火和锅里面的水相互作用后产生。我们要想使水和火相互作用产生蒸气恰到好处，把饭蒸好，那么就必须使炉子里面的火和锅里面的水在作用上和调才行。如果炉子里面的火太小了，锅里面的水太多了，它便不能产生出蒸气；相反，如果炉子里面的火太大了，锅里面的水太少了，一会就被烧干了，甚至把锅也烧破了，当然也不能产生适量的蒸气，饭也是蒸不熟的。在物质阴阳属性上来说，水为阴，火为阳。因此水与火之间的关系，也就是阴与阳之间的关系。这类例子多得很，但是从这个例子中，就可以看出阴与阳之间的关系，必须是一个和调的关系，任何一方的偏胜都不行。但是应该指出，阴阳学说虽然一方面强调阴阳和调，但是一方面却又认为阴阳和调的状态并不是稳定不变的，因为阴阳之间总是在那里阴升阳降，动而不已，总是在那里此伏彼起，不断消长和变化，因此这种和调也总是随着阴阳之间的运动消长而不断地被破坏，但又正由于阴阳之间的消长，所以它总是在不断地重新得到新的和调。比如以上所举油灯的例子、水火化气的例子都是这样。火与油的作用在一个和调状态下，油灯便发出照明的作用，但在燃烧的过程中，油与火均不断在发生变化，因此油与火之间也必然随之和调，否则就不能继续作用；水与火的作用也就是这样，在水和火和调的状态下，便能产生蒸气发生作用，但在燃烧的过程中，水与火也均不断地在发生变化。因此水与火之间也就必须重新和调，否则就不能继续作用。例子多得很，但从这两个现成例子，我们就可以看出阴阳之间的变化基本上是一个动的变化，阴阳和调也必然是一个动的和调。由于如此，所以阴阳之间的和调也就只能视为相对的和调，是在阴阳运动变化过程中暂时的和调，这一点我们必须加以很好理解。

6. 重阴必阳，重阳必阴

阴阳学说认为："重阴必阳，重阳必阴。"（《素问·阴阳应象大论》）所谓"重阴必阳，重阳必阴"，也就是说在阴阳变化的过程中，阴到了极度，它可以转化为阳，或者说会表现出了阳的现象；阳到了极度，它可以转化为阴，或者说会出现阴的现象。换句话说，也就是阴与阳在一定条件下可以互相转化。仍以季节气候变化为例，一年四季，春至冬去，夏往秋来，春天过了，便是夏天，夏天过去了，便是秋天，秋天过了，便是冬天，冬天过了，春天又再来到。我们前面讲过了，春夏都属阳，秋冬都属阴，春夏秋冬四季运转不已，这就是阴阳互相转化的具体表现。至于为什么要说“重阳必阴，重阴必阳”，特别强调这个重字呢？这是因为古人认为阴与阳之间的转化，并不是突变的，而是渐变的，只有到了一定程度的时候，它才完全向相反的方面转化。春夏都属阳，但春天只是阳的开始，所以在春天里它便不会转化为阴，一定要逐步地发展到夏天，等阳发展到了极度的时候，它才会逐步向阴的方面来转化。同理，秋冬都属阴，但秋季也只是阴的开始，所以在秋季里它也不会一跃而转化为阳，而一定要逐步发展到冬季，等阴发展到极度的时候，它才会逐步向阳的方面转化。《内经》说：“冬至四十五日，阳气微上，阴气微下；夏至四十五日，阴气微上，阳气微下。”（《素问·脉要精微论》）又说：“寒暑温凉，盛衰之用，其在四维，故阳之动，始于温，盛于暑；阴之动，始于清，盛于寒。春夏秋冬，各差其分。”（《素问·至真要大论》）所谓“微上”“微下”“始于温，盛于暑”“始于清，盛于寒”等，都说明了阴阳之间的转化，并不是突变的，而是渐变的，也说明阴阳之间的转变是一个逐渐移行的过程，是一个由量变到质变的过程。又如：每年的夏季，天气都很热，按道理讲，天气越热，自然环境也应越干燥，地面上很热，地下也应该热才对，但实际并不然。生活经验告诉我们，夏天越热，下雨也越多，自然环境也越潮湿，山洞里和地下泉水也愈清凉。夏季热，在阴阳属性上都属于阳，下雨、潮湿、清凉在阴阳属性上都属于阴。天气愈热，下雨愈多，潮湿愈重，地下越清凉，这些现象也就是重阳必阴。同样的情况，冬天天气很冷，按道理讲天气越冷，自然环境也应该越潮湿才对，地面上冷，地下也应该相应的冷一点才对，但实际上不然。生活经验告诉我们，冬天越冷，自然环境也越干燥，地下泉水和山洞也愈温暖。冬季、寒冷，在阴阳属性上都属于阴，干燥、温暖在阴阳属性上都属于阳，天气越寒冷，气候也越干燥，地下水和山洞也越温暖，这些现象也就是重阴必阳。从以上举的例子中都明显地可以看出阴阳变化中“重阳必阴，重阴必阳”的规律，说明了阴和阳在一定条件下可以完全向相反的方向转化。

7. 阳化气，阴成形

阴阳学说认为：“阳化气，阴成形。”（《素问·阴阳应象大论》）所谓“气”，大致上是指作用；所谓“形”，就是指形体。因此所谓“阳化气，阴成形”，也就是说在阴阳变化中，阳是指阴阳变化中所发生的作用，阴是指参与变化的物质。

作用，我们是用眼睛看不见的，所以一般说阳是无形的；物质，是我们可以看见的，所以一般说阴是有形的。无形的作用和有形的物质相互作用便发生变化。仍用以上所说的油灯照明的例子来帮助说明。点灯用的油是有形的，所以它是阴；点灯用的火，它在表面上虽然也是有形的，但它使油燃烧的作用和所发出的热力都是无形的，所以它是阳，油灯里的油和点灯的火相互作用，发生燃烧，是阴阳相互作用的结果，也就是有形的物质和无形的作用相互作用的结果。

8. 阴为阳之基，阳为阴之统

所谓“阴为阳之基”，就是说在阴阳变化中，阴是阳的基础；所谓“阳为阴之统”，就是说阳是阴的统帅。我们前面讲过，阳是指作用，阴是指物质，作用的发生是在先有物质的基础上发生的，没有物质就根本没有作用，所以说阴是阳的基础；反过来说，物质如果没有作用来使它发生变化，那么它也根本不能发生作用。阴虽然产生阳，但它本身是被动的，又必须受阳的作用和支配才能继续不断地发生变化，所以说阳是阴的统帅。《内经》说：“阴在内，阳之守也；阳在外，阴之使也。”（《素问·阴阳应象大论》）所谓“阳之守也”，说明了阳对阴的支配作用；所谓“阴之使也”，说明了阴对阳的支持和策动作用，明确地说明了阴基阳统的道理和阴阳之间的相互关系。现在我们仍用以上讲的油灯照明的例子来帮助说明。油灯的燃烧，油是基础，没有油是燃烧不起来的，但燃烧起来以后，油便成了被动，火的作用继续它也继续，火的作用停止它也停止。阴是有形的，所以由阴生阳的这种现象又叫做有形生无形。阳是无形的，所以由阳统阴的这种现象，又叫无形化有形。从这里可以看出来，在阴阳变化中，阴与阳虽然是一个不可分割的整体，但是仍然是以阴为最先的物质基础，换句话说也就是没有物质就没有变化。张景岳说：“易道无穷，而万生于一，一分为二，二分为四，四分为八，八分为十六，自十六而三十二，三十二而六十四，以至三百八十四爻，万有一千五百二十策，而交感之妙，化生之机，万物之数，皆从此出矣。”“阳为阴之偶，阴为阳之基。”（《类经图翼·医易》）说明了古人已经认识到一切变化都是在物质的基础之上所产生的，没有阴就没有阳，没有一就没有二，没有万物、没有物质也就没有变化。同时也说明了物质的变化是无穷的，总是不断地由简单到复杂，由低级到高级，不断地在变化，也不断地在向前发展。

（三）阴阳学说在中医学中的具体应用

前已述及，阴阳学说的形成是来自于古人的实践之中，它在一定程度上也能反映一些自然界中复杂变化的情况，中医学中的整体观，在一定程度上也可以用它来做阐述和解释，因此阴阳学说也就贯穿到中医学中各个方面，并具体地被运用于临床实践之中。阴阳学说在中医学中的具体应用，归纳之，大致有如下几个方面：

1. 用以概括天地自然气候万物间的一切变化

中医学认为天，地一体，四时一体，六气一体，成败倚伏生乎动，而阴阳学说认为这些也都可以用阴阳来加以概括和阐述。天为阳，地为阴，天地一体也就是阴阳一体。四时中春夏属阳，秋冬属阴，四时的变化正是阴阳之间的消长变化，四时一体也就是阴阳一体。六气中风、火、热属阳，燥、寒、湿属阴，六气的变化也就是阴阳的变化，六气和调也正是阴阳之间的和调。天地间万物都可以根据阴静阳动的特点来区分阴阳。阴阳一体，万物也必然一体，成败倚伏生乎动，运动的出现正是阴升阳降的外在表现。

2. 用以概括人体脏腑经络属性及其相互间的关系

中医学认为，五脏一体，经络一体，而阴阳学说认为人体中脏腑经络均可以依其特点而区分阴阳。以脏腑来说，阴阳学说认为五脏属阴，六腑属阳，而且阴阳之中还可以再分阴阳。例如五脏属阴，但心肺属阳，肝脾肾属阴；心肺属阳，但心为阳中之阳，肺为阳中之阴；肝脾肾属阴，但肝为阴中之阳，肾为阴中之阴，脾为阴中之至阴。以经络来说，经属阴，络属阳，但经之中又有阴经阳经，络之中又有阴络阳络。由于脏腑经络均可以区分阴阳而阴阳又是一体的，所以脏腑也是一体的，并用以说明了人体脏腑经络的阴阳属性及其相互间的关系。

3. 用以概括人体生理病理现象

在人体生理、病理学认识上，中医学首先认为人与天地是相应的，而阴阳学说则认为这正是人体阴阳之间的变化与天地间阴阳变化密切相关的表现，因而认为人也就只有在天地阴阳变化正常的基础上才能正常生长和维持健康，而季节气候、晨昏昼夜、风雨寒热晦明、地区方域等变化，也正是阴阳之间的消长变化，因而这些变化也自然无一不影响人体中的阴阳变化。

在人体内部的生理、病理变化，中医学认为人体正常生理活动的产生是人体中精、气、神三者之间正常作用的结果，反之则属疾病。人体中的精，阴阳学说认为属于阴，气属于阳，而神则是在阴阳和调的基础上产生，所谓“阴平阳秘，精神乃治”（《素问·生气通天论》）；反之即呈灾害，所谓“阴阳离决，精气乃绝”（同上）。

4. 用以指导诊断及治疗

在诊断上，阴阳学说认为首先可以用阴阳概念归类病因，如把致病因素可以区分为阳邪和阴邪；其次可以用阴阳概念区分人体体质体型；再次可以用阴阳概念归类各种症状和体征，例如阳证、阴证、阳脉、阴脉；或者可以用阴阳概念分析病机，或属阴病及阳，或属阳病及阴，或属寒极生热，或属热极生寒。因而在治疗上也就或治阳，或治阴，或阴阳兼治，或阴病治阳，或阳病治阴，使阴阳偏盛偏衰的失调现象复归于相对平衡协调的正常状态。

5. 用以指导预防

中医学认为上工治未病，对于疾病预防为主。而阴阳学说也认为如能保持人体的阴阳变化与天地间阴阳变化协调一致，人体内部的阴阳变化协调一致，那就可以防病延年，因而主张春夏养阳，秋冬养阴，四气调神，所谓“是以圣人陈阴阳，筋脉和同，骨髓坚固，气血皆从。如是则内外调和，邪不能害，耳目聪明，气立如故”（《素问·生气通天论》）。由于阴阳学说可以在一定程度上概括中医学中的整体观，并因而贯穿到中医学中的各个方面，因此中医学也就把阴阳学说摆在很高的地位。《内经》谓：“善诊者，察色按脉，先别阴阳。审清浊，而知部分；视喘息，听音声，而知所苦；观权衡规矩，而知病所主；按尺寸，观浮沉滑涩，而知病所生；以治无过，以诊则不失矣。”（《素问·阴阳应象大论》）张景岳也说：“凡诊病施治，必须先审阴阳，乃医道之纲领，阴阳无谬，治焉有差。医道虽繁，而可以一言以蔽之者，曰阴阳而已。”（《景岳全书·传忠录》）说明了中医学对阴阳学说的高度评价。

二、五行

（一）五行学说的产生和发展

“五”，就是指自然界中水、火、木、金、土等五类物质；“行”，就是指运行和变化。因此所谓“五行”，简单地说也是指自然界中水、火、木、金、土等五类物质的变化以及它们之间的相互关系。

早期的五行学说，大约产生在我国古代殷周之际。它是我国古代劳动人民在长期的生活和生产实践中对物质世界的一种认识。在长期的生活和生产实践中，古人认识到了水、火、木、金、土这五种物质是当时人民生活、生产中所不可缺少的东西，也是构成自然界正常变化的五种重要物质元素。如《尚书》谓：“水火者，百姓之所饮食也；金木者，百姓之所兴生也；土者，万物之所资生，是为人用。”同时也认识到了这五种物质之间是互相联系的，互相作用的，只有在这五种物质互相作用的情况下，才能更好地为人们生活和生产产生作用。上引《尚书》文中，明确地把水火和饮食联系起来，把金木同兴生、亦与生产劳动联系起来，把土同万物生长联系起来。春秋时代宋国的子罕也指出：“天生五材，民并用之，废一不可。”（《左传·襄公二十七年》）周幽王时，史官伯也提出：“以土与金木水火杂，以成百物。”（《国语·郑语》）这里一则曰“民并用之，废一不可”，再则曰“以土与金木水火杂”，亦即认为只有在木、火、土、金、水相互作用下才能“成百物”，十分明确地指出了木、火、土、金、水这五种物质之间的互相作用、互相联系的密切性及其在当时生产、生活中的重大意义，这实际上也是五行学说中生克概念最早的萌芽。由于水、火、木、金、土这五类物质是人们生活中所必不可少的必需物质，也是自然界中最主要的五类物质，它们之间各有特性但又相互依存而不可分离，因此古人也就利用它们的特性及其相互关系来对自然界中一切事物进行归类和说明。于此，原始的五行概念便被抽象发展成为了五行学说，成为了一种哲学概念，常常和阴阳学说一起，成为了古代用以认识和分析事物的一种思想方法和理论工具，并贯穿到古代各种学术之中。

于此可见，所谓“五行”，如同“阴阳”一样，它也不过只是一个哲学概念，是一种认识和分析事物的思想方法。中医学不过是在当时条件下利用它来阐述自己的一些认识而已，没有什么特别微妙的地方。

（二）五行的抽象含义

早在殷代甲骨文卜辞中，就已经有了东、西、南、北、中五方的概念。《尚书·洪范》中更明确地提出了五行的抽象特性并把它与五味联系起来，如所谓：

“水曰润下，火曰炎上，木曰曲直，金曰从革，土爰稼穑；润下作咸，炎上作苦，曲直作酸，从革作辛，稼穑作甘。”《内经》中则更进一步提出了自然界中一切物质变化，都同木、火、土、金、水这五种物质一样，它们之间都是一个互相联系、互相作用的统一体，如所谓：“木得金而伐，火得水而灭，土得木而达，金得火而缺，水得土而绝，万物尽然，不可胜竭。”（《素问·宝命全形论》）这些记载一方面说明了五行的抽象含义，另一方面也说明了可以根据这些含义来归类一切相类的事物，因而一切事物和现象也都可以按其特点而分别纳入五行之中。应该说明，这里所引的《尚书·洪范》一书，虽然现在对其作者看法还并不一致，有人认为《尚书》中的《洪范》一篇，是子思伪作，但也有人认为《洪范》中只是有些部分是后人的解释混入正文，不承认完全是伪书。我们认为，即使此书是子思所伪作，但荀子的提法，亦只认为是“按往旧造说”（《荀子·非十二子篇》），因此，对于《尚书·洪范》中所述内容，必须加以认真分析，区别对待。上述《洪范》中的内容，是从水、火、木、金、土这五种物质本身的特性及其与物质变化现象来联系的，尽管其中所述相互关系上或联系归类自然物质变化上有其不够确切的或以偏概全之处，但从其基本观点来看是具有朴素的唯物主义认识的，是子思按“往旧造说”的“往旧”，不能因为以后混入了一些“五事”“五福”等“造说”，便把《洪范》中所述内容的基本精神全部抹杀。

由此，我认为从分析研究五行学说的角度出发，了解五行的抽象含义，亦即五行中每一行的抽象概念，便具有十分重要的意义。兹就五行中每一行中的若干抽象概念，择其要者，分别做如下介绍。

1. 水的特点

（1）寒凉

大家知道，水在自然情况之下是凉的是冷的，所以寒凉就是水的特性。从归类方面来说，自然界中一切事物和现象，只要它表现了寒凉的现象便都可以列属水的范围。比如说，每年的冬季在五行中来说是属于水。为什么冬季属于水呢？这是因为冬天寒冷，寒冷是水的特性，所以冬季属于水。

（2）就下

就是向下走的意思。大家都知道水是向下流的，所以就下也是水的特性。因此，自然界中一切事物和现象，凡是具有向下特点的也都列属水的范围。比如说，一切液体类的物质，它们都有向下流动的特点，所以都可以列属水的范围。

（3）滋润

大家都知道，水类物质都有滋润的特性。比如说东西干燥了，我们洒上一点水，它就可以滋润些。因此自然界中一切事物和现象，只要它具有滋润的作用，便都可以列属水的范围。

（4）闭藏

闭藏也是水的特性，因为水都是从地里出来的，好像埋藏在地里的缘故。因为水有闭藏的特性，所以自然界中一切事物和现象，只要具有闭藏特性的，也便都属于水的范围。比如说我们上面举的例子，每年冬季属于水，冬季属于水的原因，一方面固然因为冬天寒冷，寒冷是水的特性；另一方面也因为冬季里许多东西都不再生长，好像是闭藏起来的缘故。

2. 火的特点

（1）炎上

炎就是旺盛的意思，上就是向上。火燃烧起来一般都有旺盛向上的感觉，所以炎上是火的特性。因为炎上是火的特性，所以自然界中一切事物和现象，只要它具有过度旺盛的特点或者有旺盛的作用，便可以列属火的范围。比如说人体发烧过高，一般说是有火；脾气太大，容易发怒，一般也说是火气太大。为什么这些现象也说是火呢？这就因为发烧过高或爱发脾气，都有旺盛紧张情况，类似火的特性的缘故。

（2）温热

火是热的，是烫的，生起火来就可以使人发生温暖的感觉，所以温热是火的特性。因为温热是火的特性，所以自然界中一切事物和现象，只要它具有温热的特点或者有温热的作用，便可以列属于火的范围。比如说方位上的南方，在五行中是属于火，每年的夏季也是属于火。为什么南方和夏季属于火呢？因为南方天气比较温暖，夏季天气炎热的缘故。

（3）红亮

火是红的，火光是亮的，所以红亮也是火的特性。因为红亮是火的特性，所以自然界中一切事物和现象，凡是在外观上或现象上具有红亮的特点，便都可以列属于火的范围。比如说一个人皮肤上生疮，这个疮的外观是红的亮的，是热的烫的，一般便叫它有火，这也便是因为火的特性是温热红亮的缘故。

（4）化物

化就是消化，物就是物质，化物就是把物质化去的意思。任何东西都可以用火把它化去，所以化物也是火的特性。因为化物是火的特性，所以自然界中一切事物和现象，只要它具有化物的现象和作用，便都可以把它列属于火的范围。比如说一个人容易饥饿，吃饭总觉不饱，或者是口渴喝水，喝得很多也不能解渴，这种现象一般便认为人体里面的火太大了。火大了化物的作用太强，吃进去的食物一会儿便消耗完了，所以就食不解饥，饮不解渴。为什么这些现象都属火的范围呢？这就是因为化物是火的特性的缘故。

3. 木的特点

（1）曲直

曲就是弯曲，直就是伸直。树木在外力的作用下，可弯曲和伸直，所以曲直是木的特性。因为曲直是木的特性，所以自然界中一切事物和现象，只要具有曲直的特点，便都可列属于木的范围。比如说人的四肢，能够伸直，也能够弯曲，这种能曲能直的作用，一般便认为是木的作用。为什么人的四肢曲直作用说成是木的作用呢？这就是因为曲直是木的特性的缘故。

（2）易动

五行之中以木最容易动，自然界中一个小的变化，首先摇动的就是树木，所以易动也是木的特性。因为易动是木的特性，所以自然界中一切事物和现象，只要它有易动的特点的，也就可以列属于木的范围。比如说，人体在病因作用之下，四肢发生抽动，一般便属于木病。为什么把四肢抽动的疾病列属于木的范围呢？这也就是因为易动是木的特性的缘故。

（3）喜伸展

木是喜欢伸展的，比如说一棵树木，它如果在外力作用之下，不能够自然伸展的话，那么它便会发生弯曲或紧张的现象，所以伸展自如是木的正常情况。换句话说，这也就是木的特性。因为木的特性是喜欢伸展，不喜欢抑郁，所以自然界中的一切事物和现象，只要它具有喜伸展的特性的，也就都可以把它列在木的范围。比如说人体在病因作用之下而产生的四肢痉挛紧张，或者因生气忧郁而产生胁肋疼痛、胀满等症状，一般就叫它木郁。为什么这些现象说它是木郁呢？这也就是因为木的特性是伸展，生气忧郁等，可以使木得不到伸展的缘故。

4. 金的特点

（1）发声

凡是金属，它都可以发生清脆响亮的声音，所以发声是金的特性。因为发声是金的特性，因此，自然界中一切事物和现象，只要它具有发声的特点的，便都可以把它列在金的范围。比如说人说话的声音低小或者沙哑或者咳嗽，一般便以为是金有病。为什么把人说话声音沙哑、咳嗽等现象说成是金病呢？这也就是因为发声是金的特性的缘故。

（2）肃杀

肃就是肃清，杀就是杀灭，肃杀就是肃清杀灭的意思。金类物质一般都很坚硬锋利，对其他东西有肃清和杀灭的作用，所以肃杀是金的特性。因为肃杀是金的特性，因此自然界中的一切事物和现象，只要它具有肃杀特点的，便都可以把它列在金的范围。比如说，一年四季中，秋季是属于金，为什么秋季属于金呢？这也就是因为在秋季中，树凋叶落，一片萧条，和夏天欣欣向荣的情况完全两样，就好像被什么东西肃清和杀灭了一样，和金特性相类的缘故。

5. 土的特点

（1）载物

载就是承载，物就是物质。自然界中的一切物质都是由于土地来承载，所以载物是土的特性。因为载物是土的特性，因此自然界中的一切事物和现象，只要它有载物特点的，便都可以把它列属于土的范围。比如说每年的长夏属于土。为什么长夏属于土呢？这就是因为六月里自然界中万物生长得最茂盛，土地上承载的东西从现象上来看好像是最多的缘故。由于载物是土的特性，金、木、水、火都是在地的载物作用的基础之上产生的，没有土就没有其他四个，所以土在五行中是最重要的。一般说“土是万物之母”，又说“土载四行”，也就是这个意思。

（2）生化

生就是生长，化就是变化，生化二字联系起来看，就是生长变化的意思。自然界中各种东西都是从土地里生长变化来的，所以生化是土的特性。由于生化是土的特性，因此自然界中一切事物和现象，只要它有生化特点的，便也都可以把它列属于土的范围。比如说人体中的脾胃，在五行归类上便属于土。为什么脾胃属于土呢？这就是因为人体脾胃的作用，主要是把吃进去的饮食变化成新的物质来供给人体的需要，与土的特性相类的缘故。

五行的特点，一般来说主要就是这些。从这里我们便可以看出，我们在哲学上或者医学上所谈的五行，主要就是谈它的抽象特点，并利用它来归纳有关的一些事物，而不是狭隘地谈水、火、木、金、土这五个具体的物质本身。这一点必须加以了解和习惯，也只有这样，才能正确理解和分析研究五行学说的本质。

（三）五行之间的相互关系

水、火、木、金、土这五类物质，它们之间各有特性，但也互相依存、相互关系不可分离。五行之间的相互关系有哪些呢？归纳起来，一般可以分为以下两个方面：

1. 相生关系

生就是资生，相生就是相互资生、相互促进的意思。五行之中都具有相互资生、相互促进的关系，这种关系就叫作相生关系。五行的相生关系是：水生木、木生火、火生土、土生金、金生水。从这里可以看出五行之中任何一行都有生我和我生两方面的关系。

五行相生的关系是古人从长期生活实践中观察总结出来的。因为树木的生长，必须要有水的灌溉，可见水对于木有资生助长的作用，所以说水生木；木材可以燃烧生火，可见木对于火有资生助长的作用，所以说木生火；土地要生长变化出来东西，没有阳光的热力作用是不行的，可见火对于土有资生助长的作用，所以说火生土；金属类物质是埋藏在地下的，是在土中生长变化出来的，所以说土生金；一般来说，水都是由西而东，西方在五行属性上属金，金属在火的作用下，也可以熔解为水，所以说金生水。

2. 相克关系

克就是克制，相克就是相互克制、相互约束的意思。五行之中都具有相互克制、相互约束的作用，这种关系就叫作相克关系。五行相克关系是：水克火、火克金、金克木、木克土、土克水。任何一行都有克我和我克两方面的关系。

五行相克关系，如同相生关系一样，也是古人从长期生活实践中观察总结出来的。因为水可以使火熄灭或者使火力不致过大，可见水对于火有克制的作用，所以说水克火；金属类物质虽然坚硬，但在火的作用下，可以使它改变，使它软化，可见火对于金有克制作用，所以说火克金；用金属工具砍伐树木，常常比用其他工具便利得多，可见金对于木有克制的作用，所以说金克木；树木的根可以在地下生长，使土地保持疏松，可见木对于土也有克制的作用，所以说木克土；水池水坑可以用土来填平，洪水为灾可以用土筑堤来抵挡，一般说兵来将挡，水来土掩，可见土对于水有克制作用，所以说土克水。

五行之间的相互关系，一般来说主要就是以上所说的“相生”和“相克”这两方面。五行之间任何一行与其他四行之间都同时具有这种生克关系。五行之间，不是生我，便是我生；不是克我，便是我克。以木为例，木与土的关系是相克关系，木与火的关系是相生关系，木与金的关系是相克关系，木与水的关系是相生关系。木行是这样，其他火、土、金、水也是一样，这就是说任何一行都与其他四行密切相关，任何一行的变化都可以直接或间接的影响其他四行，无一例外，从而把五行之间联系成为一个相互作用、互相影响、密切相关、不可分离的统一体。

五行之间的生克关系，五行学说认为并不是绝对固定不变的，而是在那里不断地运动和变化着，而一切变化的产生也是五行之间运动不已的结果，而五行之间的运动不已，又是由于五行之间盛衰盈虚的结果。《内经》中强调了“气有多少，形有盛衰，上下相召而损益彰”“形有盛衰，谓五行之治”“动静相加，上下相临，阴阳相错，而变由生也”（《素问·天元纪大论》）“成败倚伏生乎动”（《素问·六微旨大论》）“太虚寥廓，五运回薄，衰盛不同，损益相从”（《素问·五常政大论》）。《内经》中有人量篇幅论述五行之间的“太过”“不及”“胜复”“乘侮”等，基本上都是从五行之间的运动观念来阐述和讨论。

什么叫作太过、不及？太过就是五行之中某一行出现了偏盛的情况，不及就是五行之中某一行出现了偏衰的情况。什么叫作乘侮？乘侮也就是一般所说的相乘和相侮。乘就是乘袭，也就是乘虚而入；侮就是相侮，相乘侮就是指五行之间，在异常情况下所产生的反常现象。我们前面讲过了，五行之间具有相克的关系，水克火，火克金，金克木，木克土，土克水，这是指一般正常情况而言，也是指五行本身在和调情况下而言。但是在异常情况下，五行之间的调和常常被打破，量的方面也常常会发生改变，这样便会出现相乘或相侮的现象。

什么叫作相侮呢？相侮就是反克，在正常情况下水是克火的，但在异常情况下，水火之间在量的方面已经有所改变时，水便不一定能够克火，比如说水太少了，火太多了，在杯水车薪的情况下这时水就不但不能克火，反而会被火烧干，这种火克水的情况就叫反克，也就是相侮。

相乘与相克的情况相似，例如：火乘金，金乘木等，都叫相乘，但在性质上相乘与相克却完全不同。相克一般来说是正常的，相克关系，实际上是一个相互制约的关系。相乘则不然，它往往与相侮同时出现，完全是一个异常现象，火太大，水太少，水已经不能够对火产生制约作用，因此，这时火对于水，便不是一般的相克而是毫无顾忌，大肆损害了。为什么这时火对于水能够毫无顾忌，大肆损害呢？这就是因为在相侮的情况下，水对于火已经失去了制约的作用，所以火才能乘虚而入的缘故。这也就是为什么这种现象叫作相乘而不叫相克，也就是为什么相侮和相乘一般总是同时出现的原因。

什么叫做胜复？胜，有相乘的含义；复，就是报复。五行在失去制约损害一方的时候，到了一定程度，被损害的一方就会出现相应反应以求重新取得均势和协调。以自然界气候为例，天阴下雨，连绵不已，气候寒冷，这在五行学说来说也可以叫水胜火，或者也可以叫水乘火，但是到了一定程度以后就常常向相反的方向转化，一变而为久晴不雨，气候转热，这种现象就是五行学说中“胜复”，实际上也是自然气候自动调节的一种表现，而这一切变化的发生也正是五行之间运动不已的结果。

五行之间的生克关系，五行学说认为主要在“克”。前面已经讲过，“克”即制约，相克即五行之间的相互制约，也可以理解为相互对立两方之间的斗争。五行学说认为事物的正常生长、发展和变化，主要依靠于这种“相克”关系的正常进行而进行。《内经》中明确指出：“亢则害，承乃制，制则生化。”（《素问·六微旨大论》）所谓“承乃制”，也就是指五行之间的相互制约；“制则生化”，也就是指只有在五行互相制约的情况下才能产生正常的生长的变化，明确地指出“制”，也就是“克”，在生化中的决定性作用。这种“亢害承制”“制则生化”的关系，实际上也就是一般所谓的“制化”作用。制化作用的产生，其关键就在于五行之间的互相制约。但是应该指出，五行学说认为五行之间的这种制约现象，绝对不是静止的、不变的，而是随着五行之间的盛衰盈虚不断变化，五行之间的互相制约是在五行之间不断运动的情况下产生作用。“承乃制”，是针对着“亢则害”来提的，而五行之间的运动则又是由于五行之间盛衰盈虚的结果，因此“亢”的现象是必然存在的，没有盛衰盈虚，实际上也就没有运动、没有变化。问题只在于“亢”到什么程度以及是否有所制约，如果是“亢”而有“制”，那么这种现象仍属于五行之间的“相克”现象，这种“亢”和“制”之间的过程，也正是运动和变化的过程，这也就是《内经》中所说的“夫物之生从于化，物之极由乎变，变化之相薄，成败之所由也”（《素问·六微旨大论》）“有胜则复，无胜则否”（《素问·至真要大论》）“五运之政，犹权衡也，高者抑之，下者举之，化者应之，变者复之，此生长化成收藏之理，气之常也，失常则天地四塞矣”（《素问·气交变大论》），把它认为是一种正常现象；反之，如果是“亢”而失“制”，那就是五行之间的相乘或相侮了。这也就是《内经》中所说的：“气有余，则制己所胜而侮所不胜；其不及，则已所不胜侮而乘之，己所胜轻而侮之。侮反受邪，侮而受邪，寡于畏也。”（《素问·五运行大论》）所谓“寡于畏”，即失去了制约，因此也就是一种反常现象。于此可见，五行学说中的制化作用，实际上是指五行之间的互相制约中所产生的作用，其关键在于“制”。这也就是五行之间的相互关系中，五行学说为什么认为主要在相克的理由。

我们前面谈过了，五行之中任何一行都有生我和我生、克我和我克的二重关系。其中生我和我生的关系一般又叫做母子关系。生我就是母，我生就是子，克我就是主，我克就是从，因此克我和我克一般又叫做主从关系。母子是相互作用，相互影响的，母强子也强，母弱子也弱，母病可以影响子，子病可以影响母，主从也是相互作用、相互影响的，主从关系正常，关系就可以处得很好，主从关系失常，那就会失去协调。主太强了从受到了过大的约束，这就会限制了从的正常作用；从太强了，主就不能正常的对从约束，这就会出现反克或相侮的现象。

五行之间的关系，总的来说就是生克关系。母子关系实际上就是相生关系，主从关系实际上就是相克关系。相克关系在正常情况下就是制化，在反常的情况下就成为相乘相侮。而所有这些变化实际上又都是在相生与相克关系的基础上产生的。从五行之间的相互关系中，我们就可以看出五行之间的关系是相互依存的，也是相互作用的，是有机地联系在一起的。因此，我们可以利用五行的特性和它们相互之间的关系来说明及分析自然界中一切事物包括人体在内的各种复杂变化。

（四）五行学说在中医学中的具体应用

五行学说在中医学中的运用如同阴阳学说一样，也是极其广泛，特别是分析许多具体问题上，一般常常用到五行学说。归纳之，大致有如下几方面：

1. 用以归类阐述自然气候万物及相互关系

五行学说认为天地间的各种自然现象及物体，都可以根据五行特性来加以归类并依照五行之间的相互关系来说明其相互关系，兹择其一般中医书中所常道者，略如下表（表 1）：

2. 用以归类人体脏腑经络并以此阐述其相互关系

五行学说认为人体的脏腑经络可以用五行来加以归类：脏腑方面的肾和膀胱，经络方面的足少阴、足太阳，属水；脏腑方面的心、小肠、心包络、三焦，经络方面的手少阴、手少阳、手厥阴、手太阳，属火；脏腑方面的肝、胆，经络方面的足厥阴、足少阳，属木；脏腑方面的肺、大肠，经络方面的手太阴、手阳明，属金；脏腑方面的脾、胃，经络方面的足太阴、足阳明，属土。

表 1　五行特性归类表

行	木	火	土	金	水
时	春	夏	长夏	秋	冬
方	东	南	中央	西	北
日	甲乙	丙丁	戊己	庚辛	壬癸
运	丁壬	戊癸	甲己	乙庚	丙辛
色	苍（青）	赤	黄	白	黑
味	酸	苦	甘	辛	咸
六气	风	暑、火	湿	燥	寒
应	生	长	化	收	藏
性	曲直	炎上	稼穑	从革	润下

续表

行	木	火	土	金	水
谷	麻（麦）	麦（黍）	稷	稻	豆
果	李	杏	枣	桃	栗
菜	韭	薤	葵	葱	藿
畜	犬（鸡）	羊（马）	牛	鸡（马）	彘
脏	肝	心	脾	肺	肾
腑	胆	小肠	胃	大肠	膀胱
经	足厥阴 足少阳	手少阴 手太阳	足太阴 足阳明	手太阴 手阳明	足少阴 足太阳
志	怒	喜	思	忧	恐
声	呼	笑	歌	哭	呻
体	筋	血脉	肉	皮毛	骨
液	泪	汗	涎	涕	唾
窍	目	舌	口	鼻	耳
脉	弦	钩（洪）	濡	毛（浮）	石（沉）
变动	握	厥	哕	咳	栗

五行学说认为，人体的脏腑经络也可以用五行之间的相互关系来加以说明。脏与脏之间的相生关系是：肾生肝，肝生心，心生脾，脾生肺，肺生肾；脏与脏之间的相克关系是：肾克心，心克肺，肺克肝，肝克脾，脾克肾。

3. 用以概括人体生理病理现象

五行学说认为，人体中各个脏腑不论是生理现象或者是病理现象，都可以用五行概念来加以概括。五脏之间生克正常便是生理现象，五脏之间生克反常，出现相乘相侮状态，那就是病理现象。这就是说人体五脏之间生克正常进行便是健康，反之任何一脏生太过或者克太过，或者生不及或者克不及都会影响其他脏器而发生疾病。

4. 用以指导诊断治疗

（1）归类病因

中医学把病因主要归之于六淫、七情。六淫即风、寒、暑、湿、燥、火；七情即喜、怒、思、悲、忧、恐、惊。五行学说认为六淫中的风属木，寒属水，燥属金，湿属土，暑、火属火；七情中的怒惊属木，喜属火，思属土，悲、忧属金，恐属水。

（2）归类各种证候及体征

五行学说认为，各种证候及体征都可以用五行归类，并据此确定疾病的部位，例如眩晕拘急、面色青、脉弦、属木属肝；神昏谵语、面红色赤、脉洪、属火属心；吐泻、色黄、脉濡、属土属脾；咳喘、面色白、脉毛、属金属肺；遗精阳痿、面色发黑、脉石、属水属肾。

（3）分析病机，指导治疗

在根据症状确定了疾病部位之后，还可以根据五行之间的相互关系来具体分析这些症状的发病机转，找出这个脏器有病是由什么原因发生的，是这个脏器在病因作用之下自病呢？还是由于其他脏器的影响而发生疾病呢？找出机转之后，即可根据病机辨证施治。举例来说，如果患者在症状表现是运动障碍或者痉挛拘急，这在五行归类上就可以列属木病，在脏器上也就属于肝病。肝病的发病机转可以由于肝木自病，但也可以由于其他脏器疾病的影响之下发生。肝与心有我生的关系，肝与肾有生我的关系，因此心和肾有病都可影响到肝；肝与脾有我克的关系，肝与肺有克我的关系，因此脾与肺有病也可以影响到肝。肝本脏自病，治疗上主要是直接治肝，由于其他脏器疾病的影响，那主要就是要治其他脏器，病机不同，诊断治疗也不同。

（4）指导预防

中医学对于疾病强调治未病，强调杜渐防微。五行学说认为子病可以及母，母病可以及子，主病可以及从，从病可以及主，一行有病，必然要影响其他四行。在临床上即可根据这个道理，早期处理，防患于未然。

三、阴阳与五行的关系

根据以上所述，可以看出阴阳学说与五行学说都是我国古代的一种哲学思想，都是当时认识和分析事物的一种方法，因此也都被我国古代医学家借用来解释和阐述中医学中的一些理论认识和临床经验。但如加以分析，阴阳学说看来原则性比较大，比如说，自然界中的各种事物和现象，包括人体各种疾病证候在内，都可以用阴阳概念来加以分析，也都可以用它来说明它们之间的对立相互关系；五行学说则比较细致了一些，看来个别性比较大，自然界一切事物之间，包括人体内部的各个脏器在内，它们之间的相互关系和影响，都可以用五行学说来加以归类，并且可以用它们之间相互关系来说明整个自然界包括人体在内错综复杂的变化。

举一个例子来说，一个出血患者，在整个证候性质上来说，他是属于阴虚的，这是因为人体血液在阴阳属性上是属于阴。失血的结果，必然血少。但为什么会出血呢？是哪一个器官出了问题呢？这些问题如果单用阴阳概念来说是说不清楚的，必须再用五行学说进一步分析，才能得出比较全面的结论。《内经》中有一段话："夫百病之生也，皆生于风、寒、暑、湿、燥、火，以之化之变也。经言盛者泻之，虚者补之，余锡以方士，而方士用之尚未能十全，余欲令要道必行，桴鼓相应，犹拔刺雪污，工巧神圣，可得闻乎？岐伯曰：审察病机，无失气宜，此之谓也。""谨守病机，各司其属，有者求之，无者求之，盛者责之，虚者责之，必先五胜，疏其血气，令其调达，而致和平。"（《素问·至真要大论》）这段话很明确地指出了对于疾病单从盛虚补泻这些原则性东西来做处理是不够的，是不能十全的，必须再进一步作分析，这里所说的"谨守病机，各司其属"，就是说要用五脏定位，六气定性。所说的"必先五胜"，就是说除了定位、定性以外，还要认真分析其间的相互关系，这些都是五行学说在中医学上的具体运用。

由此我们说阴阳学说原则性比较大，五行学说个别性比较大；前者可以说明自然界包括人体在内一切对立互根总的概念，而后者则可以是具体的分析其错综复杂的发病机转。二者虽各有特点，但在应用上阴阳之中包括五行，五行之中又分阴阳，所以阴阳与五行之间的关系，基本上是一个整体。

四、阴阳五行学说的朴素的唯物主义和辩证法本质及其唯心主义形而上学内容对中医学的影响

（一）阴阳五行学说中朴素的唯物辩证内容

阴阳五行学说的基本内容，要言之，已如上述。阴阳、五行学说对于一切事物都认为不是孤立存在而是互相联系，互相影响的，阴阳学说中的对立互根、相反相成、消长转化、相对和调、阴基阳统等概念，五行学说中的五行一体、相互资生、相互制约等概念，这些都具有朴素的唯物辩证内容。正因为如此，所以阴阳、五行学说也能在一定程度上阐述中医学中的一些主要论点及解释中医临床实践中的一些具体问题，并以之指导临床实践。但是阴阳、五行学说它与现代科学的辩证唯物论却有着本质的区别，阴阳、五行学说在其主要论点上还有违反辩证唯物论的一面，有唯心主义形而上学的一面。

（二）阴阳、五行学说违反辩证唯物论的地方

1. 阴阳五行学说中的运动循环论

阴阳学说虽然一方面也提到了运动是不断地向前发展的，例如所谓一生二、二分为四、四分为八、八分为十六、十六而三十二、六十四以至更多，但它却又比较更多地强调了“阴阳之相贯，如环无端”。五行学说中也十分强调了“五行迂复，周而复始”，这也就是比较更多地强调了宇宙事物的运动和发展是循环的，是“周而复始”的，这种认识，无疑是完全错误的，因而也就常为当时封建统治者所利用，认为天下大事，分久必合，合久必分，盛极必衰，衰极必盛，五德始终，把一切都归之于因果循环，把一切人为的灾难如兵灾、饥饿、水旱以及随之而来的瘟疫疾病等，都归之于天数，视为必然和当然，为封建统治者的罪恶进行掩饰。当然，阴阳、五行学说的这种“如环无端”的认识，也有其历史条件的。就是说古人虽然在生活和生产实践中，注意到了四时气候，暑往冬来，热来寒去，观察到了日月星辰的运行，今年如此，明年也如此，从而认识到了这一切都是在不断地运动，但因为受到当时历史条件和科学发展的限制，不可能认识到事

物运动和发展的真实面貌，所以很自然地从直观的、表面的现象来认识，并从而得出不完全正确的、片面的结论。

2. 阴阳五行学说中的机械归类，取类比象认识

阴阳学说认为，“阴静阳动”“阴内阳外”“阴下阳上”等，阴阳本身，明确代表某类事物的特性，而且也正是根据事物的特性来分成对立的两方；五行学说更是以五行的各自特性来对自然界中一切事物进行归类。这一点从自然科学来说，有其便于应用的一面，而另一面也存在问题，即某些现象的产生，都各有其千差万别的内在实质，因而有些现象也就很难用阴阳、五行概念加以高度概括和具体说明。特别是机械归类、取类比象的方法，那就更不可避免地要走上主观臆测的道路上去，因而也就更容易为封建统治阶级所歪曲和利用。如所谓：“臣者君之阴也，子者父之阴也，妻者夫之阴也。”（《杜歛·地震对》）“故与阳言者，依宗高，与阴言者，依卑小。”（《鬼谷子·捭阖》）以及邹衍、董仲舒之流把阴阳、五行学说附会到政治人事方面，作为说明“王朝兴替”“王权神授”“三纲五常”的根据。这一方面固然是由于封建统治阶级对朴素的阴阳、五行学说的歪曲和利用，但另一方面也确实由于阴阳、五行学说本身有唯心主义形而上学的另一面，所以也才可能为他们所利用。

总的来说，阴阳、五行学说，从它的某些基本论点上来看，是含有辩证唯物论认识的因素，但是由于历史条件的限制，因此不免有它很大的局限性、直观性和以偏概全的地方。其中有唯心主义、形而上学的成分，因而它也不能完全解释宇宙，而只能属于朴素的唯物辩证法范畴。

由于阴阳、五行学说其中有唯心主义、形而上学的成分，并贯穿到中医学中的各个方面，因而这些东西也就随之而掺杂在中医学中，从而形成了中医学现存的既有精华也有糟粕的局面。

（三）阴阳五行学说中的循环论和机械论掺入在中医学理论中的内容

1. 以阴阳、五行学说为基础的运气学说

古人以十天干和十二地支相互配合来纪年，每六十年为一周，认为天地间万物的运动和变化也以此为周期，每六十年周而复始，如此往返运行，万古长存。

在医学领域中，运气学说也就按这样的循环来解释六十年周期中各个年份的周期变化，疾病流行和疾病的预后概况。这样的认识，如果仅用在自然科学方面，由于自然变化相对地比社会变化微小，因此在一定范围和时间之内，也能产生出一定的指导作用，这些也就是运气学说中的部分内容，例如主运、主气、节序等，在目前来说对于医学、历学、农学等自然科学在一定程度上有指导实践的作用。但是如果作为一个法则和规律，从其推算方法来看，则这种认识是唯心的，形而上学的，是机械的，违反辩证唯物论的。

2. 以阴阳、五行学说为基础的六经传变学说及脏腑疾病传变学说

在传经问题上，古人以阳分为一阳（少阳）、二阳（阳明）、三阳（太阳），以阴分为一阴（厥阴）、二阴（少阴）、三阴（太阴）。以阴阳消长变化的概念，以人体阳气为中心，认为人体在遭受外邪致病以后的病理生理变化就是一个由阳入阴，由阴出阳的过程，因而在传变次序上就由太阳而传阳明，而传少阳，而传太阴，而传少阴，而传厥阴。这种传变情况如果以全过程来看，应该说是正确的。但是由于受阴阳学说循环论和机械论的影响，六经传变，又来了一个“日行一经”，即一日太阳，二日阳明，三日少阳，四日太阴，五日少阴，六日厥阴的说法，同时还来了一个“作再经”的说法，即七日不愈，那么就再循环一次。在脏腑传变问题上，古人强调循所主之序而传，这就是肝病一定传脾，脾病一定传肾，肾病一定传心，心病一定传肺，并把它用来决定转归和预后等，密切地和五行生克机械地联系起来。例如所谓“病在肝，愈于夏，夏不愈，甚于秋，秋不死，持于冬，起于春……”（《素问·藏气法时论》）等这些说法，也不完全符合临床实际情况。

3. 用阴阳五行归类

阴阳五行学说认为，数目也可区分阴阳五行，单数为阳，双数为阴，因而在干支纪年上的天干地支也就指单数和双数区分阴阳或五行。甲、丙、戊、庚、壬等单数都是阳干，动为阳，所以阳干就是太过；乙、丁、己、辛、癸等双数都是阴干，静为阴，所以阴干就是不及。甲乙属木，丙丁属火，戊己属土，庚辛属金，壬癸属水。日数也按双数区分阴阳或根据干支区分五行，并以此来判断疾病预后。例如：“发于阳者六日愈，发于阴者七日愈。以阳数七，阴数六故也。”（《伤寒论》第7条）“肝病者，愈在丙丁，丙丁不愈，加于庚辛，庚辛不死，持于壬癸，起于甲乙。”（《素问·藏气法时论》）这些是唯心主义形而上学的东西，也是受阴阳、五行学说机械归类的影响。

由于阴阳、五行学说中符合辩证法部分和唯心主义、形而上学部分同时贯穿到了中医学中的各个方面，因此中医学中的理论部分也就精粗都有，真伪并见，既有精华，也有糟粕。但是医学毕竟是一门需要实践的科学，在实践中其唯心主义、形而上学部分自然难以得到证实，而阴阳、五行学说当时又成为风气，影响所及，因而中医学中也就形成了一个一方面普遍地采用阴阳五行学说，但另一方面也对阴阳五行学说提出了疑问，摆出了自己的观点，采取了与历史上唯心论者在对待和运用阴阳五行学说截然不同的相反态度。《内经》中有大量篇幅谈到阴阳五行的具体运用问题，但却没有一个字涉及唯心论者所谓的“五事”“五福”“三纲”“五常”等内容。《内经》明确地提出：“夫气之生与其化，衰盛异也。寒暑温凉盛衰之用，其在四维。故阳之动，始于温，盛于暑；阴之动，始于清，盛于寒。春夏秋冬，各差其分。”（《素问·至真要大论》）“生因春，长因夏，收因秋，藏因冬。”（《素问·阴阳离合论》）“成败倚伏生乎动，动而不已，则变作矣……故非出入，则无以生长壮老已，非升降，则无以生长化收藏。”（《素问·六微旨大论》）认为自然界中的生、长、收、藏现象，春之生是因为春温，夏之长是因为夏热，秋之收是因为秋凉，冬之藏是因为冬寒，而季节气候的变化，则又是由于自然界中不断运动变化的结果，并且认为这种变化不但是可以认识的，而且还可以根据它的变化规律而加以控制，所谓“通天之纪，从地之理，和其运，调其化，使上下合德，无相夺伦，天地升降，不失其宜，五运宣行，勿乖其政”。（《素问·六元正纪大论》）在具体运用五行学说上从来不主张机械地生搬硬套，而认为有常有变，要根据具体情况，具体分析，个别对待，而最后仍以实际表现为准。《内经》虽然在《天元纪》等七篇大论中，用了大量篇幅介绍了运用阴阳五行学说推算气候变化的公式，但同时却又十分明确地提出对于这些运算公式还必须通过实际测定和观察来验证它，如所谓：“因天之序，盛衰之时，移光定位，正立而待之。”“夫六气者，行有次，止有位，故常以正月朔日子旦视之，睹其位而知其所在矣。运有余，其至先，运不及，其至后。”（《素问·六元正纪大论》）看这些运算正确与否，主要是看它与自然气候变化的实际情况是否相应；如所谓：“燥胜则地干，暑胜则地热，风胜则地动，湿胜则地泥，寒胜则地裂（固），火胜则地固（裂）。”（《素问·六元正纪大论》）明确地提出绝对不能机械地运用这些运算公式；如所谓：“至高之地，冬气常在，至下之地，春气常在。”（《素问·六元正纪大论》）不能把它看成完全绝对不变的东西；如所谓“时有常位，而气无必也。”（《素问·至真要大论》）强调阴阳五行学说在具体问题运用方面的当否，最重要的是看其能否确切反映于具体实践之中，明确地指出：“善言天者，必应于人，善言古者，必验于今，善言气者，必彰于物。”（《素问·气交变大论》）

后世学者虽然有的受阴阳五行学说的影响很深，对于运气，十分机械地应用，例如中医书中的《三因方》《圣惠方》等，按照五运六气胪列方药，把甲子一周六十年的处方都开了出来，如六壬年用苓术汤，六戊年用麦门冬汤，六甲年用熟附子山茱萸汤，六庚年用牛膝木瓜汤，六丙年用川连茯苓汤，六癸年用黄芪茯苓汤，六己年用紫菀汤，六辛年用五味子汤等。但是多数学者都不主张机械地对待，例如沈括说：“医家有五运六气之术，大则候天地之变，寒暑风雨，水旱螟蝗，率皆有法；小则人之众疾，亦随气运盛衰。今人不知所用而胶于定法，故其术皆不验……大凡物理有常有变，运气所主者，常也，异夫所主者，皆变也，常则为本气，变则无所不至……随其所变，疾疠应之，皆视当处之候，虽数里之间，但气候不同，而所应全异，岂可胶于一定。”（《梦溪笔谈·卷七》）徐灵胎云：“当时圣人不过言天地之气运行旋转如此耳，至于人之得病，则岂能一一与之相合，一季之中，不许有一人生他病乎。”（《医学源流论》）汪机说：“百里之内，晴雨不同，千里之邦，寒暖各异，此方土之候，各有不同，所生之病，多随土著，岂可皆以运气相比例哉。务须随机达变，因时识宜，庶得古人未发之旨，而能尽其不言之妙也。”（《运气易览·序》）其他如张景岳、吴鞠通等，虽不否定运气，但也都不主张机械对待，而认为应综合各方面情况，综合分析。又例如伤寒六经传变日行一经的问题也是一样。一方面《伤寒论》提出了“太阳病，头痛至七日以上自愈者，以行其经尽故也，若欲作再经者，针足阳明，使经不传则愈”（第 8 条）“风家，表解而不了了者，十二日愈”（第 10 条）等说法，但同时又提出了“伤寒一日太阳受之，脉若静者，为不传；颇欲吐，若躁烦，脉数急者，为传也”（第 4 条）。《内经》中一方面提出了“五脏相通，移皆有次，五脏有病，则各传其所胜”（《素问·玉机真藏论》），但同时又提出了“五脏六腑，寒热相移”（《素问·气厥论》），篇中列举了许多“肾移热于脾”“肾移寒于肝”“脾移寒于肝”“肝移寒于心”“肺移寒于肾”“胞移热于膀胱”“膀胱移热于小肠”“小肠移热于大肠”“大肠移热于胃”“胃移热于胆”“胆移热于脑”等五脏六腑寒热相移的情况，并不认为疾病传变一定要循相胜之序来传。

根据以上所述已经不难看出，阴阳五行学说虽然对中医影响很大，但由于中医学在整体观思想指导之下，在“必应于人”“必验于今”“必彰于物”，以实践为基础的思想指导之下，仍然是自有体系，对于阴阳五行学说中的能用以阐述自己观点的部分，则采用之，其不切合实际部分，则并不机械地生搬硬套，仍然有自己的看法。于此也就说明了阴阳、五行学说在中医学中的地位，尽管古人把它摆得很高，但也不过是用以阐述自己的论点，在当时风尚之中，把它作为一个论理工具而已。

五、正确对待阴阳五行学说，继承发扬中医学遗产，加快中西医结合步伐，为创造中国的新医药学而努力

我们在前面已经讲过，中医学是我国古代劳动人民在长期生产、生活及与疾病做斗争的实践过程中，逐渐积累经验并逐渐形成起来的一门自然科学，有其自己的一套理论体系。其指导思想，也正是古人在长期的生产、生活及与疾病做斗争的实践过程中所形成的整体观，整体观贯穿到了中医学中的各个方面。

阴阳五行学说是我国古代一种哲学思想。阴阳五行学说的形成，也是来自古人实践经验，因而其中某些论点具有朴素的辩证唯物主义认识，它也能在一定程度上概括一些自然界中的变化。中医学的整体观，在一定程度上也可以用它来做阐述和解释，在当时阴阳五行学说盛行的风尚之中，中医学也就很自然地运用了当时盛行的阴阳五行学说来阐述自己的观点，归纳自己的经验，以之作为论理工具并受其影响。

由于如此，所以我们在对待中医学中阴阳五行学说时，便不能不持十分慎重的态度。因为这里面不但由于阴阳五行学说中还有朴素的辩证唯物认识的一方面应该加以重视，而且还由于中医学系借用阴阳五行学说来阐述自己的论点和归纳自己的经验，这其中就包含着中医学中许多可贵的认识和丰富的实践经验在内，

绝不允许因为批判阴阳五行学说中的唯心主义、形而上学认识，而把中医学在运用阴阳五行学说中所归纳的许多宝贵经验混为一谈，一概抹杀。对阴阳五行学说中的唯心主义、形而上学内容，必须加以批判，但是批判必须懂得，只有懂得了，才能批判到要害上。中医学中的宝贵经验，必须加以保存和发扬。

（摘自《中医专题讲座选》第一集，1980 年人民卫生出版社出版）

病机十九条的基本精神及其在辨证论治中的具体运用

所谓“病机”，即发病机转，质言之，亦即人体在致病因素作用以后所产生的病理生理变化。中医学对于病机是高度重视的。中医书中关于病机的阐述很多，比较突出并能示人以规矩的，首推《素问·至真要大论》中的病机十九条。但是由于古人对于病机十九条的基本精神理解并不完全一致，因此在临床上究竟如何分析病机，并以之运用于临床辨证论治的实践之中，则见仁见智，莫衷一是，影响所及，直到今日。中医临床上对于辨证论治的含义，以及如何进行辨证论治，仍缺乏统一的认识及明确的要求和规格。这是一个十分必要加以深入讨论并使之逐步明确的重要问题，关系到我们当前临床工作中究竟应该如何进行中医学诊断治疗的问题，现简述如下。

一、病机十九条有关内容及其基本精神

（一）原文

夫百病之生也，皆生于风寒暑湿燥火，以之化之变也。经言盛者泻之，虚者补之，余锡以方士，而方士用之，尚未能十全，余欲令要道必行，桴鼓相应，犹拔刺雪污，工巧神圣，可得闻乎？岐伯曰：审察病机，无失气宜，此之谓也。帝曰：愿闻病机何如？

岐伯曰：诸风掉眩，皆属于肝；诸寒收引，皆属于肾；诸气膹郁，皆属于肺；诸湿肿满，皆属于脾；诸热瞀瘛，皆属于火；诸痛痒疮，皆属于心；诸厥固

泄，皆属于下；诸痿喘呕，皆属于上；诸禁鼓栗，如丧神守，皆属于火；诸痉项强，皆属于湿；诸逆冲上，皆属于火；诸胀腹大，皆属于热；诸躁狂越，皆属于火；诸暴强直，皆属于风；诸病有声，鼓之如鼓，皆属于热；诸病胕肿，疼酸惊骇，皆属于火；诸转反戾，水液浑浊，皆属于热；诸病水液，澄澈清冷，皆属于寒；诸呕吐酸，暴注下迫，皆属于热。

故《大要》曰：谨守病机，各司其属，有者求之，无者求之，盛者责之，虚者责之，必先五胜，疏其血气，令其调达，而致和平，此之谓也。帝曰：善。帝曰：反治何谓？岐伯曰：热因寒（当作热）用，寒因热（当作寒）用，塞因塞用，通因通用，必伏其所主，而先其所因，其始则同，其终则异，可使破积，可使溃坚，可使气和，可使必已。

病之中外何如？岐伯曰：从内之外者，调其内；从外之内者，治其外；从内之外而盛于外者，先调其内而后治其外；从外之内而盛于内者，先治其外而后调其内；中外不相及，则治主病。

论言治寒以热，治热以寒，而方士不能废绳墨而更其道也。有病热者，寒之而热，有病寒者，热之而寒，二者皆在，新病复起，奈何治？岐伯曰：诸寒之而热者取之阴，热之而寒者取之阳，所谓求其属也。帝曰：善。服寒而反热，服热而反寒，其故何也？岐伯曰：治其王气，是以反也。帝曰：不治王而然者，何也？岐伯曰：悉乎哉问也！不治五味属也。夫五味入胃，各归所喜攻，酸先入肝，苦先入心，甘先入脾，辛先入肺，咸先入肾。久而增气，物化之常也；气增而久，夭之由也。

故曰：知标与本，用之不殆；明知逆顺，正行无问，此之谓也。不知是者，不足以言诊，足以乱经，故《大要》曰：粗工嘻嘻，以为可知。言热未已，寒病复始，同气异形，迷诊乱经，此之谓也。

调气之方，必别阴阳，定其中外，各守其乡，内者内治，外者外治，微者调之，其次平之，盛者夺之，汗之下之，寒热温凉，衰之以属，随其攸利，谨道如法，万举万全，气血正平，长有天命。（以上均引自《素问·至真要大论》）

（二）基本精神

根据以上原文，如果再加以归纳，病机十九条及其有关内容的基本精神就是：

①人体疾病的变化，从总的方面来看，都可以用阴阳、气血、虚实来加以概括。在性质上，可以分为亢盛和衰退两大类；在治疗上，也就可以相应分为“补”和“泻”两种方法，这也就是原文所谓的“皆属于上”“皆属于下”“盛者泻之”“虚者补之”“治热以寒”“治寒以热”。

②但是单凭寒热虚实、温清补泻来治疗疾病是不够的，有时甚至不但不能够达到治疗目的，反而会产生新的问题，这也就是原文所谓的“而方士用之，尚未能十全”“有病热者，寒之而热；有病寒者，热之而寒，二者皆在，新病复起”。

③如果要提高疗效，那就必须进一步分析患者的发病机转，这也就是原文所谓的：“欲令要道必行，桴鼓相应，犹拔刺雪污，工巧神圣，可得闻乎？岐伯曰：审察病机，无失气宜，此之谓也。”

④分析病机的方法。首先根据患者发病有关的各种表现进行脏腑定位，亦即首先确定患者的病变所在部位，这也就是原文所举的“诸风掉眩，皆属于肝；诸寒收引，皆属于肾”等例子。然后再进一步定性，亦即进一步确定其证候性质，这也就是原文中所举的“诸躁狂越，皆属于火”“澄澈清冷，皆属于寒”等例子。然后再进一步从相同证候中求不同，这也就是原文所举的“诸热瞀瘛，皆属于火”“诸痉项强，皆属于湿”“诸暴强直，皆属于风”等例子，这些例子说明，同一抽搐症状有的属于火，有的属于风，而有的又属于湿，临床证候相同，但证候性质上却不同。另外从不同证候中求相同，这也就是原文所举的“诸转反戾，水液浑浊，皆属于热”“诸呕吐酸，暴注下迫，皆属于热”“诸胀腹大，皆属于热”等，这些例子说明吐泻、腹胀、转筋等在临床表现上虽然各不相同，但在证候性质上都属于热证却完全相同。然后再一步分析其所以然，这也就是原文所谓的“有者求之，无者求之，盛者责之，虚者责之”；确定其是哪一个脏腑、哪一种病理生理变化在疾病中起主导作用，这也就是原文所谓的“必伏其所主，而先其所因”“必先五胜”“诸寒之而热者取之阴，热之而寒者取之阳，所谓求其属也”。

⑤疾病的部位确定了，证候性质确定了，是哪一个器官哪一种病理生理变化起主导作用确定了，于是便可以根据分析结果进行相应治疗。在治疗问题上，从治疗原则来说，治本是主要的，这里所谓的治本，亦即着重在治疗其原发情况。只有在无法弄清其原发情况的情况下，才能根据当前证候做对症处理，这也就是原文所谓的“从内之外者，调其内；从外之内者，治其外；从内之外而盛于外者，

先调其内而后治其外；从外之内而盛于内者，先治其外而后调其内；中外不相及，则治主病”。从具体治疗措施上来说，要根据病情的急缓轻重决定治疗措施上的急缓轻重，这也就是原文所谓的“微者调之，其次平之，盛者夺之，汗者（之）下之”“气有多少，病有盛衰，治有缓急，方有大小”。要注意到药物的针对作用，亦即归经问题，这也就是原文所谓的“寒热温凉，衰之以属”“五味入胃，各归其所喜攻，酸先入肝，苦先入心，甘先入脾，辛先入肺，咸先入肾”。在用药上要注意到适可而止，不能过用常用，这也就是原文所谓的“久而增气，物化之常也，气增而久，夭之由也”。《素问·五常政大论》也指出：“大毒治病，十去其六；常毒治病，十去其七；小毒治病，十去其八；无毒治病，十去其九；谷肉果菜，食养尽之，无使过之，伤其正也。”

以上各个方面，如果都能考虑到和做到，这样就一定能够提高疗效，较有把握地恢复患者的健康，这也就是原文所谓的“疏其血气，令其调达，而致和平”“万举万全，气血正平，长有天命”。反之，如果不是这样全面地分析考虑问题，那就是东碰西撞，只能把病愈治愈糟，根本谈不上正确的辨证论治，这也就是原文所谓的“不知是者，不足以言诊，足以乱经”“粗工嘻嘻，以为可知，言热未已，寒病复始”。

二、病机十九条在辨证论治中的具体运用

病机十九条的基本精神在中医临床辨证论治中的运用，作者认为基本上可以归纳为：①脏腑经络定位；②阴、阳、气、血、表、里、虚、实、风、火、湿、燥、寒、毒定性；③定位与定性合参；④必先五胜；⑤各司其属；⑥治病求本；⑦发于机先等七方面。兹结合临床分别做如下阐述，其中关于病性方面，由于阴阳、气血、虚实、表里等内容，其他资料中介绍已多，因此这里只重点介绍风、火、湿、燥、寒的定性问题，其他从略。

（一）脏腑经络定位

1. 肝（胆）病的定位

（1）从临床表现部位上的特点定位：人体头部的两颞侧及颠顶部位、两胁肋、

少腹部、会阴及外阴均属肝（胆）部位，因此患者症状表现在上述部位时，例如两颞侧头痛、两胁肋疼痛、睾丸痛等，均可定位在肝（胆）。

（2）从功能上的特点定位：根据中医藏象学说主要有：主疏泄、藏血、主筋、易动几个方面，因此凡属有上述方面功能的失调，例如某些气滞血瘀现象，如胁肋胀满痞积、出血、运动方面的障碍及易兴奋激动，如失眠、易惊、不能自制等表现，均可定位在肝（胆）。

（3）从体征的特点来定位：根据藏象学说主要是：其华在爪、开窍于目、在声为呼、在变动为握、在味为酸、色青、脉弦等几种，因此凡属患者见上述体征，例如：爪甲干瘪、眼活动障碍、直视、斜视、视力减退、精神反常表现以忿怒呼号为特点、肢体不能伸屈自如、反酸、其色发青、典型弦脉等，均可以定位在肝（胆）。

（4）从其发病季节与诱因上的特点来定位：肝（胆）的发病季节与常见诱因，根据藏象学说主要是：肝旺于春、春病在肝、郁怒伤肝、风入肝，因此凡属春季发病，或患者发病明显由于抑郁、忿怒，或者明显由于受风引起的，均可以定位在肝（胆）。

2. 脾（胃）病的定位

（1）从部位上的特点定位：人体头部的前顶部、额部、胃脘部、四肢及全身肌肉等，均属于脾（胃）的部位，因此患者症状如表现在上述部位时，例如前顶或额部头痛、胃脘疼痛或胀满、肌肉疼痛、麻木、瞤动、瘦削、四肢运动障碍等，均可定位在脾（胃）。

（2）从功能上的特点定位：根据中医藏象学说主要是：主运化、司受纳、布津液、统血等几个方面，因此凡属有上述方面的功能失调，例如一些消化道症状，如食欲不振、呕吐、腹水、呕吐、津液分布失调现象，如水肿、腹水、消渴、部分出血性疾病等，均可定位在脾（胃）。

（3）从体征上的特点定位：根据藏象学说主要是：其华在唇、开窍于口、在声为歌、在变化为呕吐呃噫、在味为甘、色黄、脉濡等几种，因此凡属患者见上述体征，例如口唇苍白无华、焦枯皴揭、口腔溃疡、精神反常表现以歌唱为特点、呕吐、噫气、呃逆、口中发甜、黄疸、典型濡脉等，均可定位在脾（胃）。

（4）从其发病季节与诱因上来定位：脾（胃）病的发病季节与常见诱因，根据藏象学说主要是：脾旺于夏、思伤脾、湿入脾、饮食伤脾，因此凡在夏季潮湿气候中，或者发病明显由于思虑过度，或者明显由于饮食原因所引起的，均可以定位在脾（胃）。

3. 肾（膀胱）病的定位

（1）从部位上的特点定位：人体头部的枕后位、项部、脊背部、腰部、少腹部、下肢膝关节及腘窝、足跟、足心、外阴部等，均属肾（膀胱）的部位。因此凡患者症状表现在上述部位时，例如头痛以枕后部位为主、项背强痛、腰脊痛或不能转侧屈伸、少腹痛、膝部或足跟痛、外阴疾患等，均可以定位在肾（膀胱）。

（2）从功能上的特点定位：根据中医藏象学说主要是：藏精、主发育生长、主骨、生髓、通脑、主水几个方面。因此凡属有上述方面的功能失调，例如人体某些生理必需的精微物质不能潜藏，反常地排出体外，如遗精、早泄、遗尿、尿血、阴道大量排液、消渴多尿、生长发育障碍、骨病、髓病、脑病、水液运行失调等，在一定条件下均可以定位在肾（膀胱）。

（3）从体征上的特点定位：根据藏象学说主要是：其华在发、在齿、上开窍于耳、下开窍于二阴、在声为呻为欠、在变动为栗、在味为咸、色黑、脉石等几种。因此凡患者见上述体征，例如发脱、发白、齿动、齿脱、耳鸣、喜伸欠、战栗、口中发咸、面黑、典型石脉等，均可以定位在肾（膀胱）。

（4）从其发病季节与诱因上的特点定位：肾（膀胱）病的发病季节与常见诱因，根据藏象学说主要是：肾旺于冬、房劳伤肾、恐伤肾、寒入肾，因此凡在冬季严寒季节或发病明显由于房事过度，或恐惧惊吓原因所引起的，均可定位在肾（膀胱）。

4. 心（小肠）病的定位

（1）从部位上的特点定位：人体面部两颧部、舌体、前胸、左乳下、脉管、手心等部位，均属心（小肠）的部位，因此患者症状表现在上述部位时，例如面颧部苍白无华或发赤如涂朱、舌红或舌上生疮破溃、胸前区闷痛或左乳下虚里部位其动应衣、心悸心慌、手心潮热、多汗等，均可以定位在心（小肠）。

（2）从功能上的特点来定位：根据中医藏象学说主要为：主神明、主血脉、主火、主热、主化等几个方面。因此凡属有上述方面功能失调，例如神志昏迷、精神错乱、各种出血症状、皮肤斑疹、消谷善饥、或完谷不化、发热或肢厥，均可以定位在心（小肠），或同时定位在心（小肠）。

（3）从体征上的特点来定位：根据藏象学说主要是：其华在面、开窍于舌、在声为笑、在味为苦、在液为汗、色红、脉洪等几种。因此凡属患者见上述体征，例如面赤、舌烂、口苦、精神反常表现以笑为主、自汗、洪脉，或结、代、促、涩脉等，均可定位在心（小肠）。

（4）从其发病季节与诱因上的特点定位：心（小肠）病的发病季节与常见诱因，根据藏象学说主要是：心旺于夏、喜伤心、热入心、大汗亡阳、苦入心。因此凡在夏季酷热季节或高温环境，或患者发病明显由喜乐兴奋过度或汗出太多以后引起的疾病，均可以定位在心（小肠）。

5. 肺（大肠）病的定位

（1）从部位上的特点定位：人体鼻、咽部、肛门、胸均属于肺（大肠）的部位。因此凡患者症状表现在上述部位时，例如鼻病、咽喉病、肛门疾病、胸疼、咳唾引痛等，均可以定位在肺（大肠）。

（2）从功能上的特点定位：根据中医藏象学说主要为：主治节、主气、司呼吸、藏魄、主声、知香臭、主传导等几个方面。所谓“魄”，根据张介宾《类经》中的解释：“魄之为用，能动能作。”“初生时，耳目心识，手足运动，此魄之灵也。及其精神意识，渐有知觉，此则气之神也。”“魄之为用，痛痒之所作也。”因此凡属上述方面功能失调，例如一切调节功能的失调，如汗出异常、大小便的异常、呼吸障碍、发声异常，或咳嗽音嘶等，均可以定位在肺（大肠）。

（3）从体征上的特点来定位：根据藏象学说主要是肺合皮毛、开窍于鼻、在声为哭、在志为悲、在变动为咳喘哮、在味为辛、色白、脉毛等几种。因此凡属患者见上述体征，例如皮毛枯槁、肌表调节功能障碍（如自汗、盗汗）、面白、咳喘、口辛、精神反常表现为喜哭善悲、典型毛脉等，均可以定位或同时定位在肺（大肠）。

（4）从其发病季节与诱因上的特点来定位：肺（大肠）病的发病季节与常见诱因，根据藏象学说主要是：肺旺于秋、悲伤肺、形寒饮冷伤肺、辛入肺、燥入肺。因此凡在秋凉气候干燥季节，或患者发病明显由于大悲大哭之后，或明显由于受凉受寒，或明显由于多食辛辣食物引起的，均可考虑定位或同时定位在肺（大肠）。

（二）风火湿燥寒定性

1. 风病定性

（1）从临床证候特点定性：风的特点，根据中医学认识主要是："风者，善行而数变。"（《素问·风论》）"风以动之。"（《素问·五运行大论》）因此凡患者在临床表现上变化较快、来去不定、游走窜动、颤动抽搐、麻木瘫痪，例如阵发性头痛、游走性头痛肌肉痛、荨麻疹、惊痫抽搐、半身不遂等，均可以定性为风病。

（2）从发病季节与诱因上定性：风病的发病季节与诱因，根据中医学认识：春主风，因此凡发病在春季或患者发病明显与受风有关的，都可以考虑定性为风病。

2. 寒病定性

（1）从临床证候特点定性：寒的特点根据中医学认识主要是：寒性凝泣、澄澈清冷。因此凡属患者在临床表现上以凝泣不通、症状部位固定不移、患者外观或排泄物表现澄澈清冷，例如疼痛部位固定不移、小便清澈、四肢厥冷、完谷不化、人体生理调节代偿功能衰退或衰竭等，均可定性为寒病。

（2）从发病季节与诱因上定性：冬主寒，因此凡发病季节在冬季或低温环境，或患者发病明显与受寒有关，都可以考虑定性为寒病。

3. 湿病定性

（1）从临床证候特点定性：湿胜则肿，湿胜则濡泻，湿流关节，举凡人体在病因作用下所产生的一切液态病理生埋产物，中医均认为属湿。因此凡患者在临床上以上述物质偏多或潴留为特点者，例如浮肿、多痰、泻痢、白带多、排泄不畅（如小便不利、无汗）等，均可以定性为湿病。

（2）从发病季节与诱因上定性：长夏主湿，因此发病季节在夏季潮湿重时期或患者发病是明显与受湿有关，例如冒雨、居住或工作环境潮湿较重等，均可以定性为湿病。

4. 火（热）病的定性

（1）从临床证候特点定性：火（热）的特点主要是：炎上、温热、洪亮、化物，因此患者在临床表现上以兴奋、亢进为特点者，例如躁狂、发热、红肿热痛、消谷善饥、烦渴引饮、便结、溲赤等，均可以定性为火（热）病。

（2）从发病季节与诱因上定性：夏主火，主热，因此凡发病季节在夏季炎热酷暑时期，或患者发病明显与受热有关，例如在酷暑或高温环境中得病等，均可以定性为火（热）病。

5. 燥病定性

（1）从临床证候特点定性：燥胜则干，诸涩枯涸，干劲皴揭，皆属于燥。因此凡属患者在临床表现上以干燥枯涸为特点者，例如口燥、咽干、皮肤干枯失润、大便干燥等，均可以定性为燥病。

（2）从发病季节与诱因上定性：秋主燥，因此凡发病季节在秋季或气候明显干燥时期，或患者发病明显与干燥有关，例如因高热消耗，汗、吐、下等体内津液丢失过多，或饮水不足等，均可以定性为燥病。

（三）定位与定性合参

所谓合参，即根据患者各方面表现，在确定了疾病所在部位及其证候性质之后，再把两者结合起来。兹以风、火、湿、燥、寒定性为例，结合定位简要做如下罗列。其他可以类推，从略。

1. 肝（胆）病

可以定位在肝（胆），定性为风者，曰肝（胆）风。例如：卒然眩仆、惊痫抽搐。

可以定位在肝（胆），定性为寒者，曰肝（胆）寒。例如：瘫痪肢厥、胁肋疼痛而喜热恶冷，或睾丸冷痛、阴囊发凉、发烦不寐而多痰、呕恶喜热饮。

可以定位在肝（胆），定性为湿者，曰肝（胆）湿。例如：肢体不用而合并水肿、外阴肿胀、黄疸。

可以定位在肝（胆），定性为火（热）者，曰肝（胆）火（热）。例如：眩晕惊痫而高热，或目赤肿痛，或喜怒易惊、不能自制。

可以定位在肝（胆），定性为燥者，曰肝（胆）燥。例如：目干涩，或具有前述肝（胆）证候而同时出现燥象者。

2. 脾（胃）病

可以定位在脾（胃），定性为风者，曰脾（胃）风。例如：阵发性吐泻、胃脘痛时发时止，或吐泻合并痉挛拘急。

可以定位在脾（胃），定性为寒者，曰脾（胃）寒。例如：吐泻腹痛、喜热喜按、吐泻物澄澈清冷或完谷不化。

可以定位在脾（胃），定性为湿者，曰脾（胃）湿。例如：胃脘胀满、呕恶、泄泻。

可以定位在脾（胃），定性为火者，曰脾（胃）火（热）。例如：消谷善饥、暴注下迫、泻痢赤白、呕苦、味酸、口烂生疮。

可以定位在脾（胃），定性为燥者，曰脾（胃）燥。例如：口燥咽干、大便干结。

3. 肾（膀胱）病

可以定位在肾（膀胱），定性为风者，曰肾（膀胱）风。例如：癃闭、阵发性腰痛、浮肿初起发热恶寒、外阴瘙痒。

可以定位在肾（膀胱），定性为寒者，曰肾（膀胱）寒。例如：腰疼、浮肿、小便不利、阳痿遗精而同时恶冷喜热、小便澄澈清长、阴冷。

可以定位在肾（膀胱），定性为火（热）者，曰肾（膀胱）火（热）。例如：小便黄赤、涩痛淋漓、脓尿血尿、眩晕齿动。

可以定位在肾（膀胱），定性为湿者，曰肾（膀胱）湿。例如：浮肿、小便不利、腰重。

可以定位在肾（膀胱），定性为燥者，曰肾（膀胱）燥。例如：腰疼尿少、尿道热、发槁、齿枯、齿衄。

4. 心（小肠）病

可以定位在心（小肠），定性为风者，曰心（小肠）风。例如：突然晕厥、谵语狂妄，《证治要诀》谓："心风者，精神恍惚喜怒不常，无语，时或错乱。"或心前区疼痛时作时止。

可以定位在心（小肠），定性为寒者，曰心（小肠）寒。例如：身冷、肢厥、油汗、完谷不化。

可以定位在心（小肠），定性为湿者，曰心（小肠）湿。例如：心悸、肢厥而同时出现浮肿、痰涌。

可以定位在心（小肠），定性为火（热）者，曰心（小肠）火（热）。例如：

心烦、舌烂尿赤、便结。

可以定位在心（小肠），定性为燥者，曰心（小肠）燥。例如：舌干、便结、尿少。

5. 肺（大肠）病

可以定位在肺（大肠），定性为风者，曰肺（大肠）风。例如：鼻堵、哮喘、阵发性便血。

可以定位在肺（大肠），定性为寒者，曰肺（大肠）寒。例如：咳嗽、气喘、痰液澄澈清冷、白泡沫痰、脱肛。

可以定位在肺（大肠），定性为湿者，曰肺（大肠）湿。例如：咳嗽多痰、下利。

可以定位在肺（大肠），定性为火（热）者，曰肺（大肠）火（热）。例如：咳喘唾浓痰、咯血、泻痢赤白、肛门肿痛。

可以定位在肺（大肠），定性为燥者，曰肺（大肠）燥。例如：干咳无痰、咽干口燥、大便秘结。

（四）必先五胜

所谓“必先五胜”，即在分析各种发病机转中，要在错综复杂，变化万端的各种临床表现当中，根据其发生发展变化过程，确定其究属哪一个脏腑及哪一种病理改变在其中起主导作用。

1. 关于定位

（1）肝（胆）病

①肝（胆）本经自病：即疾病原发在肝（胆），比较单纯。例如：郁怒伤肝（胆），因郁、怒、惊而出现胁肋疼痛或失眠、惊痫抽搐。

②继发于其他脏器病变之后：脾（胃）病及肝（胆），先有脾（胃）病，肝（胆）病系继发于脾（胃）病之后。例如：土败木贼、脾虚肝乘，患者吐泻之后，继发拘急痉挛或饱食夜寐不安；肾（膀胱）病及肝（胆），先有肾（膀胱）病，肝（胆）病系继发于肾（膀胱）病之后。例如：肾虚肝旺，患者先有遗精、阳痿，以后继发眩晕、失眠；心（小肠）病及肝（胆），先有心（小肠）病，肝（胆）病系继发于心（小肠）病之后。例如：血虚肝旺，患者先失血、心悸，以后继发

眩晕、抽搐；肺（大肠）病及肝（胆），先有肺（大肠）病，肝（胆）病继发于肺（大肠）病之后。例如：肺虚肝侮，金不制木，患者先有咳嗽、气喘，以后继发痉挛拘急，或眩晕不寐。

（2）脾（胃）病

①脾（胃）本经自病：疾病原发在脾（胃）。例如：饮食伤脾（胃），因暴饮暴食或饮食不洁之物而出现胃痛、吐、泻。

②继发于其他脏器病变之后：肝（胆）病及脾（胃），先有肝（胆）病，脾（胃）病系继发于肝（胆）病之后。例如：肝盛乘脾，肝气横逆犯胃，先有抑郁忿怒，然后相继出现胁痛、呕恶食减；肾（膀胱）病及脾（胃），先有肾（膀胱）病，脾（胃）病系继发于肾（膀胱）病之后。例如：命火不能生脾土，先有房劳伤肾，继发肌肉消瘦、食减便溏、五更泄泻，或先小便不利、全身浮肿而继发恶心呕吐；心（小肠）病及脾（胃），先有心（小肠）病，脾（胃）病系继发于心（小肠）病之后。例如：先有心跳气短，以后出现恶心、呕吐；肺（大肠）病及脾（胃），先有肺（大肠）病，脾（胃）病系继发于肺（大肠）病之后。例如：先有咳嗽，在剧烈咳嗽情况之下出现恶心、呕吐。

（3）肾（膀胱）病

①（膀胱）本经自病：病原发在肾（膀胱）。例如：因房劳过度或极度恐惧情况下出现遗精、阳痿、尿失禁、腰痛。

②继发于其他脏器疾病之后：肝（胆）病及肾（膀胱），先有肝（胆）病，肾（膀胱）病继发于肝（胆）病之后。例如：由于长期抑郁或忿怒情况下而出现遗精、遗尿；脾（胃）病及肾（膀胱），先有脾（胃）病，肾（膀胱）病系继发于脾（胃）病之后。例如：先有食减、便溏，以后又出现腰痛、遗精、眩晕、耳鸣、脱发；心（小肠）病及肾（膀胱），先有心（小肠）病，肾（膀胱）病系继发于心（小肠）病之后。例如：先有心悸气短，以后出现浮肿、小便不利；肺（大肠）病及肾（膀胱），先有肺（大肠）病，肾（膀胱）病系继发于肺（大肠）病之后。例如：咳嗽后继发腰痛、尿血、尿闭、尿失禁。

（4）心（小肠）病

①心（小肠）本经自病：原发在心（小肠）。例如：炎热酷暑或在高温环境中出现神昏肢厥，或由喜乐过度而出现心悸、心前区痛。

②继发于其他脏器疾病之后：肝（胆）病及心（小肠），先有肝（胆）病，心（小肠）病系继发于肝（胆）病之后。例如：先有胁肋疼痛或惊痫抽搐，继发神志昏迷或出血；脾（胃）病及心（小肠），先有脾（胃）病，心（小肠）病系继发于肾（膀胱）病之后。例如：先有吐泻，继发神昏、肢厥、出血；肾（膀胱）病及心（小肠），先有肾（膀胱）病，心（小肠）病系继发于肾（膀胱）病之后。例如：先有阳痿、遗精或小便不利，然后心悸气短或神志昏迷；肺（大肠）病及心（小肠），先有肺（大肠）病，心（小肠）病系继发于肺（大肠）病之后。例如：先咳喘，然后继发心悸、出血。

（5）肺（大肠）病

①肺（大肠）本经自病：原发在肺（大肠）。例如：由形寒饮冷而出现咳喘、鼻堵、声嘶。

②继发于其他脏器疾病之后：肝（胆）病及肺（大肠），先有肝（胆）病，肺（大肠）病系继发于肝（胆）病之后。例如：先有胁肋满痛，或惊痫抽搐，以后继发痰鸣气喘、大小便失禁；脾（胃）病及肺（小肠），先有脾（胃）病，肺（大肠）病系继发于脾（胃）病之后。例如：先有吐泻或腹满食减，以后继发咳喘，或声低气微、下痢脱肛；肾（膀胱）病及肺（大肠），先有肾（膀胱）病，肺（大肠）病系继发于肾（膀胱）病之后。例如：先有小便不利、浮肿，以后继发咳喘；心（小肠）病及肺（大肠），先有心（小肠）病，肺（大肠）病系继发于心（小肠）病之后，例如：先心悸心慌，然后继发气喘、咳逆倚息不得卧。

2. 关于定性

（1）风证

①原发风证：一开始即表现为风证。例如：大怒后，卒然眩仆、半身不遂。

②继发风证：热极生风。先有热证，风证系继发于热证的基础之上。例如：先有高热，然后继发惊痫抽搐；寒胜拘急。先有寒证，风证系继发于寒证的基础之上。例如：先有汗漏不止，或下利清谷，然后继发四肢拘急、难以屈伸。

（2）寒证

①原发寒证：一开始即表现为寒证。例如：吐泻不止、下利清谷、四肢厥逆。

②继发寒证：如阳虚生寒，先有一般阳虚症状，寒证系继发于平素阳虚的基础上。例如：患者久病阳虚，逐渐出现肢厥、脉微。

（3）湿证

①原发湿证：一开始即表现为湿证。例如：吐泻、浮肿、小便不利。

②继发湿证：因寒生湿，先有寒证，湿证系继发于寒证的基础之上。例如：先有心跳气短等心阳虚衰现象，以后再出现浮肿、小便不利；因热生湿，先有热证，湿证系继发于热证的基础之上。例如：先有发热或局部红肿热痛，以后再继发黄疸、脓痰，或局部渗出物。

（4）火（热）证

①原发火（热）证：即在病因作用下，直接表现为火（热）证。例如：发热、烦渴、汗出、局部红肿热痛。

②继发火（热）证：因热生火，先有热证，以后热象逐步增剧形成火象。例如：由一般发热而发展至高热神昏、谵语狂妄，或红肿热痛等局部病变由小到大，由轻到重；真寒假热，阴盛格阳，龙雷之火，相火妄动，先有寒证、虚证，火（热）证系继发于寒证虚证的基础之上。例如：某些慢性病出现的阳虚发热，或患者临危前所出现的躁扰、浮阳外越身热、回光返照等现象。

（5）燥证

①原发燥证：即在病因作用下，直接表现为燥证。例如：由摄入不足或消耗增多而引起的津液不足、口干、舌燥、便干。

②继发燥证：因热生燥，先有热证，燥象系继发于热证的基础之上，例如：先有发热，以后再出现咽干口燥、大便干结；因寒生燥，先有寒证虚证，燥象系继发于寒证虚证的基础之上，例如：先有腹胀、便溏、浮肿、小便不利，以后再出现口渴欲饮。

总之，风、寒、火（热）、湿、燥都可以互相转化，也就是都可以在原有基础上继发其他病变。例如：在风证的基础之上可以继发火（热）、湿、燥、寒等，上述着重在寒热两方面，不过举例言其常见者而言，其余可以类推，不可拘泥。

（五）各司其属

"各司其属"一语，含义是广义的，前述的五脏定位、六气定性，从广义来说，都应该是属于各司其属的内容；这里所指的"各司其属"，是指在治疗方法上的相应归类而言。

1. 肝（胆）病的治疗

（1）疏肝

增强肝的疏泄作用，使在病因作用下所出现的气滞血瘀现象能够因此得到治疗，临床上一般常用理气、活血、解郁等治法。

①具肝（胆）病证，一般均可用疏肝法治疗。如初病新病，发病较急，有明显郁怒诱因；症状迁延，时作时止，目前正值发作时期，以胀满、疼痛为主要临床表现，如颠顶及两颞侧头胀痛、胁肋胀痛、少腹胀痛、睾丸胀痛等，或其他肝（胆）病临床表现而同时合并有胀满疼痛。

②常用药物，如当归、芍药、郁金、川楝子、香附、川芎、枳实、木香等；常用方如逍遥散、四逆散、柴胡疏肝散、舒肝丸等。

③运用疏肝疗法，以肝疏泄作用失职，并非由于肝气本虚而系由于一时性障碍者为最好。如系由于肝气本虚致疏泄失职者，原则上应治本，疏肝只能作治标。运用疏肝疗法，如运用得当，常收效甚速，往往一剂知，二剂已，如三剂无效即应考虑运用当否问题；单纯运用疏肝疗法，要注意中病则止，不宜长服、久服；运用疏肝疗法，在制剂上以散剂为好，如作煎剂，千万不可久煎，一般以煎15分钟左右为宜，久煎会影响药物效果；在服法上，以空腹或半饥半饱为宜。

（2）清肝

即清肝的热象，亦即指对肝具有清凉作用的一种治疗方法。

①具肝（胆）热证，一般均可用清肝法作治疗，有下列条件之一者，更是清肝法的适应证：初病新病，发病较急或慢性情况而当前系属急性发作者；典型肝热证，尤以头面部症状如眩晕、目烂赤等为主者；有热象而非太盛，或患者热象虽盛而体虚不宜用重剂者。

②常用药物，如牡丹皮、栀子、夏枯草、青蒿、黄芩等；常用方，如丹栀逍遥散、夏枯草膏、滋水清肝饮、青蒿鳖甲汤等。

③运用清肝疗法，一般以肝热系由于阴虚所致者为最好，上述例方亦系滋阴养血药物与清肝药物同用，滋水清肝饮即典型方剂；单纯运用清肝疗法，运用得当，亦收效较速，如三到六剂无效，则应考虑运用当否问题；单纯运用清肝疗法，要注意中病则止，不宜长服、久服，如与滋阴养血药物合用可以较长时间服用，

但亦不宜过久；清肝药物在制剂上以煎剂为好，但不宜久煎，服法上以半饥半饱为宜，服时以温服或凉服为宜，不宜热服。

（3）泻肝

即清泻肝火，亦即指对肝具有清泻作用的一种治疗方法。泻肝与清肝在作用上相似，但程度上较清肝为重。

①具肝（胆）火证，一般均可用泻肝法作治疗，有下列条件之一者，更是泻肝法的适应证：初病新病，发病较急或慢性情况而当前系急性发作者；患者青壮年，平素体质较强实者；肝热较盛，用清肝疗法效果不显著者。

②常用药物，如龙胆草、大黄、黄连、黄芩、黄柏、青黛等；常用方如龙胆泻肝汤、左金丸、当归龙荟丸等。

③泻肝疗法运用得当，收效甚快，不但用于肝热所致之头面部疾病，如眩晕、耳鸣、耳聋、目赤等效果甚好，下部生殖器官疾病之由于肝火、肝热所致之疾病，如阳强、梦遗、赤白带下等亦收效甚好；泻肝疗法，如三剂无效，即应考虑运用当否问题；泻肝疗法，只能暂用，不能长用；泻肝药物在制剂上以煎剂最好，不宜久煎，服法上以半饥半饱冷服为宜，不宜热服。

（4）柔肝

即指对肝在肝本身由于疾病失去营润而呈现亢进紧张时，使之柔缓的一种治疗方法，柔肝又称缓肝。

①具肝（胆）燥证，一般均可用柔肝法作治疗。有下列条件之一者，更是柔肝法的适应证：发病缓起，时作时止者，素体阴虚，有失血、失精史者；在失血、失精、失水等情况下，急性发作者；临床表现以疼痛、拘急痉挛、震颤为主者。

②常用药物，如芍药、甘草、当归身、山茱萸等；常用方如当归芍药散、芍药甘草汤、一贯煎等。

③柔肝疗法，运用得当，收效亦较快，但不如前述清肝、泻肝法见效快速，而且疗效系逐渐出现，因此如服药二三剂无明显效果时，尚不能轻易否定其治疗当否；柔肝药物可以长期服用；使用柔肝药物时，一般在处方中须酌加健脾和胃之品同用，否则容易出现腹满、食减等副作用；柔肝药物在制剂上以煎剂为好，急性症状控制后可以改用蜜丸；作煎剂时要久煎，以 40 分钟以上为宜，否则容易出现腹泻，服法上以半饥半饱热服为宜。

（5）平肝

即指对肝在病因作用下而出现之亢进或紧张状态时，使之平静安定的一种治疗方法。平肝与前述的清肝、泻肝、柔肝等方法本质上有所不同，前者是从肝盛的原因或病理生理变化上治疗，而后者则有强制安静之意。

①具肝（胆）旺证，一般均可用平肝法治疗，有下列条件之一者，更是平肝适应证：素体阴虚、有失血、失精史者；发病较急者；临床表现以惊痫、抽搐、或严重失眠、或烦躁不安、不能自己者。

②常用药物，如天麻、钩藤、僵蚕、全蝎、羚羊角、草决明等；常用方如天麻钩藤饮、麻菊散（方药中经验方，组成：天麻、菊花、当归、川穹、白芍、熟地、钩藤、龙骨、牡蛎、荷叶）、羚羊角散等。

③平肝疗法仅属治标，因此运用平肝疗法，常结合治本同时进行。如阴虚肝旺者，常需结合养阴法进行治疗；气虚肝旺如肺虚肝侮者，常需结合益气法进行治疗；热盛肝旺如热极生风者，常需结合清热法进行治疗，否则不易取得满意效果。平肝药物可以长期服用。平肝药物中植物类药物在应用上剂量宜大，以煎剂为好；虫类药物则剂量宜小，以散剂为好。

（6）镇肝

即指对肝在病因作用下而出现之亢进或紧张状态时，使之能得到镇定或镇静的一种治疗方法。镇肝与平肝在作用上相似，但选药不同，镇肝选药多用金石重镇之品。习惯上镇肝也可以叫平肝，但平肝却不能叫镇肝，其适应证同平肝。

①常用药物，如磁石、铁落、龙骨、牡蛎、石决明、珍珠母等；常用方如磁朱丸、桂枝加龙骨牡蛎汤、旋覆代赭汤等。

②在应用上，镇肝药剂量宜大，以不少于一两为宜；以煎剂为好，并应久煎；可以较长时间服用；有腹满、便秘症状者慎用。

（7）温肝

指对肝在病因作用下而出现之功能衰退时，使之得到旺盛或激发，从而恢复正常作用的一种治疗方法。

①具肝寒证，一般均可用温肝法作治疗，有下列条件之一者，更是温肝的适应证：素体阳虚者；发病较急者；临床表现以痉挛拘急或剧烈疼痛为主者。

②常用药物，如附子、肉桂、乌药、沉香、小茴香、吴茱萸等；常用方如暖

肝煎、橘核丸、吴茱萸汤、桂枝汤及其加味方（如桂枝加附子汤、桂枝附子汤、大建中汤、小建中汤等）。

③温肝疗法运用得当，收效甚快，如三剂无效，即应考虑运用当否问题；单纯温肝，要注意中病则止，不宜长服、久服，如与养血柔肝药物合用，可以较长时间服用，但亦不宜过久。温肝药物在制剂上视具体药物而异，如附子、吴茱萸等以入煎剂为宜，其中附子煎时不应少于60分钟；肉桂、沉香等则以制散剂为宜，如混合处方作汤剂时应后下。温肝药物以热服为宜，如确属适应证而患者服药后出现口苦、咽干或恶心呕吐等，可以冷服或在处方中加少量黄连即可。

（8）养肝

指肝病的发生系由肝阴不足者，补充肝阴，使肝得到滋养，从而恢复其正常作用的一种治疗方法。养肝与柔肝在性质上相似，但在用药上着重于滋养，与柔肝在用药上着重柔缓稍有区别。

①具肝阴虚、肝燥证，一般均可用养肝法作治疗，有下列条件之一者，更是养肝适应证：素体阴虚，特别是有肾阴虚表现者；发病缓起，缠绵不愈者；急性热病后期或恢复阶段者；临床表现以头晕、耳鸣、视力减退或异常、失眠等为主者。

②常用药物，如黄精、制何首乌、山茱萸、木瓜、五味子、酸枣仁、阿胶等；常用方如归芍地黄汤、四物汤、首乌延寿丹（方出《世补斋医书》，组成：制首乌、豨莶草、菟丝子、杜仲、牛膝、女贞子、墨旱莲、金樱子、黑芝麻、桑葚、生地、忍冬藤、桑叶）、黄精丹、胶艾汤、酸枣仁汤等。

③养肝疗法只能逐步产生效果，因此观察养肝疗效，不能期之过急，需要有方有守；肝虚患者如同时合并有脾胃症状如腹满、便溏、纳减等，一般情况下应先治疗脾胃然后再逐步转向养肝，或在使用养肝药物同时使用健脾和胃药物，刚柔并用。养肝药物在制剂上，初用时可用煎剂，煎煮时间要长，不少于40分钟，否则易出现腹满、腹痛、便溏等副作用；症状基本控制后，即可改用丸剂长期服用一段时间。

（9）清胆

即清除胆热，清胆与清肝在性质上一致，而在范围上有所区别。清肝范围大，清胆基本上可以包括在清肝范围；清胆范围较小，仅在胆的作用范围内，因此在用词上仍有所区别。

①具胆热证，一般均可用清胆法作治疗，有下列条件之一者，更是清胆的适应证：素体湿热偏盛者；阳黄；临床表现以躁烦不能自已、失眠、眩晕为主，同时伴有口苦、呕恶者。

②常用药物，如青蒿、茵陈、栀子、大黄、芒硝、龙胆草、青黛等；常用方如茵陈蒿汤、蒿芩清胆汤、黛矾散（青黛、白矾）等。

③运用清胆疗法，一般以胆热而夹湿者为最好，夹湿与否的重要指征是黄疸或合并呕恶。单纯运用清胆法，运用得当，收效甚快，如服药一周以上仍无效果，则应考虑运用当否问题；单纯运用清胆法，要注意中病则止，不宜长服、久服。清胆药物在制剂上视具体药物特点而异，其中茵陈、青蒿、龙胆草、栀子、大黄等可作煎剂，但不宜久煎；青黛可作散剂；芒硝则需冲服。

（10）温胆

即指胆在病因作用下而出现之功能减退，作用失职时，使之得到旺盛或激发，从而恢复正常作用的一种治疗方法。

①具胆虚证，一般均可用温胆法治疗，有下列条件之一者，更是温胆适应证：肥胖体型；素体气虚痰盛者，或虽无明显气虚证，但亦无明显实热证者；临床表现以癫痫、眩晕、严重失眠、精神恍惚等症状为主者。

②常用药物，如半夏、陈皮、南星、菖蒲、远志等；常用方二陈汤及其加味方，如导痰汤、十味温胆汤、半夏白术天麻汤等。

③温胆药物可以较长使用，但如长用时，以加入益气、养阴药合用最好，上述十味温胆汤即其典型方剂；温胆药物中半夏、菖蒲，在初用时可以用较大剂量，半夏可以用至八钱，菖蒲可以用至一两，出现效果后，可以逐步减量至一般量，但必须作煎剂，并应久煎。半夏、南星生用有毒，必须经过炮制，生用制散剂口服，即小剂量亦可令人锁喉、失音，不可忽视。

（11）疏风

即指通过疏通肌表的方法，使患者肌表气血运行恢复正常，从而使风证得以缓解或解除的一种治疗方法，与一般所说的“解表”性质相似。风证在归类上，归属于肝，因此与疏肝在性质上亦相似，但作用部位不同，疏肝作用在内脏、在里，而疏风作用在肌表、在四肢、在表。

①具有肝病证而在临床表现上又有风证特点者，一般情况下均可用疏风法治疗之，有下列情况者，更是疏风法的适应证：发病较急，或慢性情况而有急性发作者；临床表现以头痛、全身关节痛或肢体麻木、运动障碍、口眼歪斜等证为主者；外感风寒，发热、头痛身痛、鼻堵流涕者；鼻渊类病、鼻流浊涕、久而不已者；荨麻疹、风疹类病、发作性皮疹、瘙痒者。

②常用药物，如荆芥穗、羌活、防风、川芎、细辛、白芷、辛夷、苍耳子等；常用方如九味羌活汤、疏风定痛丸（马钱子、麻黄、乳香、没药、千年健、自然铜、地枫皮、桂枝、牛膝、木瓜、甘草、杜仲、防风、姜活、独活）、辛夷散（方出《重订严氏济生方》，组成：辛夷、白芷、升麻、木桶、甘草、藁本、防风、川芎、细辛）、荆防败毒散等。

③疏风疗法仅属治标，以临床表现系由一时性障碍者为最好，如系继发者，原则上应治本或标本并治；疏风药物，如运用得当，常收效甚速，三剂无效，即应考虑运用当否问题；用疏风药物，要注意中病则止，不宜长服、久服；疏风药物在制剂上以散剂为宜，如作煎剂亦不宜久煎，服法上以热服为宜。

（12）息风

即指使风证得以平息的一种治疗方法。息风与平肝、镇肝法在性质上相类似，但作用范围和部位上不同。平肝、镇肝范围大，作用于全身，因此平肝、镇肝可以包括息风在内；息风范围小，作用主要限于头颈四肢，因此息风不能包括平肝内容，有所区别。由于其性质相似，因此临床习惯上常平肝息风同称。

①具肝风证：一般均可用息风法治疗，如发病急，或慢性情况急性发作者；临床表现以眩晕欲倒、惊痫抽搐为主者。

②常用药物，如全蝎、蜈蚣、僵蚕、地龙、龟甲、鳖甲、龙骨、牡蛎等；常用方如止痉散、牵正散、大定风珠、小定风珠等。

③息风法仅属治标，如系继发者，原则上应治本或标本并治；息风药物收效甚速，要注意中病则止，不宜长服、久服；息风药物中介类药物以作煎剂并应久煎为宜，虫类药物以作散剂为宜，并应注意其毒性，不宜大量。

2. 脾（胃）病的治疗

（1）健脾

即健旺脾胃功能而言，健脾亦称助脾。

①具脾气虚即脾运化功能减退症者，一般均可用健脾法治疗，有下列情况者更是适应证：发病缓，疗程长，需要较长时间的治疗逐步恢复者；急性病恢复期，特别是急性吐泻后，需要调理脾胃者；妇女妊娠中出现脾胃症状或浮肿者。

②常用药物，如人参、党参、白术、茯苓、生姜等；常用方如补中益气汤、香砂六君子汤、参苓白术散、薯蓣丸等。

③健脾治疗，多系逐渐出现效果，因此可以较长时间服用，有方有守，不宜求急；典型脾气虚弱证而用健脾治疗进展不大者，须同时考虑肝肾而兼予疏肝和利湿治疗。健脾药物的制剂，在症状明显时，可用汤剂，要文火久煎，以不少于40分钟为宜；如症状基本控制后，则可改用丸剂。

（2）滋脾

即补充脾在运化活动中所需要的物质之意。前人中有人机械地运用阴阳五行学说对待脾胃，认为脾为阴土、湿土，胃为阳土、燥土，提出脾喜燥恶湿，脾无滋法，滋阴只是滋胃阴之说，这种说法是不合适的。因为人体任何器官都应分阴阳，而阳生于阴，也就是任何作用也都是在物质基础上产生，无一例外。事实上滋脾法在临床上是常用的，麻仁滋脾丸就是一个常用方剂，本方明确提出“滋脾”二字，说明了上述无滋脾法的提法，不但在理论上违反阴阳学说在临床运用上的基本精神，对“阴”与“湿”字的含义混淆不清，而且也不符合临床实际情况，值得商榷。

①具脾阴虚亦即脾运化功能障碍系由于脾阴不足所致或临床上表现脾运化功能失职，同时有阴虚证者，一般均可用滋脾法作治疗。有下列情况者，更是适应证：素体阴虚或病史中有明显伤阴史，如长期低热、失血、失精、有热性、毒性药物治疗史之中壮年患者；发病缓起，病程迁延，需要较长时间治疗逐步恢复者；急性病恢复期，特别是急性热病后脾胃症状明显，需要调理者。

②常用药物，如沙参、玉竹、黄精、麦冬、白扁豆、山药、天花粉、火麻仁等；常用方如益胃汤、沙参麦冬饮、一贯煎、麻仁滋脾丸等。

③滋脾治疗，常系逐渐出现效果，因此可以较长时间服用，有方有守，不宜求急；滋脾药物在运用上以适当配伍少量健脾药或和胃药同用，刚柔相济，消补并行为宜。例如：滋脾药物中适当加入白术、陈皮或莱菔子、焦山楂、焦神曲之类药物等，否则常会出现腹满、便溏、纳减等副作用，或使原有之脾运化失调症

状加重。典型脾阴虚证而用滋脾治疗无效或进展不大者，须同时考虑肝肾，而兼予以疏肝、清肝及滋阴、降火治疗。滋脾药物在制剂上以汤剂为好，汤剂要久煎，如症状基本控制后，可以改用膏剂，在剂量上初用剂量要稍大，维持时则剂量宜稍小。

（3）温脾

温脾亦即指旺盛或激发脾运化功能在病因作用下，所出现之衰退或衰竭状态的一种治疗方法。

①具脾阳虚证，一般均可用温脾法治疗，有下列情况者，更是适应证：素体阳虚；老年患者，发病较急，或慢性情况急性发作者；脾气虚患者用一般健脾无效或进展不大者。

②常用药物，如附子、干姜、肉桂、吴茱萸、肉豆蔻、丁香、砂仁等；常用方如附子理中汤、温脾汤、神香散（方出《景岳全书》，组成：丁香、白豆蔻）等。

③温脾治疗，如运用得当，出现效果甚快，三剂无效要考虑当否问题；温脾药物只能暂用，因此要注意中病则止，不宜长期服用，如必须长期服用，则应在处方中配伍养阴药物，要做到刚柔相济，例如加味理中地黄汤（方出《福幼编》，组成：熟地、当归、山茱萸、枸杞、白术、炮姜、党参、炙甘草、炒枣仁、肉桂、补骨脂、黄芪、生姜、大枣、核桃、灶心土）即其范例。温脾药物在制剂上以汤剂为宜，要文火久煎，热服为好；典型脾胃虚寒患者，予温脾治疗，不能接受，服药后恶心呕吐，或口苦咽干者，可酌加清肝、降火药物如胆汁、黄连、黄柏等，苦辛合用以反佐之，如有此种情况，服药以冷服并少量多次呷服为宜。

（4）醒脾

即指脾胃功能失调并非由于本虚，而系由于在病因作用下，一时性失调，使之迅速恢复的一种治疗方法，正如人体出现抑制状态并非由于疾病而系熟睡，唤之使醒一样。

①素体脾胃正常，脾胃症状出现系由于病因作用下一时性障碍，例如：饮酒、中暑、异味、晕车、晕船、中恶等所引起的呕吐、恶心等症，一般情况下均可用醒脾法来治疗。

②常用药物，如砂仁、白豆蔻、藿香、佩兰、菖蒲、厚朴、陈皮、葛花等；

常用方如藿香正气散、平胃散、六和汤（方出《太平惠民和剂局方》，组成：砂仁、半夏、杏仁、人参、炙甘草、茯苓、藿香叶、白扁豆、木瓜、香薷、厚朴）、葛花解酲汤（方出《内外伤辨惑论》，组成：葛花、泽泻、茯苓、猪苓、木香、砂仁、青皮、陈皮、白豆蔻、干姜、神曲、人参、白术）等。

③醒脾治疗，运用得当，立见疗效，如一二剂无效，即应考虑其他原因；中病则止，不必多服；制剂以汤剂为好，不宜久煎。

（5）温胃

与温脾同，但范围较温脾为小。一般来说温脾可以包括温胃在内，但温胃不能包括温脾；温脾着重在温运旺盛人体整个运化功能，而温胃则局限在温运恢复胃之受纳作用及胃寒所致之胃脘部病变，有所不同。

①具胃寒证：一般均可用温胃法治疗，有下列情况者，更是适应证：素体阳虚者；发病较急者；临床表现以呕吐、嗳气、呃逆及胃脘胀痛且喜热喜按者。

②常用药物，如胡椒、荜茇、吴茱萸、丁香等；常用方如吴茱萸汤、逐寒荡惊汤（方出《福幼编》，组成：胡椒、炮姜、肉桂）、理中汤及其加味方等。

③只能暂用，不能常用，要中病则止，甚至一服效，止后服；制剂以汤剂为好，以热服为宜。

（6）养胃

即滋胃阴，其性质与滋脾同，其不同者，即滋脾范围大，养胃范围小，其区别点与前述温脾、温胃区别点相似。

①具胃阴不足证，均可用养胃法治疗，有下列情况者，更是适应证；发病缓起，时作时止者；临床表现胃脘疼痛、得食稍安，或口腔破溃，此愈彼起，迁延不愈者；噎膈。

②常用药物、方剂以及运用经验同滋脾。

（7）和胃

即指胃的受纳及消化磨谷作用，因精神或饮食过饱等因素一时性降低致使气滞食积时，使之消化或排出体外的一种治疗方法。

①具气滞食积证，一般情况下，均可用和胃法治疗，有以下情况者，更是适应证：素体尚健康，无慢性脾胃病史，发作与饮食失节明显相关者；既往虽有慢性脾胃病史，但症状不重，此次系急性发作且与饮食失节明显相关者。

②常用药物，如山楂炭、神曲、炒麦芽、木香、枳实、槟榔、青皮、莱菔子等；常用方如保和丸、木香槟榔丸、楂曲平胃散（山楂、神曲、槐米、苍术、厚朴、陈皮、甘草）等。

③和胃消导药物只能暂用，不能常用，要中病则止；慢性脾胃病者常因脾胃功能低下，继发气滞食积，在此情况下，必须同时合并健脾或养胃治疗，不宜单用消导；使用和胃治疗时，必须同时节制饮食；和胃药物以散剂为宜，如需要改用汤剂，亦不能久煎，否则会无效。

（8）清胃

即清降胃热。

①具胃热、胃火证，一般均适用清胃法治疗，有下列情况者，更是适应证：素体壮实者或素体虚弱但性质上属于阴虚者；临床表现以消渴、消谷善饥、口臭、龈肿为主者。

②常用药物，如石膏、黄连、黄芩等；常用方如白虎汤、清胃散等。

③单纯清胃药方，特别是苦寒清胃药物不宜长用，要中病则止，如慢性情况需要长期服用，必须配合益气药或养阴药同用，同时清胃药物以选用甘寒药物为宜；清胃药物在制剂上以汤剂为好，服法以半饥饱时温服或冷服为宜。

（9）泻胃

即清泻胃火。泻胃与清胃性质上相似，但程度上较重。

①具胃家实证，一般情况下均可用泻胃法治疗，有下列情况者，更是适应证：发病急起，患者平素身体尚壮实者，或平素体差，但性质上属阴虚者；临床表现以大便燥结，日晡潮热或合并神昏谵语为主者；腹痛吐泻与暴饮暴食明显相关，症状急重，或服消导和胃剂无效者；热病过程中，下利纯清水可以诊断热结旁流，或热病初起，迅速出现肢厥、神昏，可以诊断热厥者。

②常用药物，如大黄、芒硝、枳实等；常用方如承气汤及其加味方，如大承气汤、小承气汤、调胃承气汤、牛黄承气汤、增液承气汤等。

③运用经验：泻胃药物必须中病则止，一服利，止后服。泻胃药物在制剂上以汤剂为宜，但不宜久煎，芒硝以冲服为好。在服法上以空腹冷服为宜，如神昏患者则不宜口服而可以用灌肠方法给药；素体脾胃气虚患者，或患者服药不受、药入即吐者，也可以用灌肠方法给药。

（10）降胃

即指胃气上逆时用以降逆的一种治疗方法。

①具胃气上逆证，一般情况下均可用降逆法治疗，有下列情况者，更是适应证：素体较差或素有脾胃病，或本次症状发作系继发于其他疾病之后者；临床表现以呕、吐、噫、呃为主，能除外饮食失节所致者；噎膈、反胃。

②常用药物，如旋覆花、代赭石、伏龙肝、半夏、竹茹、生姜等，常用方如旋覆代赭汤、大半夏汤、小半夏汤、橘皮竹茹汤等。

③降胃治疗，如运用得当，收效甚快，三剂无效，即应考虑当否问题。降胃治疗，里热、里实证禁用，特别是症状的发生与暴饮暴食或饮食不节明显有关，或在临床上有胃脘满痛、大便秘结，以得吐、噫、矢气为快者，绝对禁用，因为此种情况下，呕吐等症状的发生，常系正气驱邪外出的表现，治法上只能因势利导，通因通用，如用降胃，则属留邪。降胃治疗，仅属治标，原则上应在治本的基础上来用，也应该注意到中病则止，不宜长期服用。降胃药物在制剂上以汤剂为宜，煎成后以去沉淀后取上清液服用为宜，沉淀物不能服，否则反使呕吐加重。

3. 肾（膀胱）病的治疗

（1）滋肾

即补充肾的正常执行职能时所需要的物质之意。

①具肾阴虚证者，一般均可用滋肾法治疗，有下列情况者，更是适应证：青壮年患者；或有失血、失精史者；热病后期。

②常用药物，如熟地黄、枸杞子、龟甲胶、制首乌、桑椹、墨旱莲、芡实等；常用方如六味地黄汤及其加味方、左归饮等。

③滋肾治疗，多系逐渐出现效果，因此可以较长期用，有方有守；滋肾药物在运用上，一般以适当配伍少量健脾和胃药同用，以刚柔相济，消补并行为宜，六味地黄汤中三补三消，地黄、山茱萸、山药与牡丹皮、茯苓、泽泻同用即其范例。临床运用中，滋肾方剂六味较左归平妥，其原因也在此；典型肾虚证而用滋肾法无效或进展不大者，须同时考虑予以心脾同治，清心清胃同进，例如在六味地黄汤中合增液汤或加黄连等，如此可以增强滋肾效果。滋肾药物在制剂上以汤剂为好，药要久煎，症状基本控制后改用丸剂或膏剂；初用时剂量宜大，维持时

剂量宜小，老年剂量亦宜小。

（2）温肾

即旺盛或激发人体肾在病因作用下所出现之衰退或衰竭状态，使之恢复其正常作用的一种治疗方法。

①具肾阳虚证，一般均可用温肾法作治疗，有下列情况者，更是适应证：素体阳虚或年老患者；发病较急或慢性情况而有急性发作者；临床表现以腰痛、水肿、阳痿、滑泄不禁或尿崩症等为主者；热性病后期，在审证上确属真寒假热、阴盛格阳、龙雷之火上腾者。

②常用药物，如附子、肉桂、鹿茸、鹿胶等；常用方如桂附地黄汤、右归饮、真武汤等。

③温肾治疗，如运用得当，收效甚快，一周无效，即应考虑当否问题；单纯温肾治疗，只能暂用，不能长用，如需长期服用，必须在处方中配伍滋肾药物，做到刚柔相济，消补并行。如桂附地黄汤中桂枝、附子与六味地黄汤同用，真武汤中附子与白芍同用，济生肾气汤即桂附地黄汤再加牛膝、车前子均为其例证。温肾药物一般情况下，在制剂上以汤剂为宜，要文火久煎，热服为好，如系长期服用，则应在前述刚柔相济的配伍下以丸剂为宜。至于个别药物如鹿茸等药，则以制成散剂温酒冲服为好，不宜作汤剂。

（3）补肾

凡属在治疗上肾气、肾阴并补者，即称补肾。

①具肾气肾阴两虚者，一般均可用补肾法作治疗，有下列情况者，更是适应证：素体气阴两虚者；慢性情况，一时不易见功需要较长时期治疗者。

②常用药物：上述滋肾药物中合以益气药如人参、黄芪，或上述滋肾、温肾药物兼而用之而以滋肾为主，佐以温肾药物；常用方如补阴益气煎（方出《景岳全书》，组成：熟地、当归、人参、山药、陈皮、升麻、柴胡、炙甘草）、参芪地黄汤（方出《沈氏尊生书》，组成：党参、黄芪、熟地黄、山茱萸、山药、丹皮、茯苓）、人参固本丸（人参、天冬、麦冬、生地黄、熟地黄、山茱萸、山药、牡丹皮、茯苓、泽泻）等。

③补肾治疗，多系逐渐产生疗效，因此需要较长时间服用，有方有守；补肾治疗，在制剂上以膏剂或丸剂为宜，如作汤剂，剂量宜小，且可采取间断服药

方法。

（4）壮阳

壮即强壮，阳指肾阳，因此性质与前述温阳相同，但习惯用法上，温肾范围大，壮阳范围小，一般仅作为旺盛强壮性功能的专用语。

①具备肾寒、肾阳虚证，如前述温肾适应证者，原则上也均可用壮阳法治疗。如具下列情况者，则更是适应证：素体阳虚之年老患者；临床表现以阳痿、滑精、不育，或妇女久带下为主者。

②常用药物，如鹿茸、阴起石、韭菜子、原蚕蛾、巴戟天、锁阳、雀脑、萝藦等；常用方如阳起石丸（方出《重订严氏济生方》，组成：阳起石、鹿茸、韭子、菟丝子、天雄、石斛、肉苁蓉、覆盆子、沉香、桑寄生、原蚕蛾、五味子）、人参鹿茸丸（人参、鹿茸、补骨脂、巴戟天、当归、杜仲、牛膝、茯苓、菟丝子、黄芪、龙眼肉、五味子、黄柏、香附、冬虫夏草）、参茸三鞭丸（淫羊藿、补骨脂、阳起石、覆盆子、金樱子、枸杞、牛膝、鹿茸、鹿鞭、狗鞭、驴鞭、锁阳、韭子、菟丝子、续断、熟地、大青盐、人参、肉桂、附子、大茴香、杜仲、白术、生地黄、川芎、木香）、赞育丹（方出《景岳全书》，组成：熟地、白术、当归、枸杞、仙茅、杜仲、山茱萸、淫羊藿、巴戟天、肉苁蓉、韭子、蛇床子、附子、肉桂）等。

③性功能衰退阳痿、滑精、早泄等，在中壮年患者中，一般以肾阴虚合并湿热者居多，此类患者如用壮阳药物，不但无效，反而使症状加重，因此使用时必须谨慎，切勿滥用；单纯壮阳药物不能长用，如需要维持，在较长时间内连续用，则必须在滋肾的基础上用，否则易致伤阴，产生不良后果。壮阳药物阳起石、韭菜子、巴戟天、锁阳、萝藦等以汤剂为宜，用时剂量宜大；雀脑、原蚕蛾等以焙干存性，研末温酒冲服为宜，剂量宜小。

（5）固精

指固摄精液或津液的反常溢流。由于肾主藏精，精液或津液的反常溢流，常是由于肾封藏失职的结果，固精亦即加固肾藏作用，因此固精又称固肾。

①具肾虚证，在临床表现上以遗精、滑精、早泄、遗尿、妇女带下者，一般均可用固精法治疗。有下列情况者，更是适应证：发病缓起，逐渐加重者；用一般补肾疗法无效者。

②常用药物，如芡实、莲须、龙骨、牡蛎、金樱子、桑螵蛸、益智仁、补骨脂等；常用方如金锁固精丸、固真丸（方出《景岳全书》，组成：菟丝子、牡蛎、金樱子、茯苓）、金樱子丸（方出《仁斋直指方论》，组成：金樱子、龙骨、牡蛎、桑螵鞘、黑豆、茯苓）等。

③固精治疗，仅属治标，原则上应在治本的基础上采用，否则很难取得效果，即便取效，也只是暂效；遗精、早泄、遗尿、多尿、带下，不少患者并非由于肾虚，而是由于阴虚火动或湿热内蕴者，应禁用固精治疗，因此临床上对于固精药物在使用上也必须谨慎，不能滥用。固精药物初用时以汤剂为宜，如在治本的基础上用或作为维持疗效用时，则剂量宜小，丸剂为宜。

（6）利水

即通利小便。

①一切小便不利者，均可用利水法作治疗。

②常用药物，如茯苓、车前子、猪苓、泽泻、大腹皮、防己等；常用方如五苓散、五皮饮、大橘皮汤（方出《奇效良方》，组成：橘皮、滑石、木香、槟榔、茯苓、猪苓、泽泻、白术、桂枝、甘草）、猪苓汤。

③利水药物在使用上，一般均须根据不同情况配合肝经药物同用。这在理论上说是由于肝主疏泄，而小便不利除肾、膀胱渗利失职外，一般也常与肝之疏泄失职有关，肝经药物与利水药合用以利小便，以温肝药物如桂枝、沉香等及疏肝理气药如木香、槟榔、陈皮等，以及疏肝活血如牛膝、益母草等为常用，一般所谓“气行水亦行，气滞水亦滞”或“行水必先活血”，其理论根据实在于此。利水药物在使用上必须注意到适可而止，因为利水药物可以伤阴，浮肿患者小便并非太少者，不可用利水药；浮肿而小便不利者，亦只能用到衰其大半，而不能强调肿未完全消除而长期使用，更不能以巩固疗效为由长期使用。利水治疗仅属治标，因此利水药物的应用必须在治本的基础上进行，开始时可以在治本的基础上同时利水，标本并治，以后逐步撤减，症状基本控制后即完全撤去，以治本为主。利水药物在制剂上以汤剂或者散剂为好，剂量宜稍大；在服法上以早晚空腹服用为好，服利水药物时，要忌盐。

（7）通淋

即指解除小便涩痛淋漓，使之恢复正常的一种方法。

①具有肾、膀胱湿热证，而以小便淋漓涩痛为主者，一般均可用通淋法作治疗。有下列情况者，更是适应证：中壮年患者，素体尚壮实者；发病急，或慢性情况突然急性发作者。

②常用药物，如木通、滑石、车前子、栀子、瞿麦、甘草梢、萹蓄等；常用方如八正散、导赤散、五淋散等。

③通淋法的运用，一般以症状急起者为宜，如慢性情况或反复发作者，则常须寻找其他原因，不能单用通淋法作治疗；通淋治疗，如运用得当收效其快，一周治疗无效，即应考虑当否问题；通淋药物在使用上，一般以配合滋肾、清肝药物如生地黄、栀子、龙胆草等为宜，其理由亦与肝主疏泄有关。通淋药物在制剂上以汤剂或散剂为宜，服通淋药物时应禁食辛辣、厚味，应多饮水，以清淡饮食为好。

（8）降火

降即清降，火指肾、膀胱在病因作用下所产生的具有火证特点的病理生理变化，降火即清降肾、膀胱火热证的一种治疗方法。

①具肾、膀胱火热证，一般情况下均可用降火法作治疗。有下列情况者，更是适应证：青壮年患者；素体阴虚内热者；临床表现以骨蒸潮热、阳强或梦遗为主者；典型肾阴虚患者而用滋肾平肝疗法效果不明显者。

②常用药物，如知母、黄柏、生地黄等；常用方如知柏地黄汤、大补阴丸、滋肾通关丸等。

③降火治疗只能暂用，不能常用，要适可而止，如连用一周无效，即应考虑当否问题；降火药物在运用上，一般均须合以滋肾药物同用，如上述之知柏地黄汤中知柏与六味地黄同用，大补阴丸中知母、黄柏与生地黄、龟甲同用，即其范例；在较急情况下，如因肾、膀胱火热而致小便闭者，亦可单纯运用降火药物，但一般须佐以少量温肾药物，苦温同用如滋肾通关丸中知柏与肉桂同用，即其范例。降火药物在制剂上初用时可作汤剂，有效后需维持一段时间可作丸剂。

4. 心（小肠）病的治疗

（1）清心

即清降心热。

①具心（小肠）火热证者，一般情况下可用清心法作治疗。有下列情况者，

更是适应证：发病较急者；临床表现心烦、出血（鼻衄、斑疹、吐血、便血）、皮肤疮疡者。

②常用药物，如玄参、莲子心、淡竹叶、麦冬、栀子、金银花、连翘等；常用方如栀子豉汤、清心莲子饮、牛黄清心丸、仙方活命饮等。

③运用经验：清心疗法，只能暂用，不能长用，要注意中病则止。清心药物在制剂上以汤剂为好，服法上以冷服为宜；如必须服用一段时间则以丸剂为好。

（2）泻心

即清泻心火，性质与清心相类而力量较强。

①适应证：同清心，而以大出血及神昏谵语等为其主要适应证。

②常用药物，如大黄、黄连、黄芩、犀角（水牛角代）等；常用方如泻心汤、犀角地黄汤、清宫汤等。

③只能暂用，要中病则止。制剂上以汤剂为好，但犀角（今用水牛角代）不宜入煎，可作散剂冲服或水磨服；大出血患者在服法上以少量频服为好；深昏迷患者不宜灌服，以灌肠给药为宜。

（3）温心

即温扶心阳，亦即旺盛兴奋或激发心在病因作用下所出现之衰退或衰竭状态，使之恢复正常作用的一种治疗方法。

①具心寒证，一般均可用温心法作治疗。有下列情况者，更是适应证：心阳暴脱、汗出不止、胸高气短不能平卧、脉迟，或脉数急、一息五至以上者；身冷、肢厥、脉微者。

②常用药物，如干姜、附子、肉桂等；常用方如四逆汤、参附汤等。

③温心治疗，如运用得当，收效甚快，三剂无效，即应考虑用药当否；温心治疗，不可久用，要注意中病则止；温心治疗，一般来说只适用于寒厥，但对于热厥，有时也可以在清热的基础上合并温心以治其标，《伤寒论》中乌梅丸及近人提出的参附白虎汤等均具范例。温心药物在制剂上以汤剂为宜，要文火久煎，热饮频服；如服药不受，呕恶者，可改为冷服或处方中加少量黄连并加重干姜剂量，《伤寒论》中通脉四逆汤及白通加猪胆汁汤均其范例。

（4）养心

即滋养心阴，由于心之阴主要为血，因此养心亦即滋补心血。

①凡具有心阴心血不足证者：一般情况下均可用养心法作治疗。有下列情况者，更是适应证：青中年患者或素体阴虚者，临床表现以心悸、怔忡、失眠或脉涩、促、代者。

②常用药物，如当归、生地黄、麦冬、五味子、酸枣仁、柏子仁等；常用方如天王补心丹、柏子养心丸、生脉散等。

③养心药物可以较长时间服用；典型心阴不足而用养心法效果不明显者，须同时考虑清肺及降火法同用，一般可在上述方剂中加石膏、知母、黄柏等，以增加养心效果。养心药物在制剂上以汤剂为好，要久煎，症状基本控制后可以改用丸剂。

（5）补心

习惯上有补心气与补心阴的双重含义，补心阴即前述之养心，补心气有温心之意，但程度较为平和。凡在临床诊断心气阴两虚，在治疗上应气阴两补者，统称补心。

①凡具心气血或气阴两虚，且属慢性情况一时不易见功，需要长期服药者，均可用补心法治疗。

②常用药物：上述养心药物中合以益气药如人参、黄芪，或上述养心、温心药物兼用而以养心药物为主，佐以温心药物如桂枝等。常用方如人参养荣丸、归脾汤、炙甘草汤等。

③补心药物可以较长时间服用；制剂上以汤剂为好，症状好转后可改用丸剂维持。

（6）镇心

即指心在病因作用下出现亢进或紧张状态时，使之镇定或镇静的一种治疗方法。镇心亦可称安神，亦即心神因镇定而得安静之意。

①一切心神不安均可用镇心法作治疗。有下列情况者，更是适应证：心跳、心慌、服养心药物无效者；谵语、躁狂者；严重失眠服平肝药无效者。

②常用药物，如朱砂、龙齿、珍珠母、金箔等；常用方如镇心丹、朱砂安神丸等。

③镇心治疗，仅属治标，原则上应在治本的基础之上合用，单纯运用效果不好，即使暂效亦难获长效；镇心药物中之朱砂、金箔不作汤剂，一般作散剂或为

丸衣服用；龙齿、珍珠母可以作汤剂，宜久煎。

（7）开窍

心气一时性障碍，称为窍闭或心窍闭塞；使之复苏，称为开窍。

①适应证：平素尚健康，突然卒倒眩仆、昏厥，或在急慢性疾病过程中突然神志昏迷者。

②常用药物，如麝香、苏合香等；常用方如苏合香丸、诸葛行军散、安宫牛黄丸、外用通关散等。

③开窍疗法只作急救用，患者复苏，治疗即终止；不能作预防给药用，更不能作维持治疗用。开窍药物在制剂上以散剂为宜，服法上少量灌服，密切注意服时能否吞服及发呛与否，如有发呛，则不宜再灌，可用鼻饲给药或通关散外用。

5. 肺（大肠）病的治疗

（1）宣肺

即宣发肺气，有宣通发表之意。

①具备表寒、表实病症者，一般情况下均可用宣肺法治疗。有下列情况者，更是适应证：素体壮实，发病急，与外感风寒明显相关者；临床表现以发热、恶寒、无汗、咳喘，或咳喘白泡沫痰、胸闷气短，或有上述表现而合并浮肿、小便不利者。

②常用药物，如麻黄、桂枝、苏叶等；常用方如麻黄汤、大青龙汤、小青龙汤、通宣理肺丸（苏叶、前胡、桔梗、杏仁、麻黄、甘草、陈皮、半夏、茯苓、枳壳、黄芩）等。

③宣肺治疗，如运用得当，收效甚快，二剂无效，即应考虑当否问题；宣肺治疗，只能暂用不能长用，要注意中病则止；对于肺气不宣所致之浮肿、小便不利患者，必须在宣肺的基础上合用益气、利水法；出血患者，一般不宜用宣肺法。宣肺药物在制剂上以汤剂为宜，如用麻黄汤要先煎并去上沫，服法上以热服为好。

（2）散寒

即使人体肌表寒邪得以散解的一种治疗方法，其性质上与宣肺、疏风相类似，但在运用上有所不同，宣肺着眼在咳喘或小便不利，疏风着眼在游走性疼痛、运动障碍及发作性皮疹，而散寒则着眼在头身痛。

①适应证同宣肺，但以头身疼痛为主。

②常用药物，如麻黄、桂枝、苏叶、羌活、防风、白芷、细辛、附子等；常用方如麻黄汤、桂枝汤、败毒散、九味羌活汤、桂枝附子汤等。

③只能暂用，不能长用，要注意中病则止；散寒药物在制剂上以汤剂为宜，以文火久煎热服为好。

（3）降肺

肺气以下行为顺，降肺指针对在病因作用下肺气上逆的一种治疗方法。

①凡属咳嗽之由于肺气上逆者，一般情况下均可用降肺法治疗。有下列情况者，更是适应证：患者全身情况尚好，症状发作有季节性或时作时止者；症状发作时，胸闷多痰、膨膨然若不能容者；梅核气，咽中异物感、咽不下、咯不出者。

②常用药物，如紫苏子、莱菔子、款冬花、桑白皮、半夏、陈皮等；常用方苏子降气汤、半夏厚朴汤等。

③降肺治疗一般用于慢性咳喘之发作期，特别是以正虚邪实患者较为适宜；如急性咳喘之由于肺热者，或慢性咳喘急性发作由于亡阳或肺气大虚所致者，则不宜用降肺法治疗。降肺药物在制剂上以汤剂为好，在服法上以温服为宜。

（4）清肺

即清降肺热。

①具肺热证，一般情况下均可用清肺法作治疗。有下列情况者，更是适应证：发病急起，或热病恢复期者，临床表现以咳喘、咯血、鼻衄、少痰或无痰为主者。

②常用药物，如淡竹叶、生石膏、天冬、麦冬、桑白皮、芦根、黄芩、鱼腥草、知母等；常用方如竹叶石膏汤、清燥救肺汤、白虎汤、二母散（方出《太平惠民和剂局方》，组成：知母、贝母）等。

③清肺药物一般以甘寒药物为主，特别是在热病恢复期中或慢性迁延情况下尤宜甘寒清热；发病急起者，可以酌用苦寒，但亦应适可而止，使逐渐转为甘寒。清肺药物在处方上常须与润肺药物同用，亦即清肺应在养阴的基础之上进行。急性情况下，清肺药物在制剂上以汤剂为宜；慢性迁延情况下则以膏剂为好。清肺药物特别是甘寒清肺药物可以常服，不必因其寒凉而有所顾虑。

（5）泻肺

即泻去肺火或泻去肺水。所谓肺火，即在病因作用下而产生的肺亢进或紧张现象；所谓肺水，即在病因作用下而产生的肺水湿潴留现象。在治疗上对此所采取的药物处理，即称泻肺。

①具肺火、肺水证，一般情况下均可用泻肺法作治疗。有下列情况者，更是适应证：发病急，症状重，用一般清肺利水法力弱无效者；肺火证以高热、咳喘、胸疼，肺水证以胸憋、气喘、咳唾引痛为主者。

②常用药物，如泻肺火常用黄连、黄芩、大黄、瓜蒌仁、桑白皮等；泻肺水常用葶苈子、甘遂、大戟、芫花、芒硝等。常用方如泻肺火常用泻白散、泻白汤、黄连解毒汤、小陷胸汤等；泻肺水常用葶苈大枣泻肺汤、大陷胸汤、十枣汤等。

③泻肺药物特别是泻肺重剂，只能暂用不能长期使用，要注意中病则止；肺水常系在其他器官疾病基础之上继发，因此在使用泻肺水治疗时，必须同时注意治本。泻肺火药物在制剂上以汤剂为好，泻肺水药物中之大戟、芫花、甘遂等必须制为散剂，调入糖水或枣汤内服下，切忌放入口中再以水冲服，否则刺激口腔咽喉，可导致不良后果。

（6）润肺

即滋润肺脏，亦即滋养肺阴。

①具阴虚肺燥证者，一般情况下均可用润肺法作治疗。有下列情况者，更是适应证：儿童、青少年、中壮年、素体阴虚者；急性热病后期或恢复期；慢性病如肺结核病等以阴虚内热为主要表现者；习惯性便秘及咽喉疾病。

②常用药物，如天冬、麦冬、石斛、玄参、百合等，常用方如麦门冬汤、润肺饮（方出《医宗必读》，组成：川贝母、天花粉、桔梗、甘草、麦冬、橘红、茯苓、知母、生地）等。

③润肺药物可以长用，要有方有守；润肺药物在运用时可酌加少量辛凉或辛燥药，使刚柔相济，例如：竹叶石膏汤、麦门冬汤中用半夏，在润肺养阴药中用薄荷，均属此意。润肺药物在制剂上，一般以汤剂为宜，长期服用者可用膏剂。

（7）温肺

即温养肺气，亦即旺盛或激发已衰退之肺脏功能的一种治疗方法。

①具肺寒证，一般均可用温肺法治疗，如临床上主要表现为痰饮咳喘者，更是温肺的适应证。

②常用药物，如干姜、细辛、麻黄、桂枝等；常用方如小青龙汤、苓甘五味姜辛半夏杏仁汤、参苏温肺饮（方出《医略六书》，组成：人参、苏叶、肉桂、茯苓、白术、五味子、半夏、陈皮、甘草）等。

③温肺治疗，不宜长用，要注意中病即止；温肺药物，在处方中常须配以少量甘柔酸敛药物，使刚柔相济，例如：小青龙汤中之用芍药，苓甘五味姜辛半夏杏仁汤中之用五味子，张仲景治痰饮咳嗽恒以干姜、细辛、五味子同用等，均属此意。温肺药物以汤剂热服为宜。

（8）敛肺

即对在病因作用下所出现的肺气宣发太盛或肺气不能正常收敛时的一种治疗方法。

①凡属肺气失敛者，一般情况下均可用敛肺法治疗。有下列情况者，更是适应证：素体气虚阳虚者，病程已长，历时已久，治本无效者；临床表现以久咳喘、久痢、自汗、盗汗为主者。

②常用药物，如白果、诃子、罂粟壳、浮小麦、麻黄根等，常用方如定喘汤、诃子散、真人养脏汤等。

③敛肺治疗，仅属治标，因此必须在治本的基础之上合并运用，并要中病则止，不能长用；上述临床表现如系由于里热、里实所致者，绝对禁用敛肺治疗，即使属于正虚，但当前邪实例如咳喘而痰涎壅盛者，也不能用敛肺治疗。敛肺药物在制剂上以汤剂为好。

（9）补肺

补益肺气及补养肺阴的共同称谓。补益肺气与前述温肺在性质上相似但较平和，补养肺阴与前述润肺在性质相似而较稳定。

①凡属肺气阴两虚患者，病程较长者，一般均可用补肺法治疗。

②常用药物，如人参、黄芪、麦冬、五味子、阿胶、冬虫夏草、银耳等；常用方如补肺阿胶汤、生脉散、麦门冬汤等。

③补肺药物可以长期服用；补肺药物在运用中以配合适当健脾和胃药物同用为宜，以求刚柔相济，消补并行。补肺药物在制剂上以汤剂、膏剂为宜；在服法上以间断使用为宜，如症状基本控制则可改服丸剂。

（10）祛痰

过去习惯上把消除寒痰叫祛痰，把消除热痰叫清痰，这里所指的祛痰范围略大，也包括清痰在内。

①凡属在临床上表现为痰涎壅盛的，一般情况下均可以用祛痰法作治疗，痰稠、色黄、气臭的，一般用清热痰的方法治疗；痰稀、色白、呈泡沫样，臭味不大的，一般用祛寒痰的方法治疗。

②常用药物，如祛寒痰有半夏、陈皮、南星、细辛、白芥子、皂角、桔梗等，清热痰有芦根、冬瓜子、竹茹、竹沥、瓜蒌、礞石、贝母等；常用方如祛寒痰有二陈汤、导痰汤、三子养亲汤等，清热痰有苇茎汤、清金化痰丸、礞石滚痰丸等。

③祛痰治疗，仅属治标，还必须治疗生痰之源，因此必须在治本的基础上使用祛痰疗法；祛痰药物，不宜长用，要注意中病则止；有些患者咳嗽多痰情况并不明显而属于中医学广义痰饮疾病，例如肥胖体型，患者以眩晕为主；或精神错乱，癫痫发作时有痰涎壅盛，发作休止时，痰涎现象即消失者，亦可用祛痰法治疗；祛痰药物在制剂上可以用汤剂，也可以用水丸，但不宜用蜜丸，如拟长期服用，则以丸剂为宜。

（六）治病求本

1. 肝（胆）病

（1）肝（胆）本经病

分别选用前述肝（胆）病治法。例如：肝热用清肝法，肝旺用平肝法等。

（2）继发于其他器官疾病之后

①脾病及肝，重点在治脾。例如：脾胃虚寒吐泻，继发痉挛拘急，用温脾法，吐泻止则痉挛拘急自然缓解。

②肾病及肝，重点在治肾。例如：肾阴不足而致眩晕、失眠，用滋肾法，肾阴复则眩晕、失眠自然痊愈。

③心病及肝，重点在治心。例如：由高热而致抽搐，用清心法，心热清则抽搐自然缓解。

④肺病及肝，重点在治肺。例如：由肺热咳喘而致之不寐，用清肺法，肺热

清而睡眠自安。

2. 脾（胃）病

（1）脾（胃）本经病

分别选用前述脾（胃）病治疗方法：例如：脾虚用健脾法；胃寒用温胃法等。

（2）继发于其他器官疾病之后

①肝病及脾，重点在治肝。例如：肝旺乘脾而致腹胀、胃疼，用疏肝法，肝气得疏，胃脘胀痛自然缓解。

②肾病及脾，重点在治肾。例如：肾寒水肿或癃闭而致之呕吐恶心，用温肾利水或降火通淋法，小便利则呕恶自消。

③心病及脾，重点在治心。例如：心虚心跳继发呕恶，用补心法，心慌、心悸止则呕恶自亦好转。

④肺病及脾，重点在治肺。例如：肺热剧烈咳嗽而继发呕吐恶心，用清肺法，咳嗽止则呕恶自然消失。

3. 肾（膀胱）病

（1）肾（膀胱）本经病

分别选用前述肾（膀胱）病治疗方法：例如：房劳伤肾，阳痿、遗精，用温肾壮阳法或温肾固精法；肾阴不足，相火妄动而致遗精、早泄，用滋肾降火法等。

（2）继发于其他器官疾病之后

①肝病及肾，重点在治肝。例如：由于肝风内动，惊痫抽搐而致小便失禁，用平肝息风法，惊痫抽搐止，则小便自然恢复正常。

②脾病及肾，重点在治脾。例如：由于脾虚而致之小便不利、肢肿腹大，用温脾法、健脾法，脾气复则自然尿利肿消。

③心病及肾，重点在治心。例如：由于心气不足，心悸气短而继发之浮肿尿少，用温心、补心法，心气复则小便自利。

④肺病及肾，重点在治肺。例如：由于咳嗽而引起小便失禁，用治肺止咳法，咳嗽止则小便自然正常。

4. 心（小肠）病

（1）心（小肠）本经病

分别选用上述心（小肠）病治疗方法。例如：心热神昏谵语，用清心开窍法；

心虚心悸怔忡，用补心镇心法等。

（2）继发于其他器官疾病之后

①肝病及心，重点在治肝。例如：由于肝旺而致失眠，继发心跳气短，首在平肝养肝。肝气平则睡眠好，而心跳气短可自止。

②病及心，重点在治脾。例如：由于脾虚纳少而致之少血、出血、心悸、气短等血虚证，首在补脾、健脾，脾气复，纳食增，运化调，则自然达到补血目的，心悸、气短等症自然改善。

③肾病及心，重点在治肾。例如：由于肾寒小便不利而致水气凌心以致心跳气短，首在温肾利水，小便利则心跳气短自然消失。

④肺病及心，重点在治肺。例如：由于长期咳嗽而致之心慌心跳、咳血，则首在治肺，肺病已则心病自然亦相应缓解。

5. 肺（大肠）病

（1）肺（大肠）本经病

重点在治本经，分别选用上述肺（大肠）病治疗方法治疗。例如：肺热咳喘用清肺法；肺寒咳喘用温肺法；痰涎壅盛用祛痰法等。

（2）继发于其他器官疾病之后

①肝病及肺，重点在治肝。例如：由于肝风惊痫抽搐而引起之痰涎壅盛，首在平肝息风，肝平风息，惊痫抽搐停止，则痰涎涌盛现象自然消失。

②脾病及肺，重点在治脾。例如：由脾虚运化不行水湿停聚而致之痰饮咳喘，首在温脾、补脾，脾气复运化行则痰喘自然缓解。

③肾病及肺，重点在治肾。例如：由于肾气不足，水留膀胱，小便不利水邪犯肺而致之咳喘，首在温肾利水，小水利则咳喘自止。

④心病及肺，重点在治心。例如：由于心气不足而致之咳逆倚息不得卧，首在补心，心气复则咳喘自然消失。

以上所述，即治病求本，亦即重点治原发病。但治病求本不等于完全不治标，实际上常常要本标兼治。例如肝病及脾，临床治疗上是疏肝助脾或疏肝和胃同用，但重点在疏肝，例如逍遥散或四逆散的应用；脾病及肝，临床上常常是助脾补肝或和胃疏肝同用，但重点在助脾，例如香砂六君子汤或归芍六君子汤的应用均其例证，余可类推。

（七）发于机先

《内经》谓："五脏受气于其所生，传之于其所胜，气舍于其所生，死于其所不胜。"（《素问·玉机真藏论》）又谓："气有余，则制己所胜而侮所不胜；其不及，则己所不胜侮而乘之，己所胜轻而侮之。"（《素问·五运行大论》）这些话的含义，在人体来说，就是说人体各个脏器之间是密切相关的，一个脏器有病，必然要涉及其他脏器，同时也必然受其他脏器的影响。因此，对于各个脏器的疾病不能绝对孤立地对待，而必须考虑其所影响的脏器以及本身有可能受到的影响，从而从全局观点来判断转归，决定治疗。这就是我们这里所讲的"发于机先"。

人体五脏既然密切相关，一个脏有病必然要影响其余四脏。但根据中医学认识，最重要者又在各个脏器的所胜和所不胜的两个关系上，因此在分析病机、判断转归、决定治疗时，又必须首先考虑这两重关系。兹分别再简要做如下叙述。

1.肝（胆）病

肝所胜者为脾，所不胜者为肺，因此凡属肝病，除考虑肝以外，还必须同时考虑脾和肺的问题。

（1）肝气有余，则传脾侮肺

肝气有余，即肝在致病因素作用下所出现的偏胜情况，也就是《内经》中所说的"邪气盛则实"（《素问·通评虚实论》）。既属邪气偏胜，那就必然要影响其他器官。人体脏腑之间，中医学强调"亢则害""承乃制"，因此在肝气有余时，肺脾两脏必然与肝互为影响，这就是肝气有余则传脾、侮肺以及其本身又必然受肺脾两脏影响的原因。肝气有余时如此，其余四脏有余时也是如此，可以类推，以下不再做解释。

传脾，即在肝气有余时，其邪气首先传变至脾，从而使脾气失常。例如肝旺时常常继发脾运化失调表现，如脘胀、呕恶等；侮肺，即在肝气有余时，其邪气影响到肺，从而使肺气失常。例如肝病有时亦可出现肺调节失调表现，如胸闷、气短、咳喘、汗出、便频等。因而对肝气有余患者，在其病机分析上，不仅在定位上要考虑肝的本身，也必须同时考虑到脾和肺；在治疗上也不仅治肝，同时还应考虑到助脾或益肺，以加强脾和肺的正常职能，使肝不能传侮，治疗于未病之先，以及因此加强肺脾对肝的制约，从而有利于肝本身的治疗。如逍遥散之用茯苓、白术、生姜，补阳还五汤之重用黄芪即其范例。

（2）肝气不足，则肺乘脾侮

也应该指出，这里所谓的不足，是指正气不足，亦即人体在病因作用下所出现的精气不足情况，也就是《内经》中所说的“精气夺则虚”（《素问·通评虚实论》）。既属正虚，那就必然容易受到其他器官的影响。由于前述人体脏腑之间亢害承制的关系，因此在肝气不足时，肺脾两脏也必然与之互为影响，这也就是肝气不足时，肺乘、脾侮的原因。肝气不足时如此，其余四脏不足时也是如此，可以类推，以下不再做解释。

肺乘，即在肝气不足时，肺肝之间的正常关系被破坏而出现的肺气偏胜情况，例如肝虚时，常常同时出现咳喘、盗汗、鼻衄、大便秘结等肺燥现象；脾侮，即在肝气不足时，肝脾之间关系被破坏出现的脾气偏胜情况。例如肝虚时，也常常同时出现腹疼、腹泻等现象。因而对肝气不足患者，在分析其病机时，不仅在定位上要考虑到肝的本身，也必须同时考虑到肺和脾；在治疗上也不仅只治肝，同时还应考虑到清肺或清胃和胃，以恢复肺脾的正常职能，使肺脾气安，治疗于未病之先，以及因此而减少对肝的不利影响，从而有利于肝本身的治疗。如一贯煎之用沙参、麦冬，温胆汤之用枳实、竹茹等，即为其范例。

2. 脾（胃）病

脾所胜者为肾，所不胜者为肝，因此凡属脾（胃）病，除考虑治脾以外，还必须同时考虑肾和肝的问题。

（1）脾气有余，则传肾侮肝

传肾，即在脾气有余时，其邪气首先传变至肾，从而使肾气失常，例如脾胃湿热呕吐，常常继发尿少、尿黄；侮肝，即在脾气有余时其邪气亦可影响到肝，例如暴饮暴食伤胃，常常继发胁肋满痛，严重吐泻时，可以引起痉挛拘急，胃不和则卧不安。因而对脾气有余患者，在其病机分析上，不仅在定位上要考虑脾胃，也必须同时考虑肝肾，在治疗上也不仅只治脾胃，同时还应考虑治肝和肾，以加强肝肾之正常职能及对脾胃之制约，从而有利于脾胃本身的治疗。例如：胃苓汤中平胃散与五苓散同用；越鞠保和丸之用川芎、香附，均为其范例。

（2）脾气不足，则肝乘肾侮

肝乘，即脾气不足时，肝脾之间正常的关系被破坏而出现肝气偏胜情况，例如脾气虚时，常常合并胁肋满痛或失眠；肾侮，即脾气不足时，脾肾之间关系被破坏而出现肾气偏胜的情况，例如脾虚时常常出现浮肿、小便不利等症状。因而对脾气不足患者，在其病机分析上，不仅在定位上要考虑脾，而且也必须同时考虑肝肾；在治疗上也不仅只治脾，而且也必须同时治肝肾，如疏肝、利湿等，以加强肝肾之正常作用，治疗于未病之先，以及因此而减少其对脾的不利影响，从而有利于脾本身的治疗和恢复。如香砂六君子汤之用木香、砂仁、茯苓等，均为其范例。

3. 肾（膀胱）病

肾所胜者为心，所不胜者为脾，肾有病必须同时考虑心脾。

（1）肾气有余，则传心侮脾

传心，即在肾气有余时，其邪气首先传变到心，从而使心气失常，例如肾病小便不利、浮肿，常常因水气凌心而出现心悸、心慌，甚至继发神志昏迷；侮脾，即肾气有余时，其邪气亦可影响到脾，例如小便不利时出现消渴、呕恶。因而对肾气有余患者，在分析病机时，不仅要考虑肾，而且也必须首先考虑心脾；在治疗上不仅只治肾，而且也要治心脾，以加强心脾之正常作用，从而更有利于肾病本身的治疗。如八正散之用栀子、木通，五苓散之用白术，即为其范例。

（2）肾气不足，则脾乘心侮

脾乘，即肾气不足时，脾肾之间的正常关系被破坏而出现脾气偏胜情况，例如肾虚消渴而出现之消谷善饥；心侮，即肾气不足时，心肾之间正常关系被破坏而出现心气偏胜的情况，例如肾虚遗精，常常合并心悸怔忡。因而对肾气不足患者，在其病机分析上，不仅在定位上考虑到肾，而且也必须同时考虑心脾；在治疗上，也不仅只治肾，而且也必须同时治心脾。如六味地黄汤之用山药，麦味地黄汤之用麦冬、五味子，桂附地黄汤之用桂附等，均为其范例。

4. 心（小肠）病

心所胜者为肺，所不胜者为肾，心有病必须同时考虑肺肾。

（1）心气有余，则传肺侮肾

传肺，即在心气有余时，其邪气首先传变至肺，从而使肺气失常，例如心悸心慌、脉结代者，常常合并咳喘；侮肾，即在心气有余时，其邪气影响肾，从而使肾气失常，例如心悸心慌、脉结代者，常常合并小便少、浮肿。因而对心气有余患者，在病机分析上，要同时考虑肺肾；在治疗上，也要同时考虑肺肾。如酸枣仁汤之用知母、茯苓，即为其范例。

（2）心气不足，则肾乘肺侮

肾乘，即心气不足时，心肾之间的正常关系被破坏而出现肾气失常情况，例如心虚心悸怔忡者，可合并小便少；肺侮，即心气不足时，心肺之间的正常关系被破坏而出现肺气失常情况，例如心虚心悸怔忡者，可合并咳喘，甚至咳血。因而对心气不足者，在病机分析和治疗上，都不仅只考虑心，而且还必须要同时考虑肺肾。如天王补心丹用茯苓，归脾汤之用黄芪、人参，均为其范例。

5. 肺（大肠）病

肺所胜者为肝，所不胜者为心，肺有病，必须同时考虑到肝心。

（1）肺气有余，则传肝侮心

传肝，即在肺气有余时，其邪气首先传变至肝，从而使肝气失常，例如肺热咳喘患者，一般均合并失眠或胸胁满痛，严重者可以出现抽搐；侮心，即在肺气有余时，其邪气传变至心，从而使心气失常，例如：肺热咳喘者，一般均有心跳，或合并咳血，严重者可以出现邪入心包，神昏谵语。因而在病机分析和治疗上，除肺本脏以外，必须同时考虑肝心。如清燥救肺汤之用阿胶，竹叶石膏汤之用淡竹叶、麦冬，均为其范例。

（2）肺气不足，则心乘肝侮

心乘，即肺气不足时，心肺之间的正常关系被破坏，从而出现心气失常情况，例如肺虚自汗患者，常常同时有心悸气短；肝侮，即肺气不足时，肺肝之间正常关系被破坏而出现肝气失常情况，例如肺虚咯血患者，常常同时有失眠、易惊、不能自制等症状。因而对于肺气不足者，在病机分析和治疗上，除肺本脏以外还必须同时考虑心肝。如补中益气汤之用柴胡、当归，补肺阿胶汤之用阿胶，均为其范例。

以上所述不过随便举例，其间有余不及关系，从表面看，似乎都是脏与脏之间互相影响，区别不大，但深入分析，则仍有实质上的区别。例如：气有余者，其所传、所侮之脏腑病变，均多属虚证；而气不足者，其来乘、来侮之脏腑病变，则多属实证或虚中夹实。虽然其临床表现可以完全相同，但在性质上却可以完全不同，因而在治疗及选方用药上可以完全不同。这是指被乘被侮、或来乘来侮之脏腑以有临床表现者而言。至于尚未出现症状，纯系预防传侮或作为配合本脏治疗时，则被传、被侮之脏腑，一般则以增强其正常作用为主；来乘、来侮之脏腑，一般则以清平或安养，使不致偏盛成邪为主。但应该说明的，即在用清平之时，要注意到清而不伤，平而不害，最好是在养的基础之上进行，绝对不能因为补此而伤彼；至于其乘侮关系，则不必机械地对待。总的精神不过以此说明人体五脏相关，不能孤立地看一个脏器，要根据其相互之间的影响来综合考虑，防微杜渐，这样才能较妥善地处理疾病而已。这也就是中医学中五脏一体观在临床辨证论治中的具体运用。

三、结束语

本文着重谈了病机十九条基本精神及其在辨证论治中的具体运用问题。想通过这个讨论，使初学者能在中医学理法方药的一致性和系统性上，在认识上能够明确一些；另一方面也想通过这个讨论，对辨证论治以及临床上如何辨证论治这个重大问题能够逐步统一认识，统一方法，使中西医结合工作能够较正常地开展起来。希望大家共同交换意见，互相补充，统一认识，并逐步对辨证论治的具体内容、步骤和方法作出明确而具体的要求，从而把中医的辨证论治推进到一个新的水平，使中西医结合工作在现有的基础上向前一步。

（摘自《新医药学杂志》1978 年第 8、9、10、11、12 期）

论中医学对急性传染病的一般认识——兼评伤寒与温病学派之争

一、中医学对于急性传染病的病因认识

中医学对急性传染病的认识，从文献资料来看记载很早。早在 3000 年前殷商时代甲骨文卜辞中就已经有疫病流行的记载。不过从甲骨文卜辞中所述的内容

来看，当时殷人对于疫病的发生和流行的原因，主要归之于“天降”，或由于已故祖先对自己的惩罚。如甲骨文中记载：“武丁疾身，唯妣及它。”“武丁病齿，上帝可赐愈。”因而在治疗上也以祈祷为主。如甲骨文中记载“武丁疾身，御祭妣已及妣癀。”“武丁病齿，祭于父乙，以求赐愈。”《尚书》载“周公祷武王之疾而瘳”等，完全属于巫祝迷信范围。因此虽然殷人当时已从生活中发现了疫病流行现象，但谈不到对于急性传染病在病因上已经有所认识。

到西周时代（前 11 世纪 – 前 770 年）由于农业和天文历法的发展，古人对于疫病的发生和流行有了进一步的认识，并把它和季节气候变化密切结合起来。如《周礼·天宫》谓：“春有瘠首疾，夏有痒疥疾，秋有疟寒疾，冬有嗽上气疾。”《礼记·月令》谓：“孟春行秋令，则民病大疫。”“季春行夏令，则民多疾疫。”“仲夏行秋令，则民殃于疫。”“孟秋行夏令，民多疟疾。”这里所谓的“疫”，是指传染病的暴发流行。《说文》：“疫，民皆病也。”这里所说的“疟”，主要是指临床上表现为发热恶寒或寒热往来的一类传染病。于此说明，当时古人不仅已经看到了传染病的流行性，而且也看到了传染病的季节性，认识到自然气候的严重反常变化是传染病发生和流行的主要原因。

我国现存第一部医学经典著作是《黄帝内经》，它的出现标志着中医学理论体系的诞生。在病因学方面，《内经》认为：一切疾病的发生都应该从外因和内因两个方面来加以分析，急性传染病自然也不例外。《内经》所论述的“中风”“伤寒”“温病”“湿病”“热病”“暑病”“疟”“肠澼”“霍乱”“疫疠”“痉”“瘛疭”“疸”等，如以今天的认识来分析，其中绝大部分疾病都属于急性传染病的范围，而其中所说的“疫疠”，则又是指各种烈性传染病大流行时的总称。

对于急性传染病的外因，《内经》认为主要是由于自然气候变化的严重失常，人体感受此自然气候偏胜之气以及由此自然偏胜之气而产生的“毒气”，即可发生疫病。如《素问·热论》谓：“今夫热病者，皆伤寒之类也。”《素问·生气通天论》谓：“因于露风，乃生寒热。”《素问·疟论》谓：“夫痎疟皆生于风。”《内经》中讨论运气学说的《素问·天元纪大论》等七篇大论，则更是把一切急性病与自然气候变化密切联系起来，直认风、热、火、湿、燥、寒等气候变化因素就是一切急性病的外因，即使是“疫疠”，其毒气的产生也认为主要是由气候变化失调或时令严重反常所致。这就是《素问遗篇·刺法论》中所谓的“升降不前，气交有变，则成暴郁（疫）”。对于急性传染病的内因，《内经》则认为主要与人体正气强弱密切相关。认为人体正气强者，邪气就不能侵犯，反过来说，如果受邪致病，又必是由于其正气之不强，这也就是《素问遗篇·刺法论》中所谓的“不相染者，正气存内，邪不可干”。《灵枢·百病始生》中所谓的“风雨寒热，不得虚，邪不能独伤人，卒然逢疾风暴雨而不病者，盖无虚，故邪不能独伤人”。“正气”是什么？正气即正常之气。从人体总的来说，“正气”也就是人体所具有的自稳调节能力，包括适应、防御、代偿、修复等能力。对于各种急性传染病来说，“正气”主要指“卫气”。根据《素问·生气通天论》：“阳者卫外而为固也。”《灵枢·本藏》：“卫气者，所以温分肉，充皮肤，肥腠理，司开阖者也……卫气和，则分肉解利，皮肤调柔，腠理致密矣。”据此论点，则所谓“卫气”，应该是指人体抵抗外邪侵袭的能力。这就是说，《内经》已经认识到人体的抵抗力与传染病的发生有着密切不可分割的关系，并且在一定程度上把它放在了决定性的地位。由于《内经》在传染病病因学上对于人体正气如此重视，因此凡是足以影响人体正气失调的各种因素，在《内经》中均把它们作为急性传染病的直接病因来看待。《素问·太阴阳明论》谓：“故犯贼风虚邪者，阳受之。阳受之则入六腑，阴受之则入五脏，入六腑则身热不得卧，上为喘呼；入五脏则䐜满闭塞，下为飧泄，久为肠澼。”“春伤于风，邪气留连，乃为洞泄；夏伤于暑，秋为痎疟；秋伤于湿，上逆而咳；冬伤于寒，春必温病。”（《素问·生气通天论》）“春不病颈项，仲夏不病胸胁，长夏不病洞泄寒中，秋不病风疟，冬不病痹厥……藏于精者，春不病温。”（《素问·金匮真言论》）由此可以看出，《内经》对于急性传染病的发生，不仅已经认识到一般均是由于外感“邪气”致病，同时也认识到人体正气在其间的决定作用，并作出了“正气存内，邪不可干”的精辟结论。这个结论一直到今天仍然贯穿到了整个中医学理论体系之中，这是《内经》在急性传染病病因方面的卓越认识和伟大贡献。

后汉末年，张仲景著《伤寒杂病论》，亦即现在通行的《伤寒论》与《金匮要略》。这两部书是古代临床医学著作中唯一留存到现在的经典著作。从公元3世纪到现在，一直被中医所推崇，对中医学影响很大。张氏著此书的动机，据其自序：“余宗族素多，向逾二百，建安纪年以来，犹未十稔，其死亡者三分有二，伤寒十居其七。感往昔之沦丧，痛横夭之莫救，乃勤求古训，博采众方，撰用

《素问》《九卷》《八十一难》《阴阳大论》《胎胪药录》，并《平脉辨证》，为《伤寒杂病论》合十六卷。”（《伤寒论·序》）当时曹丕给吴季重信中也提到：“亲故多罹疫疾，徐干、陈琳、应易、刘桢，一时俱逝，既通逝者，自念也。”可见当时传染病流行，死亡率很高，促使张仲景总结他的诊治经验并著书立说。在这部书里面记载的一些疾病，如“伤寒”“中风”“温病”“湿”“暍”“痉”“黄疸”“狐惑”“阴阳毒”“疟”“痢”“霍乱”等，现在看来，大多属于急性或亚急性传染病的范围。对于这些疾病的临床表现，如病程、症状、体征等，在《伤寒论》《金匮要略》中均有比《内经》更为详细的认识和记述，特别是在诊断治疗上，更是非常精辟地总结出了一套比较完整的辨证、论治方法。在对于急性传染病的病因认识上，《伤寒论》《金匮要略》一方面继承了《内经》的论点，强调了自然气候反常变化与疾病发生的关系，如所谓：“夫人禀五常，因风气而生长，风气虽能生万物，亦能害万物，如水能浮舟，亦能覆舟……客气邪风，中人多死。”（《金匮要略·脏腑经络先后病脉证第一》）同时也强调了人体正气在发病上的决定作用，如所谓：“若五脏元真通畅，人即安和……不遗形体有衰，病则无由入其腠理。”（同上）“血弱气尽，腠理开，邪气因入。”（《伤寒论》第97条）另一方面，还提出了金刃、虫兽所伤以及食物、药物中毒的问题，如所谓“房室、金刃，虫兽所伤”（《金匮要略·脏腑经络先后病脉证第一》），以及《金匮要略》中《禽兽鱼虫禁忌并治第二十四》《果实菜谷禁忌并治第二十五》等篇所述食物、药物中毒等内容，在前人对于急性病的病因认识的基础上大大地进了一步。

到了晋唐时期（280–907），中医学对于急性传染病的病因认识，特别是在致病的外因认识上有了较明显的发展和提高，其中以晋·葛洪所著的《肘后备急方》和隋·巢元方所著的《诸病源候论》在这方面的认识尤其突出。在这一时期中，首先是医家们已经认识到了疾病之具有传染性可以互相染易者，已经不止于《内经》中所说的“疫病”一种，其他急性热病如“伤寒”“温病”“时气病”“天花”“麻疹”“黄疸”“痢疾”等亦均可以彼此染易或发生流行。如《肘后备急方》谓：“伤寒、温疫、时行三名同一种耳。”因而在《肘后备急方》中也就把伤寒、时气、温病方合为一类，在这一类方中包括了“天行诸痢”“毒病攻喉咽痛”“时行病发黄”“天行斑疮”。《诸病源候论》中“伤寒”“时气”“温病”诸候中也都分别有“人感乖戾之气而发病者，多相染易”的相似记载。在“疫疠候”中更直接提出“其病与时气温热等病相类，皆由一岁之内，节气不和，寒暑乖候，或有暴风疾雨，雾露不散，则民多疾疫，病无长少，率皆相似”的明确论点。《诸病源候论》伤寒病诸候中，载有“伤寒咽喉痛候”“伤寒斑疮候”“伤寒痉候”“伤寒变成黄候”“作寒脓血痢候”“伤寒上气候”等；时气病诸候中亦载有“时气咽痛候”“时气发斑候”“时气皰疮候”“时气脓血痢候”等；温病诸候中亦有“温病变成黄候”“温病咽候痛候”“温病脓血痢候”等；疫疠候中亦有“疫疠皰疮候”。这些记载，虽然在《诸病源候论》中分别各篇，但是其所述内容则基本相同。例如“伤寒豌豆疮候”谓：“伤寒热毒气盛，多发皰疮，其疮色白，或赤。发于皮肤，头作瘭浆，戴白脓者，其毒则轻，有紫黑色作根，隐隐在肌肉里，其者五内七窍皆有疮，其疮形如豌豆，故以名焉。”“时气皰疮候”中谓：“大表虚里实，热毒内盛，则多发皰疮，重者周布遍身，其状如火疮。若根赤头白者，则毒轻，若色紫黑则毒重，其疮形如豌豆，亦名豌豆疮。”二者所述内容，基本一致。这里所说的“豌豆疮”或“皰疮”，多数学者认为就是天花。在伤寒、疫疠、时气候对它均有记载。于此可以看出中医学在此一时期中，不但已经认识到“疫疠”等烈性传染病可以传染流行，而其他急性病，如痢疾、黄疸、急性咽喉病、某些发疹性疾病、某些发热痉挛抽搐的疾病，都可以把它们列入伤寒、时气病或温病之列，认为它们都同样具有传染性，可以互相染易，同属于急性传染病的范围之中。这是一个很大的进步。

其次，在这一时期中的医学家们对于急性传染病的外因认识，在某些地方较前人论述上更加具体。例如葛洪《肘后备急方》中“治卒中沙虱毒方”中所述：“山水间多有沙虱，其细略不可见，人入水浴及以水澡浴，此虫在水中，著人身，及阴天雨日行草中，亦著人，便钻入皮里……三日之后，令百节强，疼痛寒热，赤上发疮，此虫渐入至骨，则杀人。”“治卒中射工弩毒方”中所述：“江南有射工毒虫，一名短狐，一名蜮，常在山间水中，人行及水浴，此虫口中横骨角弩，以射人形影则病。其诊法，初得或似伤寒，或似中恶，或口不能语，或恶寒热，四肢拘急，旦可暮剧，困者三日，齿间血出，不疗即死。”“治卒有猘犬所咬毒方”中所述：“凡猘犬咬人，七日一发，过三七日不发则脱也，要过百日，乃为大免耳。”“治卒毒及狐溺棘所毒方”中所述：“人体上先有疮而乘马，马汗或马毛入疮中或但为马气所蒸，皆致肿痛烦热，入腹则杀人。”《诸病源候论》“生注候”

中所述："人有阴阳不调和，血气虚弱，与患注人同共居处，或看伺扶接而注气流移，染易得注，与病者相似，故名生注。""死注候"中所述："人有病注死亡。人至其家，染病与死者相似，遂至于死，复易旁人，故谓之死注。""食注候"中所述："人有因吉凶坐席饮啖而有外邪恶毒之气，随食饮入五脏，沉滞在内，流注于外，使人支体沉重，心腹绞痛，乍瘥乍发，以其因食得之，故谓之食注。"关于急性传染病的外因，《肘后备急方》《诸病源候论》《千金要方》《外台秘要》等书中类似记载多不胜举，上述不过例示一二。

于此可看出，在这一时期中，医学家们对于急性传染病的外因认识已经大大地跳出了前人的范围，诸如水中昆虫（沙虱、射工），有病家畜（病马、猘犬），患者（生注），尸体（死注），有毒食物（食注）等，都被视为急性传染病的外因，而其描述记载之仔细，则更是此前医学文献所不及，这是一个很大的进步。

宋金元时期（960–1368）医学家们对于急性传染病的病因认识比较强调气候变化与传染病的发病关系，强调五运六气与传染病的发病关系。气运与时行病密切相关，《内经》论之甚详，宋金元医学家们把运气学说具体运用于临床实践，无可厚非。但是由于这一时期中不少论著过于机械地运用运气学说，例如《圣济总录》中推算了60年运气所主的疾病；陈无择著《三因极一病证方论》更根据60年运气所主的病证分别开出处方。这样做实际上违反了《内经》的精神，不仅影响了宋一代，而且也影响了金、元、明、清，使得中医在对于急性传染病病因认识，反而在前人的基础上退了一步。

到了明代（1369–1644），由于当时传染病的反复大流行，丰富了人们对于急性传染病的经验，使得中医学对急性传染病的病因认识也有了不少新的看法。首先就是在这一时期中，有的医学家已经开始否认急性传染病的外因就是风、寒、暑、湿、燥、火等气候偏胜失调的传统认识，而认为各种不同传染病的发生，均有其各种不同的特异性致病物质。在这方面值得特别提出来的是吴又可所著的《温疫论》。吴氏首先提出了："夫温疫之为病，非风非寒，非暑非温，乃天地间别有一种异气所感。"（《温疫论·原序》）"病疫之由，昔叔和云，凡时行者，春时应暖而反大寒，夏时应热而反大凉，秋时应凉而反大热，冬时应寒而反大温，非其时而有其气，是一岁之中，长幼之病多相似者，此时行之气，指以为疫。余论则不然，夫寒热温凉乃四时之常，因风雨阴晴，稍为损益，假令秋热多必晴，春寒因多雨，较之亦天地之常事，未必多疫也……疫者，感天地之疠气，在岁运有多少，在方隅有轻重，在四时有盛衰，此气之来，无老少强弱，触之者即病，邪自口鼻而入。”（《温疫论·原病》）他直接对古人所谓的“非时之气”提出质疑，并断然结论：“非风非寒、非暑非湿，乃天地间别有一种异气所感”。至于这个感人致疫的“异气”究竟是什么？吴氏也并不含糊，他在同书中明确提出：“天地之杂气，种种不一，亦犹天之星辰有罗计、荧惑，地之土石有雄、硫、硇、信，草木有野葛、巴豆，昆虫有毒蛇、猛兽，气交之中，万物各有善恶。是杂气，亦有优劣也，此气无象可见，无声无臭，何能得睹得闻，人恶得而知是气也。其来无时，其著无方，众人有触之者，各随其气而为诸病焉。其为病也，或时众人发颐，或时众人头面浮肿，俗名为大头瘟是也；或时为众人咽痛，或时声哑，俗名虾蟆瘟是也；或时众人疟痢，或为痺气，或为痘疮，或为斑疹，或为疮疥疔肿，或时众人目赤肿痛，或时众人呕血暴下，俗名为瓜瓢瘟、探头瘟是也；或时众人瘿核，俗名为疙瘩瘟是也，为病种种，难以枚举。大约病遍于一方，沿门阖户，众人相同，此时行疫气，即杂气所钟，为病各种，是知气之不一也。盖当其特适，有某气专入某脏腑经络专发为某病，故众人之病相同，非关脏腑经络或为之证也。不可以年岁四时为拘，盖非五运六气所定者，是知气之所至无时也。或发于城市，或发于村落，他处安然无有，是知气之所著无方也。疫气者，亦杂气中之一，但有甚于他气，故为病颇重，因名之疠气，虽有多寡不同，然无岁不有。至于瓜瓢瘟、疙瘩瘟，缓者朝发夕死，急者顷刻而亡，此又诸疫之最重者……至于发颐、咽痛、目赤、斑疹之类，其时村落中，偶有一二人所患者，虽不与众人等，然考其症，甚合某年某处众人所患之病，纤悉相同，治法无异，此即常年之杂气……此又不可以众人无有断为非杂气也。”（《温疫论·杂气论》）从吴氏这段论述中，可以清楚地看出吴氏在当时确实已经认识到自然界中别有一种致病物质存在，而且还认识到这种致病物质的种类还很多，毒力大小也各不相同，依靠人体感官还不能直接观察到。它们各有一定的特异性，专入某脏腑、某经络，专发为某病，由于这种致病的毒力大小不同，所以其传染范围及对患者的生命危害就有大小不同。但是不论其是属于哪一种情况，其病原均属于此种致病物质（杂气）而均为传染病病原之一，不能认为某些疾病并无大流行就否认它是传染病。吴氏的这一认识，从某种角度来看是卓越的。吴氏这种卓见的产生，一方面固然是由于当时传染病流行，如他自己所述："崇祯辛巳，疫气流行，山东浙省，南北两直，感者尤多，至五六月益甚，或至阖门传染。"（《温疫论·原序》）这种客观环境对他有所启发；另一方面也是由于他在临床中对患者观察细致，如他所述的"发颐、咽痛、目赤、斑疹之类，其时村落中偶有一二人所患者，虽不与众人等，然考其症，甚合某年、某处、众人所患之病，纤悉相同，治法无异"（《温疫论·杂气论》）"其年疫气衰少，闾里所患者，不过几人，且不能传染，时师皆以伤寒为名，不知者因不言疫，知者亦不便言疫，然则何以知其为疫，盖脉证与盛行之年所患之证，纤悉相同，至于用药取效，毫无差别，是以知温疫四时皆有，常年不断，但有多寡轻重耳"（《温疫论·论气盛衰》）。认真观察分析患者临床表现，总结发病规律，这是吴氏产生这种卓越认识的原因所在。

其次，在对于急性传染病的内因认识上，吴又可在其著述中也有其卓越的认识和新的见解。对于急性传染病的内因认识方面，自《内经》以下都强调"正气"，认为"正气存内，邪不可干"。明代医家亦然，如张介宾谓："疫气既盛，势必传染，又必于体质虚浊者，先受其气。"（《景岳全书·卷十三·瘟疫》）陶华谓："邪伤真气，若近秽气而伤真气，正如墙壁不固，贼乃敢入，若正气既盛，则邪难侵矣。"（《伤寒全生集·卷四·辨时气例第四十八》）这些认识，从原则来说，是完全正确的，但是如果无视外邪毒力的大小，一概而论，把所有急性传染病的发生，皆责之于虚，恐亦不完全与事实尽合。在这方面吴又可的论点便觉得比较平正。吴氏谓："凡人口鼻之气，通乎天气，本气充实，邪不能入。经云：邪之所凑，其气必虚。因本气亏虚，呼吸之气，外邪因而乘之。昔有三人，冒雾早行，空腹者死，饮酒者病，饱食者不病，疫邪所著，又何异耶？若其年疫气充斥，不论强弱，正气稍衰者，触之即病，则又不拘于此矣。其感之深者，中而即发；感之浅者，邪不胜正，未能顿发，或因饥饱劳伤，忧思气怒，正气受伤，邪气始张，荣卫运行之机，乃为邪之所阻，吾身之阳气，为邪所遏，故为病热。"（《温疫论·原病》）在这里吴氏一方面重视了人体"正气"在发病中的决定作用，但同时又辩证地分析了正气邪气之间的关系问题，亦即认为传染病的发生与否，一方面固然取决于人体正气的强弱，但另一方面也取决于病原毒力的大小、所感的深浅，这当然是完全正确的认识。不过在此也必须指出，吴又可虽然注意到了正气和邪气的关系，但是他在一定程度上过分地强调邪气，因而在某些议论中也就不自觉地违反中医学辨证论治的原则。如他说："夫物之可以制气者药物也，如蜒蚰解蜈蚣之毒，猫肉治鼠瘘之溃，此受物之气以为病，还以物之气制之。至于受无形杂气为病，莫如何物之能制矣。惟不知何物之能制，故勉用汗、吐、下三法以当之。嗟乎！即三法且不能尽善，况能知物乎？能知以物制气，一病只须一药之到而病自已，不烦君臣佐使品味加减之劳矣。"（《瘟疫论·论气所伤不同》）这种只见病不见人的论点与中医学辨证论治理论体系毫无共同之处，应该说是错误的。

除此之外，宋明这一段时期中，中医学对于急性传染病的流行病学方面，如对某些急性传染病的季节性、地方性、适应性和免疫性方面，也均有了一些新的认识。例如对于天花和麻疹，在这一时期中已经认识到天花的发病季节多在春夏，麻疹的发病季节多在冬春，如万全谓："痘……至春夏其毒乃发，传染相似，是谓之天行疫疠。"（《痘疹世医心法·治痘总括》）而且也认识到了天花和麻疹一人一生中只患一次，凡是已经患过本病的，即可终生免疫，不再发生。如钱乙谓："至于疹子则与痘疮相似，但发过不再发也。"（《小儿药证直诀》）王肯堂谓："痘疮一发不再发。"（《证治准绳·幼科》）对于疟疾不但认识到了它的地方性，而且也认识到了它的适应性，如王肯堂谓："南人不以患疟为意，北人则畏之，北人而在南方发者，尤畏之。"（《证治准绳·杂病》）张介宾谓："凡往来岭南之人及宦而至者，无不病瘴而至于危殆者也，土人生长其间，与水土之气相习，外人入南必一病，但有轻重之异，若久而与之俱化则免矣。"（《景岳全书·卷十四·疟疾》）明确指出了疟疾是南方地方病，新到疟疾流行区的人最容易患病，久居者则可以逐渐适应水土而较少发病，南方人对疟病的适应性大，北方人对疟疾的适应性小，这些认识都是细致深入观察的结果。

到了清代，温热学派兴起，其中如叶天士、吴鞠通、王孟英等均属大家。他们在继承前人、总结经验的基础上，对急性传染病的病因认识又大大地进了一步。他们一方面继承《内经》之说，认为气运偏胜是温病发生的外因，"不藏精""正气虚"是温病发生的内因，并且强调了"正气存内，邪不可干"。吴鞠通在所著《温病条辨》中，首列原病篇，引用《内经》原文十九条，明确指出："叙气运，原温病之始也。每岁之温，有早暮微甚不等，司天在泉，主气客气，相加临而然也。""盖能藏精者，一切病患皆可却。""要亦不能外'正气存内，邪不可干'之理。"王孟英在所著《温热经纬·自序》中亦明确指出:"夫此五气原以化生万物,而人或感之为病者,非天气有偶偏,即人气有未和也。"另一方面,他们也承认引起时疫的某些特异性致病因素,如吴鞠通所著《温病条辨》中明确指出:"温疫者,厉气流行,多兼秽浊,家家若是,若役使然也。温毒者,诸温夹毒,秽浊尤甚也。"(《温病条辨·上焦篇》)"更有非其时而有其气,如又可所云戾气,间亦有之,乃其变也。"(《温病条辨·原病篇》)他们一方面肯定了吴又可在古人论述基础上有其发展的一方面,但同时也批评了他有其局限的另一方面。如吴鞠通在《温病条辨》中明确指出:"检校四库全书,得明季吴又可《温疫论》,观其议论宏阔,实有发前人所未发,遂专心学步焉。细察其法,亦不免支离驳杂,大抵功过两不相掩,盖用心良苦,而学术未精也。"(《温病条辨·自序》)"按吴又可谓温病非伤寒,温病多而伤寒少,甚通。谓非其时而有其气,未免有顾此失彼之诮。"(《温病条辨·原病篇》)吴氏把外因和内因密切结合起来,把气候变化和人体的生理及病理生理变化密切结合起来,把自然灾害和社会动乱密切结合起来,如他所谓的:"盖时和岁稔,天气以宁,民气以和,虽当盛之岁亦微;至于凶荒兵火之后,虽应微之岁亦盛,理数自然之道,无足怪者。"(同上)"不藏精三字须活看,不专主房劳说,一切人事之能摇动其精者皆是,即冬日天气应寒,而阳不潜藏,如春日之发泄,甚至桃李反花之类皆是"。(同上)这些认识应该说是完全正确的,是在前人认识基础上的进一步发展。

综上所述,可以看出中医学对于急性传染病的病因认识,基本上是从正邪两方面来立论,外因是邪盛,内因是正虚。至于这个"邪"究竟是什么?由于时代科学条件的限制,古人只能从经验体会中主要把它归之于"六淫"。这里如从各种急性传染病的具体病原来说,虽然有其失于笼统的一方面,还有待于今后的提高。但是由于季节气候对于急性传染病的发生,例如季节气候与病原体的滋生和传播,与人体生理调节代偿防御能力的影响等密切相关,因此它在急性传染病的发病学中也就仍然占有其重要的地位并具有现实的临床意义。因此"六气"致病之说,在当前仍然是中医学在外感病病因认识方面的主流,值得我们认真地发掘继承,整理提高。

二、中医学对于急性传染病的病机认识

中医学对于急性传染病的病机认识，一般从邪气性质与传入途径的关系、邪气性质与临床表现及疾病定位的关系、邪入深浅与正气强弱之间的关系等三个方面来进行分析。

（一）关于邪气性质与传入途径的关系问题

关于“邪气”的性质，《内经》主要是以阴阳来对邪气性质进行分类，亦即《内经》中所谓的“阳邪”和“阴邪”。《素问·调经论》谓：“夫邪之生也，或生于阴，或生于阳。其生于阳者，得之风雨寒暑。其生于阴者，得之饮食居处，阴阳喜怒。”这就是说《内经》把由于季节气候原因致病或由于季节气候原因而产生的致病因素称之为“阳邪”；把饮食居处原因致病或由于饮食居处原因而产生的致病因素称之为“阴邪”。由于季节气候因素致病者，中医称之为“外感六淫”。“六淫”属于天气，《内经》认为“天气通于肺”（《素问·阴阳应象大论》），而“肺主鼻”“在窍为鼻”（同上），所以《内经》认为“六淫之邪”其传入途径主要是通过人体的鼻道而传入人体，这也就是《内经》中所谓的“天牝从来”。（《素问遗篇·刺法论》）急性传染病中，中医认为以外感六淫而致病者居多，所以《内经》又特别指出：“夫百病之生也，皆生于风、寒、暑、湿、燥、火。”（《素问·至真要大论》）这就是说，《内经》认为急性传染病多数都是由于外感六淫，外邪经人体呼吸道而进入人体之内。由于饮食因素而致病者，中医学称之为“内伤饮食”，“饮食”属于“地气”。《内经》认为“地气通于嗌”（《素问·阴阳应象大论》）“谷气通于脾”“脾主口”“在窍为口”（同上）。所以《内经》认为“饮食”之邪，其传入途径，主要是通过人体的口而传入人体。这也就是说《内经》认为，急性传染病除了多数由于外感六淫，经过人体鼻道传入人体发病以外，还可以由于饮食原因，经过人体口腔传入人体而发病。由于六淫之邪，首先作用于肺，所以外感六淫之邪发病后，临床上主要表现肺的症状；由于饮食之邪，首先作用在脾胃，所以感受饮食之邪发病以后，临床上主要表现胃肠道症状。这也就是《内经》所谓的：“故犯贼风虚邪者，阳受之；食饮不节，起居不时者，阴受之。

阳受之则入六腑，阴受之则入五脏；入六腑则身热不时卧，上为喘呼；入五脏则䐜满闭塞，下为飧泄，久为肠澼。”（《素问·太阴阳明论》）

张仲景所著《伤寒杂病论》在继承《内经》的基础上将“邪气”做了进一步的区分。《金匮要略·脏腑经络先后病脉证第一》谓：“清邪居上，浊邪居下；大邪中表，小邪中里；谷饪之邪，从口入者，宿食也。”这里所谓的“清邪”“浊邪”“大邪”“小邪”“谷饪之邪”，后世《金匮要略》注家虽然解释不尽相同，但是可以肯定的是张仲景已经认识到邪气有多种，分布很广泛，有的在上，有的在下（清邪、浊邪），毒力有大有小（大邪、小邪），传入途径也有多种（居上、居下、从口而入）。特别在“从口而入”这方面，《金匮要略·禽兽鱼虫禁忌并治第二十四》《金匮要略·果实菜谷禁忌并治第二十五》中说的很多并且十分具体。这就是说张仲景认为急性传染病的发生其病邪是多种的，其传入人体的途径也是多样的，急性传染病从呼吸道传入者固多，从口而入经过消化道传入人体者也不少。

晋唐以后，《肘后备急方》《诸病源候论》《备急千金要方》《外台秘要》等，对于“邪气”的性质区分更加细致，其传入途径也认识更多。上述各种论著中对于急性传染病的病邪性质认识方面，除了继承前人认识以外，涉及面十分广阔，已如本文前节中所述，诸如昆虫、病畜、患者、尸体、有毒食物等，均被列入各种急性传染病的致病外因之中。在传入途径方面，除了继承前人从鼻、从口的认识以外，更增加邪从皮肤而入的新认识。特别是在《诸病源候论·注病诸候》中，把各种“注”病，多数归之于与患者或病死尸体接触有关。如《诸病源候论·注病诸候·生注候》谓：“注者，住也，言其病连滞停住，死又注易旁人也。人有阴阳不调和，血气虚弱，与患注人同共居处，或看侍扶接，而注气流移，染易得注，与病者相似，故名生注。”《诸病源候论·注病诸候·丧注候》谓：“人有临尸丧，体虚者则受其气。”《诸病源候论·注病诸候·殃注候》谓：“人有染疫疠之气致死，其余殃不息，流注子孙亲族，得病证状与死者相似，故名为殃注。”这就是说晋唐以后，中医学在“邪气”的性质及其传入途径方面又有了许多新的认识和经验，在前人认识的基础上又前进了一大步。

宋元明清时期，医书中对于急性传染病所感“邪气”性质及传入途径方面，基本上继承了前人的认识。在病邪方面认为六淫之邪与“疠气”“毒气”皆存在。

并且认为，“疠气”的流行又与四时不正之气有关，把“疠气”与“六淫”之邪密切结合起来。在传入途径方面，认为主要是从口鼻而入。如朱肱谓：“一岁之中长幼症状多相似，此名温疫也，四时皆有不正之气，春夏亦有寒清时，秋冬或有暄暑时，人感疫疠之气，故一岁之中，病无长少率相似者，此则时行之气，俗谓之天行是也。”（《南阳类证活人书·卷六·四十六》）张从正谓：“春之温病，夏之热病，秋之疟及痢，冬之寒气及咳嗽，皆四时不正之气也，总名之曰伤寒。人之劳役辛苦者，触冒此四时风寒暑湿不正之气，遂成此症。”（《儒门事亲·立诸时气解利禁忌式三》）陶华谓：“时气者，乃天时暴疠之气流行人间，凡四时之令不正者，则有此气行也。若春应温而反寒，夏应热而反凉，秋应凉而反热，冬应寒而反温，此时行不正之气也。”（《伤寒全生集·卷四·辨时气例第四十八》）陈士铎谓：“瘟疫之证，其来无方，然而召之亦有其故，或人事之错乱，或天时之乖违，或尸气之缠染，或毒气之变蒸，皆能成瘟疫之症也。”（《石室秘录·卷五·瘟疫治法》）吴又可谓：“疫者，感天地之疠气，在岁运有多寡，在方隅有厚薄，在四时有盛衰。此气之来，无论老少强弱，触之者即病，邪从口鼻而入。”（《温疫论·原病》）叶天士谓：“温邪上受，首先犯肺。”（《温热论》）吴鞠通谓：“温病由口鼻而入。”（《温病条辨·上焦篇》）

综合以上所述，可以看出中医学对于外感邪气的性质及其传入途径方面的认识是：外邪基本上可以分为“四时不正之气”和“疫疠之气”两大类。这两类外邪互相影响，互为因果。其传入途径主要是自口鼻而入。其间吴又可虽然比较强调“杂气”，但他在论中也明确指出：“在岁运有多寡，在方隅有厚薄，在四时有盛衰。”说明他也承认四时不正之气与“疠气”在急性传染病中的综合作用。因此可以认为中医学对外感邪气的性质及其传入途径方面的认识，自《内经》以下，至历代各家，从大的方面来看，认识上基本一致，并无根本的分歧。

（二）关于邪气性质与临床表现及疾病定位的关系问题

中医学对于邪气性质与临床表现及疾病定位的关系的认识基本上可以概括为以下三个方面。

1. 不同病邪有不同临床表现及作用部位

《内经》中对各种急性传染病的病邪，已如前述，主要是按“六淫”进行区分，而六淫之中的“暑”与“火”“热”基本上属于一类，所以《内经》实际上是以“风”“火”“湿”“燥”“寒”五邪分类。关于五邪感人以后的临床表现及作用部位，《素问·天元纪大论》等七篇，论之甚详，《素问·至真要大论》中“病机十九条”就是对不同病邪、不同临床表现及作用部位的总结性文字。《内经》中有关不同病邪、不同临床表现及作用部位的内容，加以归纳是：①凡属外感风邪，其主要临床表现是“诸暴强直”“诸风掉眩”，其作用部位主要在肝，这也就是原文中所谓的“诸风掉眩，皆属于肝”“诸暴强直，皆属于风”。②凡属外感火邪（含温邪、热邪、暑邪），其主要临床表现是“诸胀腹大”“诸病有声，鼓之如鼓”“诸转反戾，水液浑浊”“诸呕吐酸，暴注下迫”“诸痛痒疮”“诸热瞀瘛”“诸禁鼓栗，如丧神守”“诸躁狂越”“诸逆冲上”“诸病胕肿，疼酸惊骇”，其作用部位主要在心，这也就是原文中所谓的“诸热瞀瘛，皆属于火”“诸痛痒疮，皆属于心”“诸禁鼓栗，如丧神守，皆属于火”“诸逆冲上，皆属于火”“诸胀腹大，皆属于热”“诸躁狂越，皆属于火”“诸病有声，鼓之如鼓，皆属于热”“诸病胕肿，疼酸惊骇，皆属于火”“诸转反戾，水液浑浊，皆属于热”“诸呕吐酸，暴注下迫，皆属于热”。③凡属于外感湿邪，其主要临床表现是“诸痉项强”“诸湿肿满”其作用部位主要是脾，这也就是原文中所谓的“诸湿肿满，皆属于脾”“诸痉项强，皆属于湿”。④凡属外感燥邪，其主要表现是咳嗽、膹郁、咽干、皮肤干燥，或发为寒热，其作用部位主要在肺，这也就是《素问·六元正纪大论》中所谓的“阳明所至为燥生，阳明所至为皴揭”“燥胜则干”“凡此阳明之政……民病咳嗌塞、寒热发、暴振溧、癃闷”;《素问·五运行大论》中所谓的“在天为燥……在体为皮毛……在脏为肺……”《素问·五常政大论》中所谓的“其病喘喝，胸凭仰息……邪伤肺也”;《素问·至真要大论》中所谓的“诸气膹郁，皆属于肺。”。⑤凡属外感寒邪，其主要临床表现是身冷、便溏、溲清，或发热恶寒，头项强痛，肢体拘急，其作用部位主要在肾，这也就是《素问·至真要大论》中所谓的“诸病水液，澄彻清冷，皆属于寒”“诸寒收引，皆属于肾”以及《素问·六元正纪大论》中所谓的“凡此太阳之政……民病寒反热中，痈疽注下，心热瞀闷”。

自《内经》以下的历代各家对于不同病邪的临床表现及作用部位，虽然有不断的发展和补充，例如刘河间在著作中将风病的临床表现扩大为“诸暴强直，支痛、转戾、里急、筋缩”等五候；将火热病的临床表现扩大为“诸病喘、呕、吐酸、暴注、下迫、转筋、小便浑浊、腹胀大鼓之如鼓、痛、疸、疡、疹、瘤气、结核、吐下霍乱、瞀、郁、肿胀鼻塞、鼽衄、血溢、血泄、淋、栗、身热恶寒、战栗、惊、惑、悲、笑、谵、妄、衄、衊、血汗、诸热瞀瘛、暴喑、冒昧、躁扰、狂越、骂詈、惊骇、附肿、疼酸、气逆上冲、禁栗如丧神守、嚏、呕、疮疡、喉痹、耳鸣、耳聋、呕涌溢食不下、目昧不明、瞤瘛、暴病暴死”等五十余候；将湿病的临床表现扩大为“诸痉强直、痰饮、痞、膈、中满、霍乱吐下、体重、肉如泥按之不起”等八候；将寒病的临床表现扩大为“诸病上下所出水液澄彻清冷、癥、瘕、颓疝、坚痞腹满急痛、下利清白、食之不饥、吐利腥秽、屈伸不便、厥逆禁固等”等十候；补充燥病的临床表现有“诸涩枯涸，干劲皴揭”等二候（以上据《伤寒六书・素问玄机原病式・六气为病》)。但如仔细对照《内经》原著，这些内容在《内经》中实际上均已提到而且十分详尽。于此说明中医学在各种急性传染病不同病邪与其临床表现及作用部位的关系方面基本上是以《内经》人与天地相应及藏象的概念为基础，把风与肝的关系、火与心的关系、湿与脾的关系、燥与肺的关系、寒与肾的关系密切结合起来进行分析，后世医家虽然在具体提法上或有发挥，但从实质上来看，则没有逾越《内经》上述原则。

2. 六气之间可以相互转化，因而五脏之间的病变也可以相互转化

《内经》认为，风、热、火、湿、燥、寒之间是彼此相关的，相互影响的。《素问・五运行大论》谓：“气有余，则制己所胜而侮所不胜；其不及，则己所不胜侮而乘之，己所胜轻而侮之。”这就是说，六气之间，彼此相关，有胜有复，有乘有侮。因此任何一气变化反常，不论其系属太过或抑属于不及，均可以相互影响，出现转化。例如：外感寒邪可以因寒生热转化为热病，也可以因寒生湿转化为湿病，也可以因寒收引拘急转化为风病，也可以因寒生燥转化为燥病。外感热邪可以因热生寒转化为寒病，也可以因热生湿转化为湿病，也可以因热极生风转化为风病，也可以因热生燥转化为燥病等。《素问・至真要大论》谓：“夫百病之生也，皆生于风寒暑湿燥火，以之化之变也。”即属此义。

由于六气之间可以互相转化，而六气又有其不同作用部位，因此人体五脏之间病变也就可以相互转化。《素问・玉机真脏论》谓：“五脏受气于其所生，传之于其所胜；气舍于其所生，死于其所不胜。”《素问・气厥论》谓：“五脏六腑，寒热相移……肾移寒于肝，痈肿少气。脾移寒于肝，痈肿筋挛。肝移寒于心，狂膈中。心移寒于肺，肺消，肺消者饮一溲二，死不治。肺移寒于肾，为涌水，涌水者，按腹不坚，水气客于大肠，疾行则鸣濯濯，如囊裹浆，水之病也。脾移热于肝，则为惊衄。肝移热于心，则死。心移热心肺，传为鬲消。肺移热于肾，传为柔痓。肾移热于脾，传为虚，肠澼，死不可治。胞移热于膀胱，则癃溺血。膀胱移热于小肠，鬲肠不便，上为口糜。小肠移热于大肠，为虑瘕，为沉。大肠移热于胃，善食而瘦人，谓之食亦。胃移热于胆，亦曰食亦。胆移热于脑，则辛须鼻渊，鼻渊者，浊涕下不止也，传为衄衊瞑目。"《内经》中的这些论述，明显说明了六气之间可以相互转化，五脏六腑之间的病变及临床表现也可相互转化。由于如此，所以《内经》尽管认为不同病邪有不同的临床表现和作用部位，但是由于转化的原因，所以又不能机械地就病邪与临床表现及作用部位之间机械的对号入座，而必须在动态变化中把握病机，即所谓"谨守病机，各司其属""所谓求其属也"。《内经》中这一认识在对急性传染病的病机分析上十分重要，是中医学整体恒动观在临床实践中的具体运用，必须加以高度重视。

3. 人之伤于寒也，则为病热

对于急性传染病的发生，中医学认为，外感四时不正之气及疫疠之邪均可导致。但又认为其中以外感寒邪为要中之要，所以《素问·热论》明确指出："今夫热病者，皆伤寒之类也。"同篇又谓："人之伤于寒也，则为病热。"这就是说一切急性传染病都可统属于伤寒范围之中。为什么外感六淫均可发病，而《内经》独以伤寒来统帅一切急性传染病？笔者理解，《内经》是从急性传染病发病学的角度来提出这一规定的。关于急性传染病的外因，前已述及，《内经》认为主要是外感六淫，即使是专发为某种传染病的"疫疠"之气，其流行也与季节气候密切相关。六淫之邪，在春为风，在夏为火热，在长夏为暑为湿，在秋为燥，在冬为寒。因此对于急性传染病《内经》亦以风、火、湿、燥、寒进行分类。急性传染病的流行，由于春温、春生的原因，一般来说，多在每年的春季开始上升；由于冬寒、冬藏的原因，每年冬季则相对下降或停止流行。关于急性传染病的内因，前已述及，《内经》认为与人体正气强弱密切相关，急性传染病的发生或流行与否，在一定程度上正气起着决定性作用。因而在各种季节性传染病流行以前人体的正气状况，对于相应季节性传染病的发病或流行与否，也就有着决定的意义并形成连锁反应。前已述及，每年的春季为急性传染病的好发季节，因而在上一年的冬季人体正气的强盛与否便与本年春季传染病的发生或流行与否密切相关。上一年冬季人体正气保养得宜，次年春季传染病的发生就可能减少。反之，则可能增多。而冬季中最易影响人体正气失常的就是由于冬季天气寒冷，易感寒邪，在感受寒邪发病以后而使人体正气不足，从而使人体容易在次年春季传染病流行时更加容易发病并形成连锁反应引起各个季节性传染病的流行。换言之，也就是说各个季节性传染病虽然各有其病因上的特点，但从整个发病过程来看，从正邪之间的相互关系及影响来看，冬伤于寒，则是其中的一个关键所在。《素问·四气调神大论》谓："春三月，此谓发陈……逆之则伤肝，夏为寒变，奉长者少。夏三月，此谓蕃秀……逆之则伤心，秋为痎疟，奉收者少，冬至重病。秋三月，此谓容平……逆之则伤肺，冬为飧泄，奉藏者少。冬三月，此谓闭藏……逆之则伤肾，春为痿厥，奉生者少。"《素问·生气通天论》谓："春伤于风，邪气流连，乃为洞泄；夏伤于暑，秋为痎疟；秋伤于湿，上逆而咳，发为痿厥；冬伤于寒，春必温病。"《素问·金匮真言论》谓："春不病颈项，仲夏不病胸胁，长夏不病洞泄寒中，秋不病风疟，冬不病痹厥飧泄而汗出也。夫精者，身之本也，故藏于精者，春不病温。"吴鞠通注："不藏精三字须活看，不专主房劳说，一切人事之能摇动其精者皆是，即冬日天气应寒，而阳不潜藏，如春日之发泄，甚至桃李反花之类皆是。"(《温病条辨·原病篇》)由于如此，所以《内经》在对于急性传染病发热性疾病的论述，虽然《素问》以《热论》《刺热论》《评热病论》等名篇，但一开篇就明确提出了"今夫热病者，皆伤寒之类也"的规定，把一切急性热病都概括在伤寒的统领之下。《难经》继承了《内经》的这一论点，也明确提出了"伤寒有五，有中风、有伤寒、有湿温、有热病、有温病"(《难经·五十八难》)。张仲景继承《内经》《难经》的认识，也以伤寒为名撰《伤寒杂病论》，以伤寒来统帅一切急性热病。于此可以看出《内经》以伤寒来统帅一切热病是从发病学的角度来提的，也是从急性传染病的病机角度来提的，它与后世论述的"瘟疫""时气""温病"等时行病的病因病机方面认识，应该说并无根本上的分歧和原则上的矛盾，这一点我们必须深入理解。

（三）关于邪入深浅与正气强弱之间的关系问题

急性传染病的发病及发病以后在人体中的传变过程，中医学认为均与正邪之间的消长进退密切相关，整个发病及其传变过程，自始至终也都是一个正邪相争的过程。正气强盛，能够绝对控制邪气，则不会发病，即使发病，邪气进入人体也比较浅，临床表现也轻；反之就会发病，发病以后，邪气进入人体也比较深、临床表现也重，预后也就恶。

关于邪入深浅亦即疾病的传变及其与人体正气强弱之间的关系，《内经》大约是从循五脏所主之序而传，循络经腑脏之序而传，循表里之序而传，由上至下、由下至上、循上中下三焦之序而传，由阳入阴、由阴出阳循三阴三阳之序而传，循卫气营血之序而传等六个方面加以论述；而后世各家在《内经》认识的基础上从不同角度加以发挥发展，于是在对于急性传染病的辨证论治方面就形成了伤寒及温病学派。

1. 循五脏所主之序而传

急性传染病在人体的传变过程，从脏腑角度来看，中医学认为，一般总是循五脏所主之序而传，所谓“五脏所主”亦即五脏所胜。《素问·玉机真藏论》谓：“五脏相通，移皆有次，五脏有病，则各传其所胜。”即属此义。外感性疾病，由于《内经》认为“天气通于肺”（《素问·阴阳应象大论》），外邪进入人体主要是“天牝从来”（《素问·刺法论》），因此外邪进入人体以后，一般也就多从肺开始，然后循其所胜之序而传。这就是说，外感性疾病的传变规律是由肺传肝，由肝传脾，由脾传肾，由肾传心。《素问·玉机真藏论》中所谓：“今风寒客于人，使人毫毛毕直，皮肤闭而为热，当是之时，可汗而发也；或痹不仁肿痛，当是之时，可汤熨及火灸刺而去之。弗治，患者舍于肺，名曰肺痹，发咳上气。弗治，肺即传而行之肝，病名曰肝痹，一名曰厥，胁痛出食，当是之时，可按若刺尔。弗治，肝传之脾，病名曰脾风，发瘅腹中热，烦心出黄，当此之时，可按可药可浴。弗治，脾传之肾，病名曰疝瘕，少腹冤热而痛，出白，一名曰蛊，当此之时，可按可药。弗治，肾传之心，病筋脉相引而急，病名曰瘛……此病之次也。”明确指出了外感性疾病的传变过程及其相应的临床表现。不过也应该指出，这个外感传变次序，《内经》认为并不是绝对的，还要取决于人体正气的强弱及发病过程中的一些突然情况。所以《素问·玉机真藏论》中提出了上述传变过程的一般情况以后，紧接着就提出："然其卒发者，不必治于传，或其传化有不以次。不以次入者，忧、恐、悲、喜、怒，令不得以其次，故令人有大病矣。因而喜大虚则肾气乘矣，怒则肝气乘矣，悲则肺气乘矣，恐则脾气乘矣，忧则心气乘矣，此其道也。"这一段经文指出了本脏本气在病因作用之下偏旺时，即可直接由本脏传之于其所胜。如原文中所谓的"怒则肝气乘矣"。也可由于本脏本气在病因作用之下治不及时而为所不胜之气所乘，因而表现出其所不胜之脏的临床表现。如原文中所谓的"因而喜大虚则肾气乘矣"。质言之，也就是在外感病邪之后一般情况下可以循所主之序而传，但如外邪过盛或正气过虚，则又可以直接发病，不循所主之序而传。不循序的病，一般说来发病急重，这也就是原文中所谓的"然其卒发者，不必治于传""忧恐悲喜怒，令不得以其次，故令人有大病矣"。

2. 循络经腑脏而传

急性传染病的传变过程，从经络角度来看，中医学认为一般总是循络经腑脏之序而传。《内经》谓："是故百病之始生也，必先于皮毛，邪中之则腠理开，开则入客于络脉，留而不去，传入于经，留而不去，传入于腑，廪于肠胃。邪之始入于皮也，泝然起毫毛，开腠理；其入于络也，则络脉盛色变；其入客于经也，则感虚乃陷下；其留于筋骨之间，寒多则筋挛骨痛，热多则筋弛骨消，肉烁䐃破，毛直而败。"(《素问·皮部论》)又谓："邪客于皮则腠理开，开则邪入客于络脉，络脉满则注于经脉，经脉满入客于腑脏也。"(同上)又谓："风雨之伤人也，先客于皮肤，传入于孙脉，孙脉满则传入于络脉，络脉满则输入大经脉。"(《素问·调经论》)又谓："夫邪之客于形也，必先舍于皮毛，留而不去，入舍于孙脉，留而不去，入舍于络脉，留而不去，入舍于经脉，内连五脏，散于肠胃，阴阳俱感，五脏乃伤，此邪之从皮毛而入，极于五脏之次也。"(《素问·缪刺论》)《内经》中的这些论述，明显地说明了外感六淫之邪在人体中的传变规律是由皮肤而孙脉、而络脉、而经脉、而腑、而脏，循络经腑脏之序而传。这也就是经文中所谓的"此邪之从皮毛而入，极于五脏之次"。循络经腑脏而传的规律，说明了急性传染病特别是外感性疾病在人体的传变总是由外入内，由表入里，由浅入深，由阳入阴，由轻到重，是各种传变学说的理论根据和物质基础。后人根据《内经》中这些论述对临床某些急性病进行证候分类及判断疾病的预后良否。例如张仲景对中风的证候分类，即按“中络”“中经”“中腑”“中脏”进行分类，其文曰：“邪在于络，肌肤不仁；邪在于经，即重不胜；邪入于腑，即不识人；邪入于脏，舌即难言，口吐涎。”（《金匮要略·中风历节病脉证并治第五》）并根据这些论述来对各种急性病做预后判定。其文云：“实气相搏，血气入脏即死，入腑即愈，此为卒厥……唇口青，身冷，为入脏即死，如身和，汗自出，为入腑即愈。”（《金匮要略·脏腑经络先后病脉证第一》）这些都是对《内经》的认识在临床辨证论治中的运用和发展。

3. 循表里之序而传

急性传染病在人体的传变过程，一般是循络经腑脏之序而传，但从表里角度来看，也可以叫做循表里之序而传。表里之名，首见《内经》。《素问·阴阳应象大论》谓：“外内之应，皆有表里。”“以表知里。”这就是说，《内经》认为表里也就是人体的内外。从阴阳的概念来说，外属于阳，内属于阴；从脏腑的角度来说，腑属于阳，脏属于阴；从经络的角度来看，络属于阳，经属于阴，这也就是《内经》所谓的“外为阳，内为阴”“脏者为阴，腑者为阳”（《素问·金匮真言论》）“太阴与阳明为表里”（《素问·太阴阳明论》）。根据这个原则，可以认为所谓“表”的含义，主要指两个方面：其一，指人体的肌表；其二，指疾病初起。所谓“里”的含义也主要指两个方面：其一，指人体肌表以内的器官；其二，指疾病中期或者晚期。由于此，所以循表里之序而传，实际上也就指疾病在人体的传变，总是由外到内，由浅入深，由轻到重。这与前述的循络经腑脏之序而传完全一致。关于表里及循表里之序而传的问题，中医学是高度重视的，因为这与临床上是否能够正确地辨证论治密切相关。《内经》明确提出：“圣人之治病也，必知天地阴阳，四时经纪，五脏六腑，雌雄表里，刺灸砭石，毒药所主；从容人事，以明经道，贵贱贫富，各异品理；问年少长，勇怯之理；审于分部，知病本始，八正九候，诊必副矣。治病之道，气内为宝，循求其理，求之不得，过在表里。”（《素问·疏五过论》）这段经文中所说的内容虽然涉及面是多方面的，但其中特别强调了“求之不得，过在表里”。于此说明了中医经典著作中对区分表里的高度重视。

4. 由上至下、由下至上，循上中下三焦之序而传

急性传染病在人体内的传变过程，中医学认为可以由上至下传，也可以由

下至上传。什么情况下由上至下传？什么情况下又由下往上传？中医学认为又与感受邪气的性质密切相关。前已述及，《内经》把邪气分为阴阳两大类，由于外感六淫之邪致病特别是外感风邪致病者均属阳邪，外感阳邪，一般均是由上至下传；由于饮食不常，起居不时，感受湿邪致病者，均属于内受阴邪，内受阴邪，一般均是由下至上传。这就是《内经》所谓的“喉主天气，咽主地气，故阳受风气，阴受湿气，故阴气从足上行至头，而下行循臂至指端，阳气从手上行至头，而下行至足。故曰阳病者上行极而下，阴病者下行极而上。故伤风者，上先受之；伤于湿者，下先受之”（《素问·太阴阳明论》）“邪气在上者，言邪气之中人也高，故邪在上也；浊气在中者，言水谷皆入于胃，其精气上注于肺，浊溜于肠胃，言寒温不适，饮食不节，而病生于肠胃，故命曰浊气在中也；清气在下者，言清湿地气之中人也，必从足始，故曰清气在下也”（《灵枢·小针解》）。《内经》在这里所指的上、中、下，根据《内经》所谓的“高下有度乎？岐伯曰：身半已上者，邪中之也；身半已下者，湿中之也”（《灵枢·邪气脏腑病形》），这三个部位也就是中医学中所谓的“三焦”。关于三焦的部位和功能，《内经》中首先提出，《灵枢·营卫生会》谓：“上焦出于胃上口，并咽以上贯膈而布胸中，走腋，循太阴之分而行，还至阳明……中焦亦并胃中出上焦之后……下焦者，别回肠注于膀胱而渗入焉。”“上焦如雾，中焦如沤，下焦如渎。”《难经·三十一难》进一步做了补充：“上焦者，在心下；下膈，在胃上口，主纳而不出……中焦者，在胃中脘，不上不下，主腐熟水谷……下焦者，当膀胱上口主分别清浊，主出而不纳，以传导也。”这就是说，上焦的部位主要是在胸中，中焦的部位主要是在胃脘，下焦的部位主要是少腹。胸中属于心肺部位，胃脘属于脾胃部位，少腹属于肝肾部位。因此，这里所谓的由上至下传，由下至上传，质言之，也就是外感阳邪，由于“天气通于肺”邪自鼻入，在外感以后，首先是肺受邪发病，然后循脾胃、肝肾之序而传，所以外感阳邪以后，其传变是由上至下传；内受阴邪，由于“地气通于嗌”，邪自口入，在感邪以后，首先是脾胃受邪发病，然后或上传于肺，如《内经》所谓的“其精气上注于肺”（《灵枢·小针解》），或下传于肠，如《内经》所谓的“浊溜于肠胃，言寒温不适，饮食不节而病生于肠胃”（同上）。所以内受阴邪以后，其传变是由下至上传。急性传染病由上至下传或由下至上传。质言之，也就是循上中下三焦之序而传，其中由于温病系属于多发于春季的传染病，系属于外感风邪致病，风为阳邪，因此温病的传变是由上至下传。

后世温病学派有温病三焦传变的论点。如刘河间提出的："病有暴热者，病在心肺……暴热上喘者，病在心肺……上焦热而烦者……有实热能食而热者，胃实也……有病憔悴发热盗汗，谓五脏齐损……"（《素问病机气宜保命集·热论第十四》）叶天士提出的："温邪上受，首先犯肺。"（《温热论》）吴鞠通提出的："温病由口鼻而入，鼻气通于肺，口气通于胃。肺病逆传则为心包，上焦病不治则传中焦，胃与脾也。中焦病不治，即传下焦，肝与肾也。始上焦，终下焦。"（《温病条辨·中焦篇》）以三焦概脏腑来说明外感急性热病的传变规律。从上述可以看出，其实都是根据《内经》"伤于风者，上先受之"以及三焦部位和功能的理论基础上提出的。因此他们所论的范围也只限于外感风邪或温邪，仅属于《内经》中所论上下传变的一个方面。

5. 由阳入阴、由阴出阳，循三阴三阳之序而传

急性传染病在人体传变过程中，从阴阳角度来看，也是一个由阳入阴，由阴出阳之间的传变。这种传变并不是突变而是渐变的，只有到了一定程度才能完全向相反的方面转化。中医学认为，自然气候的运行变化，春夏秋冬、温热凉寒，实际上就是一个由阳入阴、由阴出阳、阴阳之气的消长进退变化过程。《内经》谓："冬至四十五日，阳气微上，阴气微下；夏至四十五日，阴气微上阳气微下。"（《素问·脉要精微论》）又谓："寒暑温凉，盛衰之用，其在四维。故阳之动，始于温，盛于暑；阴之动，始于清，盛于寒，春夏秋冬，各差其分。"（《素问·至真要大论》）这里所谓的"微上""微下""始于温，盛于暑""始于清，盛于寒"都说明了阴阳之间的转归或传变，并不是突变的，而是渐变的，是一个由量变到质变的过程。由于阴阳之间都有一个量的问题，所以《内经》把阴和阳又都分为三，这也就是《内经》中所谓的三阴三阳，所谓"三阴"，即一阴（厥阴）、二阴（少阴）、三阴（太阴）；"三阳"，即一阳（少阳）、二阳（阳明）、三阳（太阳）。三阴之中厥阴阴气最少，少阴次多，太阴最多；三阳之中和少阳阳气最少，阳明次多，太阳最多。由于如此，所以从长的角度来说，其传变次序是一阴（厥阴）、二阴（少阴）、三阴（太阴），一阳（少阳）、二阳（阳明）、三阳（太阳）。亦即阴阳之气从长的角度来看，都是由少而多，由衰而盛，逐渐向相反方面转化。这也就是《内经》中所谓的"少阳之右，阳明治之；阳明之右，太阳治之；太阳之右，厥阴治之；厥阴之右，少阴治之；少阴之右，太阴治之；太阴之右，少阳治之”（《素问·六微旨大论》）。但如果从消的角度来看则上述传变次序就完全相反，其传变次序是三阳（太阳）、二阳（阳明）、一阳（少阳），三阴（太阴）、二阴（少阴）、一阴（厥阴），亦即阴阳之气从消的角度来看都是由多而少，由盛而衰，逐渐向相反方面转化。

前已述及，急性传染病的发病过程，自始至终都是一个正邪相争的过程。“正气”从阴阳概念来说属于阳气；“邪气”从阴阳概念来说属于阴气。邪气盛意味着正气衰，正不胜邪所以邪才能深入。由于如此，所以急性传染病的发病过程，实际上也就是一个由阳入阴的过程、阳气逐渐衰少的过程。急性传染病的恢复过程，实际上也就是一个由阴出阳、阳气逐渐恢复的过程。也正由于如此，所以急性传染病的整个传变过程。质言之，也就是由阳入阴，由阴出阳，由三阳（太阳），而二阳（阳明），而一阳（少阳），而三阴（太阴），而二阴（少阴），而一阴（厥阴）。这也就是《内经》中所谓的“伤寒一日，巨阳受之……二日阳明受之……三日少阳受之……四日太阴受之……五日少阴受之……六日厥阴受之”（《素问·热论》）。

张仲景在《素问·热论》的基础上，根据《内经》总的精神加以完善和补充，就成为后世所谓的“六经”传变学说。所谓六经传变，质言之，也就是由阳入阴，由阴出阳。这是《内经》阴阳学说在急性传染病中的具体运用。

6. 循卫气营血之序而传

急性传染病的传变过程，从卫气营血的角度来看，中医学认为也是一个循卫气营血之序而传的过程。营卫气血之说，首自《内经》。《内经》以营卫气血来概括人体的生理作用及病理生理变化。

所谓“营”是指血液在人体经脉中的循环运转，这也就是《灵枢·营气》中所谓的：“精专者，行于经隧，常营无已，终而复始。”《灵枢·营卫生会》中所谓的：“营在脉中。”所谓“血”或“精专”，即人体中的血液。这也就是《灵枢·决气》中所谓的：“中焦受气取汁，变化而赤，是谓血。”人体中的血液是在人体血脉之中进行循环运转的，所以《灵枢·脉要精微论》谓：“脉者，血之府也。”于此可见，《内经》中所谓的“营”是指血液的运转，“血”是指血液的本身，因此营和血属于一类。

所谓“卫”是指人体本身固有的生理调节代偿防御能力。这也就是《灵枢·本脏》中所谓的：“卫气者，所以温分肉，充皮肤，肥腠理，司开阖者也……卫气和则分肉解利，皮肤调柔，腠理致密矣。”《灵枢·营卫生会》中所谓的：“卫在脉外。”《素问·生气通天论》中所谓的：“阳者，卫外而为固也。”所谓“气”，是指人体的整个正常生理活动，这也就是《灵枢·决气》中所谓的：“上焦开发，宣五谷味，熏肤，充身泽毛，若雾露之溉，是谓气。”于此可见，《内经》中所谓的“卫”“气”，“卫”是指人体的生理调节代偿防御能力，而“气”则是指人体的整个正常生理活动。因此卫、气属于一类。因而营卫气血的概念，实际上也就是气血的概念。从阴阳的角度来看，气属阳，血属阴，因而气血的概念，实际上也就可以以阴阳来加以概括。

前已述及，急性传染病的传变过程，从阴阳角度来看，是一个由阳入阴，由阴出阳的过程，因而从气血的角度来看，也就是一个由气分到血分，由血分转气分的过程。前已述及，急性传染病的传变过程也是一个由浅入深、由轻到重的过程，因而从气血的角度来看，也必然是一个由功能性损害到实质性损害由浅入深、由轻到重的过程。这就是说，外邪传入人体之后，首先是人体的卫气产生反应；如果不能制止病邪的侵入，必然进一步进入气分，引起人体整个生理活动的损害；如果病邪继续深入，必须就再进一步进入营分，出现人体血液的循环运转的障碍；如果病邪再进一步深入，就必须进入血分，损害到血液的本身，由于“心主血”“心为君主之官”的原因，因此血液本身受病时由于“主不明则十二官危”，从而使疾病趋于危笃。但是，在这个传变过程中，如果病邪侵入得到制止，则病情自然也就会向好的方面转化，这也就是说可以由营分向气分转化。叶天士所提出来的“肺主气属卫，心主血属营”“卫之后，方言气，营之后，方言血……入营犹可透热转气”，这正是《内经》营卫气血学说在临床上的具体运用和发展。按照叶氏自己的说法也承认，“辨营卫气血虽与伤寒同……”(《温热论》)。说明了后世温热学派所谓的卫气营血辨证，实际上仍然是在《内经》营卫气血说的基础上提出的。

综合以上所述，可以看出中医对于急性传染病的病机认识，后世各家虽然在理论上和临床运用当中，各有侧重，各有发展和创新，因而形成了不同学派。但从总的来看，则基本上都是以《内经》为依据，是从不同角度来提出问题的，其理论基础完全一致，并无根本分歧之处。

三、中医学对急性传染病的诊断治疗和预防认识

中医学对急性传染病的诊断和治疗认识，基本上可以概括为辨病论治、辨病与辨证论治相结合两个方面。

（一）辨病论治

中医书中对于急性传染病所提出的具体疾病很多，这些疾病有的是根据发病季节命名，如风温、暑温、湿温、秋燥、冬温、伤寒、中风等；有的是根据临床特点，如疟疾、痢疾等；有的是根据发病原因，如伤风、感冒、狂犬病、破伤风等。兹选择其中一般临床常见者，列表如下（见表 2）：

表 2　常见急性传染病中医病名及临床特点表

病名	临床特点
中风	发热、汗出、恶风、脉缓。(《伤寒论》)
伤寒	发热、恶寒、体痛、呕逆、脉阴阳俱紧。(《伤寒论》)
温病	发热而渴，不恶寒。(《伤寒论》)
（风温）	初春阳气始开，厥阴行令，风夹温也。(《温病条辨》)
（温疫）	疠气流行，多兼秽浊，家家如是，若役使然也。(《温病条辨》)
（温毒）	诸温夹毒，秽浊太甚。(《温病条辨》)
（秋燥）	秋金燥烈之气也，燥伤肺胃阴分，或热或咳。(《温病条辨》)
（冬温）	冬应寒而反温，阳不潜藏，民病温也。(《温病条辨》)
（湿温）	湿温者，长夏初秋，湿中生热，即暑病之偏于湿者也。头痛恶寒，身重疼痛，舌白不渴，脉弦细而濡，面色淡黄，胸闷不饥，午后身热，状若阴虚，病难速已，名曰湿温。(《温病条辨》)

续表

病名	临床特点
（湿痹）	太阳病，关节疼痛而烦，脉沉而细者，此名湿痹。温痹之候，小便不利，大便反快。湿家之为病，一身尽痛，发热，身色如熏黄也。（《金匮要略·痉湿暍病脉证第二》）
中热	太阳中热者，暍是也，汗出恶寒，身热而渴。（《金匿要略·痉湿暍病脉证治第二》）
（中暍）	太阳中热，身热疼重而脉微弱。（《金匮要略·痉湿暍病脉证治第二》）
（暑温）	正夏之时，暑病之偏于热者也。形似伤寒，但右脉洪大而数，左脉反小于右，口渴甚，面赤，汗大出者，名曰暑温。（《温病条辨》）
疟疾	疟之始发也，先起于毫毛，伸欠及作，寒鼓颔，腰脊俱痛。寒去则内外皆热，头痛如破，渴欲冷饮。其蓄作有时。（《素问·疟论》）
（寒疟）	先寒而后热也，病以时作，名曰寒疟。（《素问·疟论》）
（温疟）	先热而后寒也，亦以时作，名曰温疟。（《素问·疟论》）温疟者，其脉如平，身无寒但热，骨节疼烦，时呕。（《金匮要略·疟病脉证并治第四》）温疟者，阴气先伤，又伤于暑，阳气独发也。（《温病条辨》）
（瘅疟）	其但热不寒者，阴气先绝，阳气独发，则少气烦冤，手足热而欲呕，名曰瘅疟。（《素问·疟论》）令人消烁脱肉。（《金匮要略·疟病脉证并治第四》）
（劳疟）	凡疟积久不瘥者，则表里俱虚，寒邪未散，真气不复，故疾虽暂间，小劳便发。（《诸病源候论·卷十一》）
瘴疟	此病生于岭南，带山瘴之气，其状发寒热，休作有时，皆由山溪源岭瘴湿毒气故也。其病重于伤暑之疟。（《诸病源候论·卷十一》）
（疟母）	结为癥瘕，名曰疟母。（《金匮要略·疟病脉证并治第四》）夫疟岁岁发，至三岁发，连月发不解，胁下有否。（《诸病源候论·卷十一》）
痢疾 （肠游） （赤沃） （注下）	起居不时也，阴受之，阴受之则入五脏，入五脏则乃满塞，下为飧泄，久为肠澼。（《素问·太阴阳明论篇》）岁金不及，炎火乃行……民病……血便注下。（《素问·气交变大论》）岁少阳在泉，火淫所胜……民病注泄赤白，少腹痛。少阳之胜……腹满痛溏泄，传为赤沃。（《素问·至真要大论》）

续表

病名	临床特点
（赤痢）	赤痢，血色鲜红，或如蛇虫形而间有鲜血者，此属热痢。（《证治要诀》）
（白痢）	白痢下如冻胶，或如鼻涕，此属冷痢。（《证治要诀》）
（赤白痢）	赤白相杂，重者状如脓涕而血杂之。轻者白脓上有赤脉薄血。（《诸病源候论・卷十七》）
（久赤白痢）	久赤白痢者，赤白连滞，久不瘥也。（《诸病源候论・卷十七》）
（噤口痢）	噤口乃食不得入，到口即吐。（《医宗必读》）
（休息痢）	屡止屡发，久不愈者，名曰休息痢。（《医宗必读》）
霍乱	呕吐而利，此名霍乱。（《伤寒论・辨霍乱脉证并治》）问曰：病发热头痛，身疼恶寒，吐利者，此属何病？答曰：此名霍乱，霍乱自吐下，又利止复更发热也。（同上）
（寒霍乱）	霍乱而下利不止者，因肠胃俱冷，而挟宿虚。（《诸病源候论・卷二十二》）
（热霍乱）	热亢则身热霍乱吐下，此热霍乱。（《医学纲目》）
（干霍乱）	干霍乱者，气痞于中，欲吐不得吐，欲泄不得泄。（《医学入门》）
（湿霍乱）	湿霍乱者，死者少，当吐利则所伤之物得以出。泄虽甚则止，胃中水谷，泄尽则止矣。（《伤寒明理论》）
（转筋霍乱）	霍乱之症，轻者吐下泻，两脚转筋。甚者偏体转筋，肚腹疼痛，手足厥冷。（《医学纲目》）
痉病	痉者，身热足寒，颈项强急恶寒，时头热，面目俱赤，独头动摇，卒口噤，背反张者，痉病也。痉为病，胸满口噤，卧不着席，脚挛急，必龂齿。（《金匮要略・痉湿暍病脉证并治第二》）
（刚痉）	太阳病，发热无汗，反恶寒者，名曰刚痉。（《金匮要略・痉湿暍病脉证并治第二》）
（柔痉）	太阳病，发热汗出而不恶寒，名曰柔痉。（同上）
黄疸	病黄疸，发热烦躁，胸满口燥……一身尽发热而黄，肚热。（《金匮要略・黄疸病脉证并治第十五》）黄疸者，一身尽疼，发热，面色洞黄。（《诸病源候论・卷十二》）黄疸之病……身体面目及爪甲小便尽黄。（同上）

续表

病名	临床特点
（谷疸）	食谷即眩……小便不通……身体尽黄，名曰谷疸。(《金匮要略·黄疸病脉证并治第十五》)
（酒疸）	心中懊侬而热，不能食，时欲吐，名曰酒疸。（同上）
（女劳疸）	额上黑，微汗出，手足中热，薄暮即发，膀胱急，小便自利，名曰女劳疸，腹如水状，不治。（同上）
（急黄）	卒然发黄，心满气喘，命在顷刻，故云急黄也。(《诸病源候论·卷十二》)
（癖黄）	胁下满痞而身发黄，病为癖黄。（同上）
丹毒	丹者，人身体忽然焮赤，如丹涂之状，故谓之丹。或发手足，或发腹上，如手掌大。(《诸病源候论·卷三十一》)
麻疹	出疹之候，初热一日至次日鸡鸣时，其热即止，只有五心做热，渐见咳嗽鼻流涕，或腹中作痛，饮食渐减，到申酉之间，其热复来。如此者四日，用手满按发际外甚热，其面上热少减二三分，咳嗽连声，面燥腮赤，眼中多泪，喷嚏频发，或忽然鼻中出血，至五日甚热，不发昼夜，六日早时，其疹出在两颊下，细细红点。至午时两手背及腰下及浑身密密俱有红点，七日普遍焮发。其鼻中清涕不流，喷嚏亦不行。七日晚两颊颜色渐淡，此验出疹之要法。(《景岳全书·卷四十三》)
痘疮	痘疮大约之数，发热三日，报痘三日，起胀三日，贯脓三日，结靥三日。（同上）
（天花）	痘自起发之后，小者渐大，平者渐高，陷者渐起，外带微红，内涵清浆，以至贯脓之时，却要个个成脓，根脚红活，其形圆满光泽。（同上）
恶核	恶核者，肉里忽有核，累累如梅李，小如豆粒，皮肉燥痛，左右走身中，卒然而起，此风邪挟毒所成，其亦似射工毒，初得无常处，多恻恻痛。不即治，毒入腹，烦闷恶寒即杀人。(《诸病源候论·卷三十一》)
破伤风	夫腕折伤皮肉作疮者，慎不可当风及自扇。若风入疮内，犯诸经络，即致痉。痉者，脊背强直，口噤不能言也。(《诸病源候论·卷三十六》)。疮眼不合而风邪入之，为破伤风之候。(《证治准绳·杂病·第五册》)

续表

病名	临床特点
猘犬病	凡猘狗啮人，七日辄一发，过三七不发，则无苦也。要过百日，方大免耳。凡被狗啮疮……则令人狂乱，如猘狗之状。(《诸病源候论·卷三十六》)
疠风	疠者，有荣气热胕，其气不清，故使其鼻柱坏而色败，皮肤疡溃，风寒客于脉而不去，名曰疠风。(《素问·风论》)
（大风）	病大风，骨气重，须眉落，名曰大风。(《素问·长刺节论》) 大风病……面色败，皮肤伤，鼻柱坏，须眉落。(《诸病源候论·卷二》)
沙虱病	山内水间有沙虱，其虫甚细，不可见，人入水浴及汲水澡浴，此虫着身及阴雨日行草间亦着人，便钻入皮里。其诊法，初得时，皮上正赤，如小豆黍粟，以手摩赤上，痛如刺。过三日之后，令百节疼强痛，寒热，赤上发疮。此虫渐入至骨，则杀人。(《诸病源候论·卷二十五》)
水毒	自三吴以东及南诸山郡县，有山谷溪源处有水毒病，春秋辄得。……初得恶寒，头微痛，目眶疼，心内烦懊，四肢振，焮腰背，骨节皆强，两膝疼，或噏噏热，但欲睡，旦醒暮剧，手足指逆冷至肘膝。(《诸病源候论·卷二十五》)
伤风	伤风之病……头痛、发热、汗出、恶风、脉象浮缓。(《时病论·卷二》)
冒风	恶风、微热、鼻寒、声重、头痛、咳嗽、脉来濡滑。
（感冒）	（同上）
阳毒	阳毒之为病，面赤斑斑如锦纹，咽喉痛，唾脓血。(《金匮要略·百合狐惑阴阳毒病证治第三》)
阴毒	阴毒之为病，面目青，身痛如被杖，咽喉痛，唾脓血。（同上）
喉痹	喉痹者，喉里肿塞痹痛，水浆不得入也。(《诸病源候论·卷三十》)
乳蛾	乳蛾者，肿于咽两傍名双乳蛾，一边肿者，名单乳蛾。(《证治准绳·杂病》)
白喉	白喉证，恶寒发热，头痛背张，周身骨节痛，喉痛或不痛，有初起即现白点，有二三日方现者，满喉皆白。(《急救经验良方》)

续表

病名	临床特点
痄腮	其状耳后红肿，头重体倦，发于耳后名发颐，发于腮边名穿腮，发于地阁下名穿喉。(《咽喉脉证通论》)
肺胀	上气，喘而躁者，属肺胀。(《金匮要略·肺痿肺痈咳嗽上气病脉证第七》)
烂喉痧	咽痛，憎寒发热，胸闷，口渴，有痧者，热势必壮。(《喉痧正的》)

中医书中有关急性传染病的病名很多，上表中列病名60余个，仅属中医在急性传染病的临床诊断治疗中所常见者。临床上中医就根据这些疾病的不同特点来进行辨病论治，不同疾病有不同的治疗方药，这也就是现在有人所谓的专病专方专药。例如：常山治疟；白头翁、黄连治痢；茵陈蒿治黄疸；中风用桂枝汤；伤寒用麻黄汤；温病用白虎汤等，均属于这种治疗。

（二）辨病论治和辨证论治相结合

中医学对于急性传染病的诊断和治疗方面，从目前情况来看，基本上可以分为两大学派、两大体系，一派是以《伤寒论》为理论依据的六经辨证论治体系；一派是以《温病条辨》为理论依据的三焦、卫气营血辨证论治体系。

1. 六经辨证论治体系

（1）六经辨证源流

“六经”即《内经》中所谓的“三阴三阳”，亦即少阳、阳明、太阳、厥阴、少阴、太阴。在《内经》中三阴三阳在运用方面有二：其一，用以说明自然气候及人体阴阳之间的消长变化，这也就是《内经》中所谓的“寒暑燥湿风火，天之阴阳也，三阴三阳上奉之”(《素问·天元纪大论》)“寒暑燥湿风火，在人合之”(《素问·五运行大论》)；其二，用以说明人体经络所属部位及循行情况，这也就是《灵枢·经脉》《素问·阴阳离合论》等篇章所述的有关内容。“三阴三阳”在《内经》是称“六经”。《素问·阴阳应象大论》谓：“六经为川。”《素问·气交变大论》谓：“五运更治，上应天朞。”“阴阳往复，寒暑迎随，真邪相薄，内外分离，六经波荡，五气倾移。”从这里可以看出，《内经》在把“三阴三阳”称之为

“六经”时，主要是指人体经脉部位及其作用。

在对疾病的诊断治疗上，以六经为基础在临床上进行辨证论治，亦首自《内经》。但是《内经》中所说的“六经”，主要是指经络。因此，《内经》中的“六经”辨证论治，实际上也就是经络辨证论治。《素问·五脏生成》谓：“诊病之始，五决为纪，欲知其始，先建其母，所谓五决者，五脉也。是以头痛颠疾，过在足少阴、巨阳，甚则入肾；徇蒙招尤，目瞑耳聋，下实上虚，过在足少阳、厥阴，甚则入肝；腹满䐜胀，支鬲胠胁，下厥上冒，过在足太阴、阳明；咳嗽上气，厥在胸中，过在手阳明、太阴；心烦头痛，病在膈中，过在手巨阳、少阴。”《内经》中类似这方面的内容，俯拾即是，不胜枚举。从这些论述中可以看出，“六经”在这里主要是用它归类证候，在临床上进行经络定位。

“六经”传变，“六经”指循太阳、阳明、少阳、太阴、少阴、厥阴之序而传，也是《内经》首先提出的。《素问·热论》谓：“伤寒一日，巨阳受之，故头项痛，腰脊强；二日，阳明受之，阳明主肉，其脉侠鼻络于目，故身热目疼鼻干，不得卧也；三日，少阳受之，少阳主胆，其脉循胁络于耳，故胸胁痛而耳聋，三日经络皆受其病而未入于脏者，故可汗而已；四日，太阴受之，太阴脉布胃中络于嗌，故腹满而嗌干；五日，少阴受之，少阴脉贯肾络于肺，系舌本，故口燥舌干而渴；六日，厥阴受之，厥阴循阴器而络于肝，故烦满而囊缩。三阴三阳，五脏六腑皆受病，荣卫不行，五脏不通则死矣。故不两感于寒者，七日巨阳病衰，头痛少愈；八日阳明病衰，身热少愈；九日少阳病衰，耳聋微闻；十日太阴病衰，腹减如故，则思饮食；十一日少阴病衰，渴止不满，舌干已而嚏；十二日厥阴病衰，囊纵，少腹微下，大气皆去，病日已矣。”《内经》中的这一段经文，是对“六经”实质及其在临床运用上的高度概括。它一方面说明了“六经传变”实质上也就是经络的传变；另一方面也说明了“六经传变”实质上也是人体阴阳之气、盛衰消长、正邪胜复之间的传变。前六天的传变是谈人体在感受外邪致病后，邪气由浅入深、正气由盛而衰，病情由轻转重的过程；后六天的传变则是邪气由盛而衰，正气由衰而盛，逐步恢复，病情由重转轻的过程。张仲景著《伤寒杂病论》继承《内经》上述“六经”的理论及临床运用原则并加以补充和发展。在定位上扩大了《内经》经络定位的范围。例如在太阳病的论述中，一方面有经络定位的含义，如所谓：“太阳之为病，脉浮，头项强痛而恶寒。”（第1条）“太阳病，项背强几几。”（第 14 条）而另一方面把许多非太阳经所能归属的临床表现也归属在太阳病中，凡属表证均可以名之曰太阳病。在传变上也是一样。例如在太阳病的论述中，一方面继承了《内经》十二日传变转化、正邪胜复的含义，如所谓：“风家表解不了了者，十二日愈。”（第 10 条）而另一方面同时又提出六经传变的过程中也有同样的转化，如所谓：“太阳病，头痛至七日以上自愈者，以行其经尽故也。”（第 8 条）同时还提出了“六经传变”不是绝对的，可以传，也可以不传；可以循经传，也可以越经传，也可以直中，还可以合病、并病。传变预后也有良有否，其临床表现也有寒有热、有实有虚。这些都大大地扩大和丰富了《内经》中的六经辨证范围，从而成为中医学的六经辨证论治的完整体系。

（2）风、寒、湿、温、热辨病与六经辨证

《伤寒论》中的辨病，前已述及。急性传染病，中医认为一般均属于外感范围，所谓“外感”即感受外邪，与气候变化失调密切相关。自然气候变化，《内经》以风、火、湿、燥、寒五气，或风、寒、暑、湿、燥、火六气统之。风气偏胜致病者，名曰风病；寒气偏胜致病者，名曰寒病；湿气偏胜致病者，名曰湿病；火气偏胜致病者，名曰火病；燥气偏胜致病者，名曰燥病。由于风病、寒病、湿病、火病、燥病在临床上各有其特有的症状和体征，审证可以求因，因此只要在临床上表现了相应的症状和体征时，也就可以直接据其临床表现而确定其属于某病。这就是中医风、火、湿、燥、寒等命名疾病的由来，也是六淫辨病的理论基础。

由于急性热病的发生以感寒发热者居多，各个季节的传染病又与“冬伤于寒”密切相关，所以《内经》直接以“伤寒”来统帅一切急性热病。《素问·热论》谓：“今夫热病者，皆伤寒之类也。”又谓：“人之伤于寒也，则为病热。”《难经·五十八难》谓：“伤寒有五，有中风、有伤寒、有湿温、有热病、有温病。”明确地指出了一切急性传染病均可称之为伤寒。张仲景继承了《内经》《难经》的精神，著《伤寒杂病论》亦以伤寒统帅一切急性热病，在伤寒之下再分风、寒、湿、温、热进行辨病论治。这是《内经》《难经》对外感病的辨病以六经为纲这一辨病原则在临床上的具体运用，也是张仲景对《内经》《难经》学术思想的继承和发展。

《伤寒论》中对风、寒、湿、温、热的辨病问题，应该说均有专条论述，但是由于现在通行的《伤寒论》是后世对张仲景原著《伤寒杂病论》的编次整理本，其中有些条文编次者把它编入了《金匮要略》中，使后人很难对《伤寒论》中的风、寒、湿、温、热辨病有比较全面的认识。兹根据《伤寒论》《金匮要略》中有关原文胪列如下，以供读者研究。

①中风："太阳病，发热、汗出、恶风、脉缓者，名曰中风。"（《伤寒论·第2条》）"太阳中风，阳浮而阴弱，阳浮者热自发，阴弱者汗自出，啬啬恶寒，淅淅恶风，翕翕发热，鼻鸣干呕。"（《伤寒论·第12条》）"太阳病，头痛、发热、汗出恶风者，桂枝汤主之。"（《伤寒论·第13条》）

根据上述三条原文可以看出"中风"的临床表现是：发热、汗出、恶风、头痛、鼻鸣、干呕、脉浮缓。

②伤寒："太阳病，或已发热，或未发热，必恶寒，体痛，呕逆，脉阴阳俱紧者，名曰伤寒。"（《伤寒论·第3条》）"太阳病，头痛发热，身疼腰痛，骨节疼痛，恶风，无汗而喘者，麻黄汤主之。"（《伤寒论·第35条》）

根据上述原文可以看出"伤寒"的主要临床表现是：发热、恶寒、身痛、无汗、喘、脉浮紧。

③温病："太阳病，发热而渴，不恶寒者为温病。"（《伤寒论·第6条》）"服桂枝汤，大汗出后，大烦渴不解，脉洪大者，白虎加人参汤主之。"（《伤寒论·第26条》）"太阳病，发热、恶寒、热多寒少，脉微弱者，此无阳也，不可发汗，宜桂枝二越婢一汤。"（《伤寒论·第27条》）"发汗后，不可更行桂枝汤汗出而喘，无大热者，可与麻黄杏仁甘草石膏汤。"（《伤寒论·第63条》）

根据上述四条原文，可以看出"温病"的临床表现是：发热、不恶寒或热多寒少、汗出而口渴或汗出而喘、脉洪大。

④湿病："太阳病，关节疼痛而烦，脉沉而细者，此为湿痹。"（《金匮要略·痉湿暍病脉证治第二》）"湿病之候，小便不利，大便反快。"（同上）"湿痹之为病，一身尽痛，发热，身色如熏黄也。"（同上）

根据上述三条原文，可以看出"湿病"的临床表现是：发热，关节疼痛，小便不利，或身黄、脉沉而细。

⑤热病："太阳中热者，暍是也，汗出恶寒，身热而渴。"（同上）"太阳中暍，身热疼重而脉微弱。"（同上）

根据上述两条原文可以看出“热病”即暑病，其临床表现是：发热而渴，汗出恶寒，身体疼重，脉微弱。

从上述可以看出，《伤寒论》中对“风”“寒”“湿”“温”“热”病，均有专条论列，也都各有其临床特有症状和体征，于此也说明了六淫辨病是《伤寒论》中辨病的主要内容。

《伤寒论》中风、寒、湿、温、热辨病与六经辨证的关系，前已述及。对于急性传染病的诊断和治疗，《内经》是以风、热、火、湿、燥、寒进行辨病，以太阳、阳明、少阳、太阴、少阴、厥阴六经进行辨证，并以伤寒一病概括之。张仲景继承《内经》的认识，对急性传染病的诊断和治疗，基本上也同《内经》一样，以“中风”“伤寒”“温病”“湿温”“中热”五病来概括一切急性传染病，并总称之曰伤寒。以太阳、阳明、少阳、太阴、少阴、厥阴六经，来辨析上述各种疾病的传变、转归和归类上述各种疾病在传变过程中的不同临床表现，并据此进行相应的治疗。这就是伤寒学派所称的六经辨证体系。质言之，六经辨证论治体系，也就是风、寒、湿、温、热辨病与六经辨证相结合为主的证治体系。由于每一种疾病都有一个传变问题，因此，六经辨证也就可以贯穿于每一种疾病之中。中风、伤寒、温病、湿病、热病每一种疾病也都有一个六经辨证过程。由于以上五病各有其临床特点，因而在六经辨证中，特别是疾病初起病在太阳时，其临床表现可以完全不同。中风在太阳时为发热、汗出、恶风、脉浮缓；伤寒在太阳时为发热、恶寒、无汗、身痛、脉浮紧；温病在太阳时为发热而渴、不恶寒、汗出、脉洪大；湿病在太阳时为发热、身重、小便不利、脉沉细；热病在太阳时为发热、恶寒、汗出而渴、身重、脉微弱。也正由于中风、伤寒、温病、湿病、热病都可以按照六经进行辨证论治，因此各病在初起时也均可以加上太阳病的名称。这就是《伤寒论·辨太阳病脉证并治》篇中太阳中风、太阳伤寒、太阳温病、太阳湿痹、太阳中热等名称的由来。后世不少伤寒注家注释太阳篇时，多数只论太阳中风、太阳伤寒，略温病、湿病、热病而不谈，好像太阳病只有中风和伤寒两大类。我们认为是错误的，应予更正，恢复《伤寒论》六经辨证的本来面目。或问，《伤寒论》中太阳病条分风、寒、湿、温、热，或如上述，但阳明病、少阳病、太阴病、少阴病、厥阴病有关条文并五条列风、寒、湿、温、热，何故？我们认为，风、寒、湿、温、热诸病，只能在初起时鉴别，因此太阳病中条列了各病的临床特点。至于传变之后，则又可以有其共同的临床表现和转归，所以无必要再加鉴别。但条文中偶然亦有上述病名掺杂其间，例如《伤寒论·辨阳明病脉证并治》194 条“阳明中风”、195 条“阳明病，若能食者名中风，不能食者名中寒”、274 条“太阴中风”、290 条“少阴中风”、327 条“厥阴中风”、336 条“伤寒，厥五日，热亦五日”、344 条“伤寒发热，下利厥逆”。从上述这些条文可以看出，“中风”在阳明就叫“阳明中风”，在太阴时就叫“太阴中风”，在少阴时就叫“少阴中风”，在厥阴时就叫“厥阴中风”，其他各病也是一样。于此说明了中风、伤寒、温病、湿病、热病，每一病都有六经传变，也都可以用六经来对之进行辨证论治。《伤寒论》风、寒、湿、温、热辨病与六经辨证的关系，实际上就是辨病与辨证相结合的关系。由此也说明了六经辨证也绝不是仅仅为伤寒所设。目前有人认为六经辨证只运用于伤寒而不能运用于温病，这种说法，值得商榷。

（3）六经辨证论治纲要

①太阳病：太阳病指各种急性传染病的初起阶段。

《伤寒论》：“伤寒一日，太阳受之。”（第 4 条）

太阳病的证候性质：属于表证。《伤寒论》：“脉浮者，病在表。”（第 51 条）

太阳病的主要临床表现：发热、恶寒、头痛、脉浮。《伤寒论》：“太阳之为病，脉浮，头项强痛而恶寒。”（第 1 条）

太阳病的治疗原则：是发汗解表。《伤寒论》：“太阳病，外证未解，脉浮弱者，当以汗解。”（第 42 条）“今脉浮，故知在外，当须解外则愈。”（第 45 条）

太阳病各类疾病的主证的治疗：

中风：桂枝汤。《伤寒论》：“太阳中风，阳浮而阴弱，阳浮者，热自发；阴弱者，汗自出，啬啬恶寒，淅淅恶风，翕翕发热，鼻鸣干呕者，桂枝汤主之。”（第 12 条）

伤寒：麻黄汤。《伤寒论》：“太阳病，头痛发热，身疼腰痛，骨节疼痛，恶风无汗而喘者，麻黄汤主之。”（第 35 条）

温病：麻杏甘石汤。《伤寒论》：“汗出而喘，无（身）大热者，可与麻黄杏仁甘草石膏汤。”（第 63 条）

湿病：麻黄杏仁薏苡甘草汤、麻黄加术汤。《金匮要略·痉湿暍病脉证治》：“湿家身烦痛，可与麻黄加术汤，发其汗为宜。”“病者一身尽疼，发热，日晡所剧者，名曰风湿……可与麻黄杏仁薏苡甘草汤。"

中热：白虎加人参汤、一物瓜蒂汤。《金匮要略·痉湿暍病脉证治》："太阳中热者，暍是也。汗出恶寒，身热而渴，白虎加人参汤主之。""太阳中暍，身热疼重而脉微弱，此以夏月伤冷水，水行皮中所致也。一物瓜蒂汤主之。"

太阳病各类疾病兼证和变证的治疗：

蓄水证：水在膀胱，小便不利，渴欲饮水，水入则吐，浮肿者，以五苓散、苓桂术甘汤、茯苓甘草汤。水在肺喘促，咳逆倚息不得卧者，桂枝加厚朴杏子汤，大、小青龙汤。

蓄血证：少腹急结、硬满，小便自利，大便漆黑，或发狂者，桃核承气汤、抵当汤、抵当丸。

结胸：自心下至少腹硬满而痛，手不可近，大陷胸汤、小陷胸汤、大陷胸丸。

痉：颈项强几几，头部摇，背反张，卒口噤，惊狂卧起不安，葛根汤、瓜蒌桂枝汤、桂枝甘草龙骨牡蛎汤、桂枝去芍药加蜀漆牡蛎龙骨救逆汤。

下利或下利脓血：葛根汤、葛根加半夏汤、葛根黄芩黄连汤。

亡阳：汗漏不止，四肢拘急，脉沉迟，桂枝加附子汤、桂枝加芍药生姜各一两人参三两新加汤。

亡阴：脉结代，心悸动，炙甘草汤。

太阳病在治疗上的注意点：禁吐、禁下、禁过汗。

②阳明病：阳明病指多种传染病的极期。急性传染病可以一开始就表现阳明病证候，也可以由太阳病或少阳病转变而来。

《伤寒论》："病有太阳阳明，有正阳阳明，有少阳阳明。"（第 184 条）

阳明病的证候性质：属于里实证。《伤寒论》："阳明之为病，胃家实是也。"（第 185 条）

阳明病的主要临床表现：发热、汗出、不恶寒、烦渴、便结、脉洪大。《伤寒论》："问曰：阳明病外证云何？答曰：身热，汗自出，不恶寒，反恶热也。"（第 187 条）"伤寒三日，阳明脉大。"（第 191 条）"不更衣，内实，大便难者，此名阳明也。"（第 186 条）

阳明病的治疗原则：清里泻热为主，养阴益气为辅。《伤寒论》："阳明病，发热汗多者，急下之。"（第 255 条）

阳明病主证的治疗：发热、汗出、烦渴、脉洪大者，白虎汤或白虎加人参汤。《伤寒论》："大汗出后，大烦渴不解，脉洪大者，白虎加人参汤主之。"（第 26 条）"表里有热，烦渴不解者，白虎汤主之"（第 181 条）。见潮热腹满便结者，三承气汤。《伤寒论》："阳明病，潮热，大便微硬者，可与大承气汤。"（第 214 条）

阳明病兼证和变证的治疗：

阳明病发黄，茵陈蒿汤、栀子柏皮汤、麻黄连翘赤小豆汤。《伤寒论》："阳明病……但头汗出，身无汗，剂颈而还，小便不利，渴引水浆者，此为瘀热在里，身必发黄，茵陈蒿汤主之。"（第 238 条）"伤寒身黄发热，栀子柏皮汤主之。"（第 262 条）"伤寒瘀热在里，身必黄，麻黄连翘赤小豆汤主之。"（第 263 条）

阳明病心烦不眠，栀子豉汤。《伤寒论》："阳明病……心中懊憹，舌上胎者，栀子豉汤主之。"（第 226 条）

阳明病、汗多、小便多，津液内竭，大便虽然硬结，但不宜下者，用蜜煎导法、大猪胆汁、土瓜根汁灌汤通便。《伤寒论》："阳明病，自汗出，当发汗，小便自利者，此为津液内竭，虽硬不可攻之，当须自欲大便，宜蜜煎导而通之，若土瓜根及大猪胆汁，皆可为导。"（第 235 条）

阳明病，谵语，发狂，大、小承气汤。《伤寒论》："阳明证，谵语，发潮热，脉滑而疾者，小承气汤主之。"（第 219 条）"发热谵语者，大承气汤主之。"（第 217 条）

阳明病，瘀血，喜忘，黑便，抵当汤。《伤寒论》："阳明病，其人喜忘者，必有蓄血，所以然者，本有久瘀血，故令喜忘，屎虽硬，大便反易，其色必黑者，宜抵当汤下之。"（第 239 条）

阳明病在治疗上的注意点：

阳明病，禁汗，禁利尿，下法也不宜过早，且必须中病即止，一服利，止后服。汗多、尿多、有津液枯竭者，不可单纯用清里泻热药物，素体脾胃虚弱者，也要慎用攻下。

③少阳病：少阳病指各种急性传染病之另一种类型。少阳病可以在一开始发病就出现少阳病的典型临床表现。如疟疾。陈修园："疟为病，属少阳。"（《医学三字经·疟疾第五》）。也可以由太阳病传变而来。《伤寒论》："本太阳病不解，转入少阳。"（第 267 条）

少阳病的证候性质：属于半表半里证。从阴阳概念来说，三阳均为表，三阴均为里，少阳为一阳，阳气最少，再传即属三阴。所以少阳处于阴阳之间，少阳为枢。《伤寒论》："伤寒三日，三阳为尽，三阴当受邪，其人反能食而不呕，此为三阴不受邪也。"（第 270 条）"伤寒六七日，无大热，其人烦躁者，此为阳去入阴故也。"（第 269 条）"血弱气尽，腠理开，邪气因入，与正气相搏，结于胁下，正邪分争，往来寒热，休作有时。"（第 99 条）

少阳病的主要表现：往来寒热，胸胁苦满，口苦，咽干，目眩，干呕恶心，脉弦。《伤寒论》："少阳之为病，口苦咽干，目眩也。"（第 264 条）"伤寒五六日，中风，往来寒热，胸胁苦满，嘿嘿不欲饮食，心烦，喜呕。"（第 98 条）

少阳病的治疗原则：和解表里。

少阳病主证的治疗：以小柴胡汤为主方。《伤寒论》："伤寒五六日，中风，往来寒热，胸胁苦满，嘿嘿不欲饮食，心烦喜呕，或胸中烦而不呕，或渴，或腹中痛，或胁下痞硬，或心下悸，小便不利，或不渴，身有微热，或咳者，小柴胡汤主之。"（第 98 条）

少阳病兼证和变证的治疗：偏表寒者，柴胡桂枝汤；偏里实者，大柴胡汤；偏里寒者，柴胡桂枝干姜汤；惊悸谵语者，柴胡加龙骨牡蛎汤；寒热错杂，正虚邪实者，半夏泻心汤、黄连汤、干姜黄芩黄连人参汤等。

少阳病在治疗上的注意点：少阳病禁汗、禁吐、禁下，这是一般所谓的"少阳三禁"。《伤寒论》："少阳中风……不可吐下，吐下则悸而惊。"（第 265 条）"少阳不可发汗，发汗则谵语。"（第 266 条）

④太阴病：太阴病指各种急性传染病晚期之一种类型。

太阴病的证候性质：属于里寒证。《伤寒论》："自利不渴者，属太阴，以其藏有寒故也。"（第 277 条）

太阴病的临床表现主要是：腹满、吐利、脉微弱。《伤寒论》："太阴之为病。腹满而吐，食不下，自利益甚，时腹自痛。"（第 273 条）"太阴为病，脉弱。"（第 280 条）

太阴病的治疗原则：温中散寒。《伤寒论》："当温之，宜服四逆辈。"（第 277 条）

太阴病主证的治疗：以四逆加人参汤、理中丸等为主方。《伤寒论》："恶寒脉

微而复利，利止，亡血也，四逆加人参汤主之。”（第 348 条）“霍乱……寒多不用水者，理中丸主之。”（第 385 条）

太阴病兼证和变证的治疗：兼表证者，桂枝汤；兼里实证腹满痛者，桂枝加芍药汤，桂枝加大黄汤；太阴发黄，多属阴黄，根据《伤寒论》“太阴当发身黄，若小便自利者，不能发黄”（第 278 条）及“脾家实，腐秽当去”的精神，可与茵陈五苓散之类。

太阴病在治疗上的注意点：太阴病慎用苦寒药物，如兼里实必须合用者，亦应减量，中病则止。《伤寒论》：“太阴为病，脉弱，其人续自便利，设当行大黄芍药者，宜减之，以其人胃气弱，易动故也。”（第 280 条）

⑤少阴病：少阴病指各种急性传染病晚期之又一类型。

少阴病的证候性质：属于里虚证，或属亡阳，或属亡阴。

少阴病的主要临床表现：亡阳者：肢冷、脉微、身痛、汗出、嗜睡、下利清谷。这也就是一般所谓的少阴寒化证。《伤寒论》：“少阴之为病，脉微细，但欲寐也。”（第 281 条）“患者脉阴阳俱紧，反汗出者，亡阳也，此属少阴。”（第 283 条）“少阴病，下利清谷，里寒外热，手足厥逆，脉微欲绝。”（第 317 条）亡阴者：烦躁、气喘不能平卧、便结或下利清水、咽痛、咽中生疮、脉细数。这也就是一般所谓的少阴热化证。《伤寒论》：“少阴病，得之二三日以上，心中烦，不得卧。”（第 303 条）“少阴病，下利，咽痛，胸满，心烦。”（第 310 条）“少阴病，自利清水，色纯青，心下必痛。”（第 321 条）

少阴病的治疗原则：寒化证，回阳救逆为主法；热化证，救阴清热为主法。

少阴病主证治疗：寒化证，以四逆汤、通脉四逆汤为主方；热化证，以炙甘草汤、黄连阿胶汤为主方。

少阴病兼证和变证的治疗：兼表证者，麻黄附子细辛汤、麻黄附子甘草汤；兼下利脓血者，桃花汤；兼咽痛者，甘草汤、桔梗汤、半夏散及汤、猪肤汤、苦酒汤；兼呕者，吴茱萸汤；兼里实里热者，如口燥咽干，或自利清水、色纯青，心下痛，或腹胀不大便，亦可用大承气汤急下。如《伤寒论》：“少阴病得之二三日，口燥咽干者，急下之，宜大承气汤。”（第 320 条）“少阴病，自利清水，色纯清，心下必痛，口干燥者，急下之，宜大承气汤。”（第 321 条）“少阴病六七日，腹胀不大便者，急下之，宜大承气汤。”（第 322 条）

少阴病在治疗上的注意点：少阴病禁汗、禁下；胸中实者可用吐法，但膈上有寒饮者则不能用吐法。热化证里实者可用下法，但必须中病则止。《伤寒论》："少阴病，脉微，不可发汗，亡阳故也。阳已虚，尺脉微涩者，复不可下之。"（第286条）"少阴病，饮食入口则吐，心中温温欲吐，复不能吐，始得之，手足寒，脉弦迟者，此胸中实，不可下也，当吐之；若膈上有寒饮，干呕者，不可吐也，当温之，宜四逆汤。"（第324条）

⑥厥阴病：指急性传染病过程中所出现衰竭症状中又一类型，属急症危症，属半表半里。

关于厥阴病的性质，说法多而不一，归纳之，有以下几种说法：两阴交尽，阴之极；寒热错杂，有寒有热；认为属阳气内陷，热气逆伏，如成无己《伤寒明理论》中所述。陆九芝在《世补斋医书》中，对此更有明确讨论，他说："厥者何？热是也。先厥者后必热，厥深者热亦深，厥微者热亦微，此盖阳热在里，阴气被格，阳反居内，阴反居外，其热不除，其厥不已，其人不生，切不可因手足之冷，而遂认作虚寒，辄投姜附。""三阴中少阴多内真寒，外假热；厥阴多内真热，外假寒。"（《世补斋医书·卷三·厥阴风木病方说》）又说："厥阴之上，风气主之，中见少阳火化，故有热。人身之阳到此亦化，阳邪退伏于内，不能充达于外，故有厥。此其热固是热，而其厥则更是热，非当其热时则为热，而当其厥时则为寒也。""热为阳邪向外，厥为阳邪向内。""总之厥阴篇中凡有厥而复有热者，其厥也定为热厥。惟有厥无热，甚则一厥不复热者，其厥也，方是寒厥，以此为辨。"（《世补斋医书·卷四·热厥寒厥辨》）

我们同意阳气内陷，热气逆伏，"因热致厥"的说法，其根据如下：

根据《伤寒论》原文。如："凡厥者，阴阳气不相顺接，便为厥。厥者，手足逆冷者是也。"（第337条）"伤寒一二日至四五日，厥者必发热，前热者后必厥，厥深者热亦深，厥微者热亦微。厥应下之，而反发汗者，必口伤烂赤。"（第335条）

根据厥阴篇中的处方。厥阴篇中共有处方16个，其中属于解表、清热、催吐、通便、利尿的有9个（白头翁汤、小承气汤、白虎汤、麻黄升麻汤、桂枝汤、瓜蒂散、小柴胡汤、栀子豉汤、茯苓甘草汤），属于和解之剂的有4个（乌梅丸、当归四逆汤、当归四逆加吴茱萸生姜汤、干姜黄连黄芩人参汤），属于温中的只有 3 个（四逆汤、通脉四逆汤、吴茱萸汤）。

厥阴病本质上属于热病，由里热至极而使人体阴阳气不相顺接，发为厥逆，相当于现代所称的中毒性休克。

厥阴病的主要临床表现：发热、肢厥、脉缓或无脉，厥热来复。《伤寒论》曰："伤寒一二日至四五日，厥者必发热，前热者后必厥。"（第 335 条）"凡厥者，阴阳气不相顺接便为厥。厥者，手足逆冷者是也。"（第 337 条）"伤寒发热四日，厥反三日，复热四日，厥少热多者，其病发愈。"（第 341 条）"伤寒六七日，脉微，手足厥冷，烦躁。"（第 343 条）"伤寒，厥四日，热反三日，复厥五日，其病为进。"（第 342 条）

厥阴病的治疗原则：除邪扶正，除邪为主，扶正为辅。《伤寒论》："厥应下之。"（第 335 条）"患者手足厥冷，脉乍紧者，邪结在胸中，心中满而烦，饥不能食者，病在胸中，当须吐之。"（第 354 条）"伤寒，哕而腹满，视其前后，知何部不利，利之则愈。"（第 380 条）

厥阴病的治疗，治本以清热、涌吐、泻下为主法，以白虎汤、白头翁汤、瓜蒂汤、承气汤为主方；治标以回阳救逆为主法，以四逆汤为主方；标本兼治以扶正祛邪、寒热平调、攻补兼施为主法，以乌梅丸、麻黄升麻汤、当归四逆汤等为主方。

厥阴病在治疗上的注意点：厥阴之厥为热厥，因此在治疗上必须与寒厥鉴别。《伤寒论》："伤寒五六日，不结胸，腹濡，脉虚复厥者，不可下。此亡血，下之死。"（第 347 条）要掌握分寸，急则治标。大汗、大下利而厥者，仍应回阳救逆。《伤寒论》："大汗、若大下利而厥冷者，四逆汤主之。"（第 353 条）厥阴病正虚邪实，最好是扶正祛邪同进。

2. 三焦、卫气营血辨证论治体系

（1）三焦、卫气营血辨证源流

前已述及，营卫、气血、三焦之说，首见于《内经》。《内经》以营卫气血，来概括人体的生理作用及病理生理变化，以三焦来概括人体上中下所属的脏腑及其功能。由于外邪感人的传变过程，多是由外到内，由上到下，由表及里，由阳入阴，因此，从临床角度来看，其传变过程，也必然由卫而气、而营、而血，始于上焦，终于下焦。但是由于《内经》在对于急性热病的传变方面，并未明确提

出这个问题，后世刘河间、喻嘉言等论著中，虽然也有三焦辨证的内容，但也没有很明确提出这个问题。只是到了清代，叶天士才明确地提出：“温邪上受，首先犯肺，逆传心包，肺主气属卫，心主血属营。”“大凡看法，卫之后方言气，营之后方言血。在卫汗之可也，到气才可清气，入营犹可透热转气，如犀角、玄参、羚羊角等物，入血则恐耗血动血，直须凉血散血，如生地黄、牡丹皮、阿胶、赤芍等物是也。否则前后不循缓急之法，虑其动手便错。”（《温热论》）叶氏在论中明确提出了“温邪上受，首先犯肺”“卫之后方言气，营之后方言血”。这也就是说，叶氏首先比较明确地提出了急性热病在人体的传变过程，是始于上焦、循卫气营血之序而传。吴鞠通继承发展了叶氏之论，进一步明确了三焦、卫气营血辨证论治，在其所著《温病条辨》中指出：“凡病温者，始于上焦，在手太阴。”“温病自口鼻而入，鼻气通于肺，口气通于胃。肺病逆传则为心包。上焦病不治，则传中焦，胃与脾也；中焦病不治，则传下焦，肝与肾也。始上焦，终下焦。”吴氏以三焦为纲，结合卫气营血，对温热病的辨证论治进行了系统的论述，于此形成了今天的三焦、卫气营血的辨证论治体系。

（2）《温病条辨》与三焦卫气营血辨证

①《温病条辨》中的辨病：前已述及，急性传染病，中医认为均属于外感范围。因此，凡属外感性疾病，《内经》均以风、火、湿、燥、寒五气，或风、寒、暑、湿、燥、火六气以统之。吴鞠通继承《内经》《难经》精神及后世温热诸家经验，著《温病条辨》，论中基本上也是以六淫为纲进行辨病。吴氏在《温病条辨》中，将温病分为风温、温热、温疫、温毒、暑温、湿温、秋燥、冬温、温疟等九种，同时在论述中又提出了寒湿，这就是说，《温病条辨》中在辨病方面，一共提示了10种疾病。兹根据《温病条辨》有关原文择要陈列，以供读者研究。

风温：“风温者，初春阳气始开，厥阴行令，风夹温也。”（《温病条辨·上焦篇·第1条》）

温热：“温热者，春末夏初，阳气弛张，温盛为热也。”（同上）

温疫：“温疫者，厉气流行，多兼秽浊，家家如是，若役使然也。”（同上）

温毒：“温毒者，诸温夹毒，秽浊太甚也。”（同上）

暑温：“暑温者，正夏之时，暑病之偏于热者。”（同上）

湿温：“湿温者，长夏初秋，湿中生热，即暑病之偏于湿者也。”（同上）

秋燥："秋燥者，秋金燥烈之气也。"（同上）

冬温："冬温者，冬应寒而反温，阳不潜藏，民病温也。"（同上）

温疟："温疟者，阴气先伤，又因于暑，阳气独发也。"（同上）

寒湿："寒湿者，湿与寒水之气相搏也，盖湿水同类，其在天之气阳时为雨露，阴时为霜雪，在江河为水，在土中为湿，体本一源，易于相合，最损人之阳气。"（《温病条辨·中焦篇第43条》）

以上10种疾病，根据《温病条辨》总的精神来看，其发生在春季者曰风温，发生在春末夏初者曰温热，发生在正夏者曰暑温，发生在长夏者曰湿温，发生在秋季者曰秋燥，发生在冬季者曰冬温，由于感寒即发者曰寒湿。上述10种疾病的病名及其性质，基本上是在《内经》"春伤于风""夏伤于暑""长夏伤于湿""秋伤干燥""冬伤于寒"的基础上提出的，与《内经》"夫百病之生也，皆生于风寒暑湿燥火"，以及《难经》"伤寒有五"的认识基本一致。至于其余3种疾病，应该说这是对上述7种疾病的补充，意即上述疾病如果广泛流行者，即属温疫；毒邪炽盛，病情急重者即属温毒。疟疾本应属于湿温范围，但如发作不典型，但热不寒者，即名温疟。"寒湿"一病，吴鞠通虽然自谓："此书以温病名，并列寒湿者，以湿温与寒湿相对，言寒湿而湿温更易明晰。"（《温病条辨·中焦篇·第四十四条》）但根据原书对寒湿的安排情况及在证治方面的周详论述，吴氏之言，无非为表明寒温有别，独树一帜，出于策略，实则藉此以求其全。于此可见，《温病条辨》中的辨病，基本上仍然是在《内经》《难经》《伤寒论》等经典著作基础上的继承和发展。

②《温病条辨》中辨病与三焦卫气营血辨证的关系：《温病条辨》的辨病已如上述。根据原书，上述疾病，每一种疾病又都有一个三焦、卫气营血辨证的问题。

《温病条辨》目录：

上焦篇：法58条，方46首。列病：风温、温热、温疫、温毒、冬温、暑温、伏暑、湿温、温疟、秋燥。

中焦篇：法102条，方88首，外列3方。列病：风温、温热、温疫、温毒、冬温、暑温、寒湿、湿温、（疟痢疸痹附）、秋燥。

下焦篇：法78条，方64首，图1个。共238法，198方。列病：风温、温热、温疫、温毒、冬温、寒湿（便血咳嗽疝瘕附）、湿温（疟痢疸痹附）、秋燥。

从以上目录可以看出，除伏暑只见于上焦、寒湿见于下焦以外，其余各病三焦均有。于此可以看出，《温病条辨》中所列各种病，每一种疾病也都有一个三焦的问题，也就是始于上焦，终于下焦的问题。

《温病条辨》三焦卫气营血证治举例：

上焦篇风温、温热、温疫、冬温证治有关条文举例：

"太阴温病，恶风寒，服桂枝汤已，恶寒解，余病不解者，银翘散主之。"（《温病条辨·上焦篇·第5条》）

"太阴温病，脉浮洪，舌黄，渴甚，大汗，面赤，恶热者，辛凉重剂白虎汤主之。"（上焦篇·第7条）

"太阴温病，气血两燔者，玉女煎去牛膝加元参主之。"（上焦篇·第10条）

"太阴温病，寸脉大，舌绛而干，法当渴，今反不渴者，热在营中也。清营汤去黄连主之。"（上焦篇·第15条）

"太阴温病，不可发汗，发汗而汗不出者，必发斑疹，汗出过多者，必神昏谵语。发斑者，化斑汤主之；发疹者，银翘散去豆豉，加细生地、丹皮、大青叶，倍元参主之……神昏谵语者，清宫汤主之；牛黄丸、紫雪丹、局方至宝丹亦主之。"（上焦篇·第16条）

"太阴温病，血从上溢者，犀角地黄汤合银翘散主之。"（上焦篇·第11条）

从以上条文可以看出，风温、温热、温疫、冬温等病，其在上焦时，可以出现卫分证，也可以出现气分证，也可以出现气血两燔证，也可以出现营分证，也可以出现血分证。这就是说，在三焦辨证中，同时又包含着卫气营血辨证问题，于此说明了《温病条辨》中辨病与三焦、卫气营血辨证的关系。

（3）三焦、卫气营血辨证论治纲要

①上焦温病

上焦温病指各种急性传染病的初起阶段。《温病条辨》："凡病温者，始于上焦，在手太阴。"（上焦篇·第2条）

A. 上焦温病的证候性质：属于表证。《温病条辨》："温病由口鼻而入，自上而下，鼻通于肺，始手太阴。""肺者，皮毛之合也，独不主表乎。"（上焦篇·第2条注文）

上焦温病的主要临床表现前已述及，温病可以分为9种。但从总的来说，又可以分为夹湿与不夹湿两大类，亦即温热与湿温两大类。

温热:《温病条辨》:“太阴之为病，脉不缓不紧而动数，或两寸独大，尺肤热，头痛，微恶风寒，身热自汗，口渴，或不渴而咳，午后热甚者，名曰温病。”（上焦篇·第3条）。

湿温:《温病条辨》:“头痛恶寒，身重疼痛，舌白不渴，脉弦细而濡，面色淡黄，胸闷不饥，午后身热，状若阴虚，病难速已，名曰湿温。”（上焦篇·第43条）

B. 上焦温病的治疗原则

温热：治以辛凉解表。《温病条辨》:“遵《内经》风淫于内，治以辛凉，佐以苦甘；热淫于内，治以咸寒，佐以甘苦之训。”（上焦篇·第4条·银翘散方论）。

湿温：治以轻宜芳化。《温病条辨》:“轻开上焦肺气，盖肺主一身之气，气化则湿亦化也。”（上焦篇·第43条注义）

C. 上焦温病各类疾病的治疗

a. 风温、温热、温疫、冬温治法

一般治法：邪在卫分，但咳，身不甚热，微渴者，用辛凉轻剂桑菊饮；邪在卫分，但热，不恶寒而渴者，用辛凉平剂银翘散；邪在气分，脉浮洪，舌黄，渴甚，大汗，面赤，恶热者，用辛凉重剂白虎汤；养阴生津，用甘寒之剂雪梨浆、五汁饮。

兼变证治法：热甚气脱者，用白虎加人参汤；热甚阴竭，气血两燔者，用玉女煎去牛膝，加玄参；热甚出血者，用犀角地黄汤合银翘散，以凉血散热解毒；热入营分，舌绛而干，不渴者，用清营汤去黄连；发斑者，用化斑汤；发疹者，用银翘散去淡豆豉，加生地黄、牡丹皮、大青叶、倍玄参；神昏谵语者，用清宫汤，或牛黄丸、紫雪丹、局方至宝丹；邪入心包，舌謇肢厥者，用牛黄丸、紫雪丹。对厥当细辨寒热，区分三焦，分别治之；心烦懊侬者，用栀子豉汤；痰涎壅盛者，用瓜蒂散吐之。

b. 温毒治法

内治法：咽喉肿痛、耳前后肿、颊肿、面赤者，用普济消毒饮去升麻、柴胡；神昏谵语者，用安宫牛黄丸、紫雪丹、清宫汤。

外治法：肿者，用水仙膏外敷；破溃者，用三黄二香散外敷。

c. 暑温治法

一般治法：大渴大汗、面赤、右脉洪数者，用白虎汤；脉芤者，用白虎加人参汤；脉弦细芤迟，身痛湿重者，用东垣清暑益气汤；无汗者，用新加香薷饮；身重湿重者，用白虎加苍术汤；轻证或余邪未清者，用清络饮。

兼变证治法：汗多、脉散大欲脱者，用生脉散；热入心营，时有谵语、烦渴、脉虚舌赤者，用清营汤、安宫牛黄丸、紫雪丹；干咳者，用清络饮加甘草、桔梗、杏仁、麦冬、知母；咳而有痰饮者，用小半夏加茯苓汤再加厚朴、杏仁；吐血，舌白不渴者，用清络饮加杏仁、薏苡仁、滑石汤；卒痉厥者，用清营汤，或少予紫雪丹；手足瘛疭、肝风内动者，用清营汤加钩藤、牡丹皮、羚羊角。

d. 伏暑治法

伏暑，即暑温过夏而发者。《温病条辨》："长夏受暑，过夏而发者，名曰伏暑。霜未降而发者少轻，霜即降而发者则重，冬日发者尤重。子、午、丑、未之年为多也。"（《上焦篇・第 36 条》）意即在秋冬而出现暑温或湿温脉证者，即为伏暑。其治法基本同于暑温或湿温，所谓"证本一源"也。

e. 湿温治法

一般治法：头痛恶寒，身重疼痛，舌白不渴，脉弦细而濡，面色淡黄，胸闷不饥，午后身热者，用三仁汤。

兼变证治法：邪入心包，神昏肢厥，用清宫汤去莲子心、麦冬，加银花、赤小豆皮，送至宝丹或紫雪散；喉阻咽痛，用银翘马勃散；哕者，用宣痹汤；喘促者，用千金苇茎汤加杏仁、滑石；身热疼痛而脉微弱者，用一物瓜蒂汤。

f. 温疟治法

典型温疟，用白虎加桂枝汤。其他类型：瘅疟用五汁饮；肺疟用杏仁汤；心疟用加减银翘散。

温疟与其他类证的鉴别要点：温疟以热盛夹表为特点。《温病条辨》谓："骨节疼烦，时呕，其脉如平，但热不寒，名曰温疟。"（上焦篇・第 50 条）瘅疟以阴虚内热为特点。《温病条辨》谓："但热不寒，或微寒多热，舌干口渴，此乃阴气先伤，阳气独发，名曰瘅疟。"（上焦篇・第 51 条）肺疟以热而夹湿为特点。《温病条辨》谓："舌白渴饮，咳嗽频仍，寒从背起，伏暑所致，名曰肺疟。"（上焦篇·第52条）心疟以热传心包为特点。《温病条辨》谓："热多昏狂，谵语烦渴，舌赤中黄，脉弱而数，名曰心疟。"（上焦篇·第53条）

g. 秋燥治法

温燥治法（即燥之复气）：初起用桑杏汤、桑菊饮；燥伤肺胃津液，用沙参麦冬汤；燥气化火，清窍不利者，用翘荷汤；阴虚肺燥者，用喻氏清燥救肺汤。

凉燥治法（即燥之胜气）：初起无汗，用杏苏散；有汗用桂枝汤；疝瘕痛者，用桂枝柴胡各半汤加吴萸楝子茴香木香汤。

h. 治疗禁忌

忌辛温发汗：《温病条辨》所谓："温病忌汗，汗之不惟不解，反生他患。"（上焦篇·第4条）但暑温、凉燥无汗者不忌。

误汗伤阳：《温病条辨》所谓："汗为心液，心阳受伤，必有神明内乱、谵语癫狂，内闭外脱之变。"（同上）

误汗伤阴：《温病条辨》所谓："汗为五液之一，未始不伤阴也……温病最善伤阴，用药又复伤阴，岂非为贼立帜乎？""风温咳嗽，虽系小病，常见误用辛温重剂销铄肺液，致久嗽成劳者不一而足。圣人不忽于细，必谨于微。"（上焦篇·第6条）

治上勿犯中下：病在上焦，取其轻清之品，所谓："上焦如羽，非轻不举。"不但苦温在禁忌之列，初起亦忌苦寒。所谓："岂有上焦温病，首用中下焦雄烈劫夺之品，先劫少阴津液之理！知母、黄芩，亦皆中焦苦燥里药，岂可用乎？""病初起未至中焦，不得先用里药，故犯中焦也。"在煎药方面提出，轻清之品不能久煎，所谓："肺药取轻清，过煎则味厚而入中焦矣。"（上焦篇·第4条）

禁升提：《温病条辨》："禁升麻、柴胡、当归、防风、羌活、白芷、葛根、三春柳。"（上焦篇·第16条）温毒用普济消毒饮，亦去升麻、柴胡，所谓："以升腾飞越太过之病，不当再用升也。"（上焦篇·第18条）

白虎四禁：《温病条辨》："白虎本为达热出表，若其人脉浮弦而细者，不可与也；脉沉者，不可与也；不渴者，不可与也；汗不出者，不可与也，常须识此，勿令误也。"（上焦篇·第9条）

湿温三禁：《温病条辨》："汗之则神昏耳聋，甚则目瞑不欲言，下之则洞泄，

润之则病深不解。”（上焦篇·第 43 条）

i. 死证

《温病条辨》谓：“温病死症百端，大纲不越五条：在上焦有二：一曰肺之化源绝者死；二曰心神内闭，内闭外脱者死。”又谓：“化源绝，乃温病第一死法也。”（上焦篇·第 11 条）

②中焦温病：中焦温病指各种急性传染病的极期，一般由上焦温病传来，病位在胃与脾，同时又称阳明温病。《温病条辨》谓：“上焦病不治，则传中焦，胃与脾也。”（中焦篇·第 1 条注文）

A. 中焦温病的性质

属于里热证、里实证。其夹湿者，以里湿热证为主。此外，《温病条辨》在中焦篇中还同时列出了寒湿。

B. 中焦温病的主要临床表现

中焦温病基本上亦可分为温热和湿热两大类，《温病条辨》中同时也对寒湿的临床表现，做了比较详细的描述。

温热：《温病条辨》谓：“面目俱赤，语声重浊，呼吸俱粗，大便闭，小便涩，舌苔老黄，甚则黑有芒刺，但恶热，不恶寒，日晡益甚，传至中焦，阳明温病也。脉浮洪躁甚……脉沉数有力，甚则脉体反小而实……”（中焦篇·第1条）

湿温：“神识如蒙，舌滑脉缓”“不饥不食，机窍不灵”“热蒸头胀，身痛呕逆，小便不通，神识昏迷，舌白，渴不多饮”“气壅为哕”“脘闷，便溏，身痛，舌白”“肿胀”“疟”“痢”“疸”“痹”（《温病条辨·中焦篇》）。

寒湿：“痞结胸闷，不饥不食”“腹胀，小便不利，大便溏而不爽”“四肢乍冷，自利，目黄，舌白滑，甚则灰，神倦不语……舌謇语重”“舌灰滑，中焦滞痞……面目俱黄，四肢常厥”“舌白腐，肛坠痛，便不爽，不喜食”“吐利汗出，发热恶寒，四肢拘急，手中厥冷……身痛不休”“霍乱兼转筋”“腹中绞痛，脉沉紧而迟，甚则伏，欲吐不得吐，欲利不得利”（《温病条辨·中焦篇》）。

C. 中焦温病的治疗原则

温热：以清、下祛邪，兼养阴扶正为主法。

湿温：以辛开苦降，芳香化浊，淡渗利湿为主法。

寒湿：以温中燥湿为主法。

中焦温病各类疾病的治疗

风温、温热、温疫、温毒、冬温治法

一般治法：凡见上述温热证，脉见浮洪躁甚者，用白虎汤；凡见上述温热证，而脉见沉实有力者，用大承气汤；凡肺胃津伤者，渴甚可用雪梨浆；复胃阴可用益胃汤、玉竹麦门冬汤、五汁饮、牛乳饮等；津液不足，增水行舟可用增液汤。

兼变证处理：脉浮而促者，用减味竹叶石膏汤。“脉促”，原注谓：“数而时止，如趋者遇急，忽一蹶然。”属热盛而伤及心阴，故仍用辛凉重剂透热于外，并加清心、养心之品。属阳明温病里实证，轻证用小承气汤微和之。原注云：“诸证悉有，以非下不可，微则未至十分亢害，但以小承气通和胃气则愈，无庸芒硝软坚也。”肢厥，甚则通体皆厥者，用大承气汤。原注云：“阳明温病，面目俱赤，肢厥，甚则通体皆厥者，不瘛疭，但神昏，不大便，七八日以外，小便赤，脉沉伏，或并脉亦厥，胸腹满坚，甚则拒按，喜冷饮者，大承气汤主之。”“热结旁流”者，用调胃承气汤。原文云：“阳明温病，纯利稀水粪者，谓之热结旁流，调胃承气汤主之。”神昏谵语者，脉实用小承气汤；脉不实用牛黄丸或紫雪丹。原文云：“阳明温病，下利谵语，阳明脉实或滑疾者，小承气汤主之；脉不实者，牛黄丸主之，紫雪丹亦主之。”痰涎壅甚者，用承气合小陷胸汤。原文云：“温病三焦俱急，大热大渴，舌燥，脉不浮而躁甚，舌色金黄，痰涎壅甚，不可单行承气者，承气合小陷胸汤主之。”素体阴虚者，用增液汤；如用增液汤不下，可以用增液合调胃承气汤。原文云；“阳明温病，无上焦证，数日不大便，当下之；若其人阴素虚，不可行承气者，增液汤主之。服增液汤已，周十二时观之，若大便不下者，合调胃承气汤微和之。”

下之不通者，其证治有以下五种情况：正虚者，用新加黄龙汤。原文云：“应下失之，正虚不能运药，不运药者死，新加黄龙汤主之。”肺气不降者，用宣白承气汤。原文云：“喘促不宁，痰涎壅滞，右寸实大，肺气不降者，宣白承气汤主之。”小便赤痛者，用导赤承气汤。原文云：“左尺牢坚，小便赤痛，时烦渴甚，导赤承气汤主之。”邪闭心包者，用牛黄承气汤主之。原文云：“邪闭心包，神昏舌短，内窍不通，饮不解渴者，牛黄承气汤主之。”津液不足者，增液汤或增液承气汤。原文云：“津液不足，无水舟停者，间服增液，再不下者，增液承气汤主之。”

下后治疗和调理：下后以养胃阴为主。原文云："阳明温病，下后汗出，当复其阴，益胃汤主之。"下后脉浮洪者，白虎汤；脉洪芤者，白虎加人参汤；下后虚烦不眠，心中懊憹者，用栀子豉汤；下后热邪未全除者，用护胃承气汤或增液汤。原文云："下后数日，热不退或退不尽，口燥咽干，舌苔干黑或金黄色，脉沉而有力者，护胃承气汤微和之；脉沉而弱者，增液汤主之。"护胃承气汤服后，得结粪止后服，不便者，可再服；下后下证复现，只可与增液，不可与承气。原文云："阳明温病，下后二、三日，下证复现，脉不甚沉，或沉而无力，止可与增液，不可与承气。"又云："阳明温病，下后脉静，身不热，舌上津回，十数日不大便，可与益胃、增液辈，断不可再与承气也。"下后热退，不可即食。原文云："阳明温病，下后热退，不可即食，食者必复；周十二时，缓缓与食，先取清者，勿令饱，饱则必复，复必重也。"具前阳明温病证候，但不渴，舌绛者，用清营汤。原文云："阳明温病，舌黄燥，肉色绛，不渴者，邪在血分，清营汤主之。"阳明发斑者，用化斑汤；发疹者，用银翘散去淡豆豉加生地大青叶元参丹皮汤。斑疹外出不快、内壅特甚者，可酌用下法，用调胃承气汤，得通则已。毒重者，加金汁、人中黄，渴加花粉，小便短加黄芩、黄连；小便不利者，用冬地三黄汤。原文云："阳明温病……小便不利者，甘苦合化，冬地三黄汤主之。"

治疗禁忌：温病禁纯用苦寒。原文云："温病燥热，欲解燥者，先滋其干，不可纯用苦寒也，服之反燥甚。"苦寒虽可清热，但可化燥伤阴，属温热而需用苦寒者，可与甘寒同用，不可纯用苦寒，亦不可屡用苦寒。温病小便不利者，忌用淡渗。原文云："温病小便不利者，淡渗不可与也，忌五苓、八正辈。"斑疹禁用升提、壅补。原文云："斑疹，用升提则衄，或厥，或呛咳，或昏痉，用壅补则瞀乱。"下后大不便，只可与益胃汤、增液汤等，不可再与承气；下后热退，不可即食，食必复，复必重。

D. 湿温、暑温、伏暑、疟、痢、疸、痹治法

一般治法：因湿郁气阻，失降失司，表现为脘腹胀满、便溏、便泄、大便不爽，呕恶为主者，用一到五加减正气散；因表里俱湿，脉缓身痛，汗出热解，继而复热者，用黄芩滑石汤；内外合邪而表现为身热、身痛、汗多、自利、胸腹白疹者，用薏苡竹叶散；以哕、呃为主者，用新制橘皮竹茹汤；呕而不渴者，用小半夏加茯苓汤；呕而痞者，用半夏泻心汤加减；因湿热困闭，表现为热蒸气胀、

神识昏迷者，先用安宫牛黄丸开窍，再用茯苓皮汤分消湿浊；如系上焦湿温，里虚内陷而神识如蒙者，用人参泻心汤加白芍。

a. 暑温：温病之发生在夏令者，暑病之热多于湿者。水结在胸，用小陷胸汤加枳实。原文云："脉洪滑，面赤热头晕，不恶寒，但恶热，舌上黄滑苔，渴欲凉饮，饮不解渴，得水则呕，按之胸下痛，小便短，大便闭者，阳明暑温，水结在胸也，小陷胸汤加枳实主之。"浊痰凝聚，心下痞，不食、不饥、不便者，用半夏泻心汤去参、姜、枣、草加枳实、杏仁方；湿去热存，舌燥脉沉实者，用小承气汤。温病之夹湿者用药原则上喜刚忌柔，但应视湿热之多寡而进退。《凡例》中云："温病之兼湿者，忌柔喜刚，湿去热存之际，乌得不用柔哉？全在临证者善察病情，毫无差忒也。"此条即其具体运用例证。邪在气分，舌滑微黄者，用三石汤；邪气久留，热搏血分，舌绛少苔者，用加味清宫汤；神识不清，热闭内窍者，先用紫雪丹，再用清宫汤；湿热并重，胸痞闷，潮热呕恶，烦渴自利，汗出溺短者，用杏仁滑石汤。

疟疾：关于在湿温中列疟、痢、疸、痹者，已如前述。原注还谓："本论之作，原补前人之未备，已有成法可循者，安能尽录？因横列四时杂感，不能不列湿温，连类而及，又不能不列黄疸、疟、痢。不过略标法则而已。"对疟疾的辨证论治，吴氏作了如下论述及补充：疮家湿疟，忌用发散，苍术白虎汤加草果主之；疟伤胃阳，胸中痞结者，用草果知母汤、加减人参泻心汤等；疟伤胃阴，津液不复者，用麦冬麻仁汤。脾疟，即表现为寒起四肢、腹满、腹泻、呕逆为主者，用露姜饮，或加味露姜饮；夹热者，用黄连白芍汤；湿重者，名湿疟，用厚朴草果汤；正疟，即少阳疟（典型疟疾发作属于少阳），其偏寒重者，用小柴胡汤加减；其偏热重者，用青蒿鳖甲汤；久疟者，用补中益气汤；

痢疾：对痢疾的辨证论治，做了如下论述及补充：在病因病机上，认为是湿热内蕴，夹杂食滞，气血不行所致。原文云："湿热内蕴，夹杂饮食停滞，气不得运，血不得行，遂成滞下，俗名痢疾。"在预后判断方面，补充了具体经验。痢疾初起以清热利湿为法，小便短者用四苓合芩芍汤，或用滑石藿香汤，或用五苓散加寒水石；痢疾夹表者，用活人败毒散；一般情况下，可用加减芩芍汤、加味白头翁汤；久痢可用人参石脂汤、加减附子理中汤、附子粳米汤、加减补中益气汤；痢疾寒热互见者，用泻心汤；表里同病者，用加减小柴胡汤；阴虚内热者，用加减黄连阿胶汤。

黄疸：黄疸属于湿温一类病证。原文云：“湿热不解，久酿成疸。”关于黄疸的辨证论治，《温病条辨》在前人论疸的基础上，做了如下论述及补充：口不甚渴，腹不满者用栀子柏皮汤；口渴腹满胃实者，用茵陈蒿汤；夏秋之际发黄，一般以湿热为主。黄疸兼肿胀者，偏热者用二金汤、杏仁石膏汤；偏寒者用茵陈五苓散；误用发表者，用连翘赤豆饮煎送保和丸；提出阳黄与阴黄，可以互相转化，从阴黄而转阳黄者，可以按阳黄论治。原注云：“瑭于阴黄一证，究心有年，悉用罗氏法而化裁之（指罗谦甫用茵陈四逆汤治阴黄），无不应手取效。间有始即寒湿，从太阳寒水之化，继因其人阳气尚未十分衰败，得燥热药数帖，阳明转燥金之化而为阳证者，即从阳黄例治之。”关于黄疸证治，《温病条辨》虽列入湿温中，但吴氏极其推崇仲景，并对仲景治疸原则详加总结。在寒湿部分，又列出以茵陈四逆汤治阴黄，十分全面。

痹证：对痹证的辨证论治，《温病条辨》在前人论痹的基础上，做了如下论述及补充，指出痹证属寒者固多，属热者亦不少，所以《温病条辨》载湿温而类及热痹。原注谓：“经谓：风寒湿三者合而为痹；《金匮》谓：经热则痹。盖《金匮》诚补《内经》之不足，痹之因于寒者固多，痹之兼乎热者，亦复不少，合参二经原文，经验于临证之时，自有权衡，本论因载湿温而类及热痹。”痹证之属于湿热者，用加减木防己汤、宣痹汤、薏苡竹叶散等；痹证之属于风暑寒湿杂见者，用杏仁薏苡汤。此方属苦辛温法，应列入寒湿类中，列此者，与前之湿热痹作为对比文字。

b. 寒湿治法

一般治法：腹胀，小便不利，大便溏而不爽，用四苓加厚朴秦皮汤或五苓散；重者，用附子理中汤去甘草加广皮厚朴汤，腹痛、肢厥，用椒附白通汤，舌酸、形寒、脘中痞闷，用苓姜术桂汤。

阴黄：以“面目俱黄，四肢常厥”为临床特点，用茵陈四逆汤、草果茵陈汤等治疗。

霍乱：以“既吐且利，寒热身痛，或不寒热，但腹中痛”为临床特点，用四逆汤、理中汤、五苓散等治疗。干霍乱，用蜀椒救中汤或九痛丸治疗。

c. 死证

“在中焦亦有二：一曰阳明太实，土克水者死；二曰脾郁发黄，黄极则诸窍为闭，秽浊塞窍者死。”（上焦篇·第11条注文）

③下焦温病：下焦温病指各种急性传染病的晚期，一般由中焦温病传来，病位在肝与肾，因此又称少阴温病。《温病条辨》谓：“中焦病不治，即传下焦，肝与肾也，始上焦，终下焦。”（中焦篇·第1条注文）

A. 下焦温病的性质

为阴虚、阴竭的里虚热证为主，其夹湿者，或为气阻，或为气虚，或为气阴两虚。《温病条辨》谓：“热伤气，湿亦伤气……湿久浊凝，至于下焦，气不惟伤而且阻矣。”（下焦篇第56条注文）

B. 下焦温病的主要临床表现

下焦温病为温热和湿温两大类。《温病条辨》中同时也对寒湿的临床表现做了比较详细的描述。

温热：身热面赤，手足心热甚于手足背，或夜热早凉；口干舌燥，甚则齿黑唇裂；心中震震、心中憺憺大动，甚则心中痛，或心烦不得卧；手指蠕动，舌短，舌强，耳聋，痉厥；神倦、神昏、烦躁；战汗；大便黑而易；蓄血；热入血室；咽痛，咽喉生疮，语声不出；舌绛而干，苔黄或苔少，脉或沉实，或躁盛，或虚大，或细促或结代、脉两至等不一。

湿温：神昏窍阻，少腹硬满，大便不下；三焦俱闭，二便不通；气闭肛门坠痛，胃不喜食，舌苔白腐；久疟，久痢。

寒湿：舌白身痛，足跗浮肿；痿弱不振，肢体麻痹；先便后血，小肠寒湿；寒疝。

C. 下焦温病的治疗原则

温热：育阴潜阳、息风、清热、凉血、化瘀等。

湿温：益气、清热、利湿。

寒湿：温肾、助脾、行气。

D. 下焦温病各类疾病的治疗

a. 风温、温热、温疫、温毒、冬温治法

一般治法：育阴复脉，以加减复脉汤为主方。用于下焦温病，热邪劫阴，表现为身热面赤，口干舌燥，齿黑唇裂，心中震震，耳聋，脉虚大或燥盛，脉结代，以及体虚病温，误治伤阴等。原文谓："热邪深入，或在少阴，或在厥阴，均宜复脉。"育阴潜阳，一至三甲复脉汤，从急治；用专翕大生膏，从缓治。前者用于下焦温病，热深或痉厥，暴虚易复者；后者用于肝肾阴伤，上盛下虚，久虚难复者。育阴清热，用黄连阿胶汤、青蒿鳖甲汤，用于下焦温病，真阴欲竭，壮火复炽，心烦不得卧或夜热早凉无汗者；育阴定风，用大小定风珠，用于真阴欲竭，虚风内动者；育阴凉血，用犀角地黄汤，用于阴虚血瘀，大便黑而易者；去瘀通闭，用桃仁承气汤、甚则抵当汤，用于少腹坚满，小便自利，大便闭结或热入血室之属于瘀血在里者；滋阴降火，用猪肤汤、桔梗汤、甘草汤、苦酒汤等，用于少阴温病水亏火旺，表现为咽痛、咽中生疮者。上述下焦温病的治疗方法，临床运用时，必须注意正邪之间的关系。原则是：温邪尚盛者，先祛邪，邪少虚多者先扶正。原文谓："壮火尚盛者，不得用定风珠、复脉。邪少虚多者，不得用黄连阿胶汤。阴虚欲痉者，不得用青蒿鳖甲汤。""痉厥神昏，舌短，烦躁，手少阴证未罢者，先与牛黄紫雪辈开窍搜邪，再与复脉汤存阴，三甲潜阳，临证细参，勿致倒乱。"

兼变证处理

战汗：战汗是人体正邪交争的最后一战。战而汗出，示正胜邪，故"生"；战而汗不出，示正不胜邪，故曰"死"。对战汗的处理，提出三点：复脉汤热饮；虚甚者复脉汤加人参；保持患者绝对安静，勿事骚扰。原文谓"但令静，勿妄动也。"总的精神是对正气不要有任何干扰，虚者注意扶正。

出血：大便黑而易，时欲漱口不欲咽，示出血。用犀角地黄汤凉血清热、去瘀补阴。

蓄血：少腹坚满，小便自利，夜热昼凉，示蓄血，用桃仁承气汤，甚则抵当汤，但须注意严格掌握指征，不可轻投。

热入血室：指妇人病温过程中，月经适来或适断，见痉厥，神识昏乱，或余邪不解而见正虚证候。痉厥者，用竹叶玉女煎；神昏者，用加减桃仁承气汤；余邪不解而见正虚者，用护阳和阴汤或加减复脉汤加人参。

b. 湿温、暑温、久疟、久痢治法

一般治法：湿蕴气阻，少腹硬满，大便不下，用宣清导浊汤清热化湿；湿凝气闭，二便不通，用半硫丸温阳通闭；寒湿气闭肛坠，胃不喜食，舌苔白腐者，用术附汤温肾助脾行气。

暑温、伏暑：暑温为湿温之热多于温者，伏暑为长夏受暑，过夏而发者。证本一源，治疗同于暑温。暑邪深入下焦，热暑必然伤阴，阴伤必然及阳，所以阳气亦见受损；暑必夹湿，因此，暑温晚期，亦即下焦暑温，必然是热湿、阴虚、气虚互见，在治疗上除继续注意清热祛湿外，还要注意气阴两顾。原文谓："暑温不列于诸温之内，而另立一门者，以后夏至日为病暑，湿气大动，不兼湿不得名暑温，仍归热门矣。既兼湿，则受病之初，自不得与渚湿同法。""凡热病久入下焦，消烁真阴，必以复阴为主，其或元气亦伤，又必兼护其阳。"暑温晚期，以消渴为主者，或以肢体麻痹为主者，均为热盛伤阴，用连梅汤。方中除用黄连清热燥湿以外，其余均以酸甘复阴。热邪炽盛，烦躁神昏者，先与紫雪，再与连梅汤；若气虚者，加人参益气。暑温晚期，正虚邪实，寒热互见，吐利、消渴者，用椒梅汤。该方即乌梅丸加减。原注谓："此土败木乘，正虚邪炽，最危之候。故以酸苦泄热，辅正驱邪立法。"上盛下虚，清浊交混，躁乱口渴，胃口伤残，气塞填胸者，用来复丹复阳。伏暑、湿温，水结胸胁而胁痛者，用香附旋覆花汤通络逐饮；不解者，可间用控涎丹攻水。这是对《金匮要略》痰饮治疗上的补充，所述"香附、旋覆，善通肝络而逐胁下之饮"，值得注意。暑温晚期，阴液元气两伤者，以三才汤两复阴阳，而偏于复阴为多。

久疟：疟在下焦，胁下有块者，即属久疟。久疟的病机主要是"邪留正伤"。"胁下成块"的病机是"疟邪久扰，正气必虚，清阳失转之机，浊阴生窍据之渐，气闭则痰凝血滞，而块势成矣。胁下乃少阳厥阴所过之地，按少阳、厥阴为枢，疟不离乎肝胆，久扰则脏腑皆困，转枢失职，故结成积块，属于所部之分。"因此，疟母应定位在肝胆，性质属正虚而气滞血瘀痰凝。久疟以胁下痞块为主者，为疟母，用鳖甲煎丸；久疟以痛胀为主，属气血两虚者，用加味异功汤；久疟以腹胀、呕水为主，属脾胃虚寒，称"太阴三疟"，用温脾汤；久疟以形寒嗜卧，舌淡脉微，属肾阳虚者，称"少阴三疟"，用扶阳汤；久疟以气逆欲呕，劳则发热，胁下成块，属阴阳两虚者，称"厥阴三疟"，用减味乌梅圆。

久痢：痢在下焦，即属久痢。久痢的病机是邪留正伤，正虚邪实；久痢的病位主要在脾肾，病性以寒湿为主，亦有湿热者。因此，对久痢的治疗，或温脾，或温肾，或阴阳两补，或燥湿，或固肠，或兼清利湿热。温脾，可用加味参苓白术散，兼清热燥湿者用乌梅丸。温肾，可用参茸汤、三神丸。温脾温肾，用双补汤。阴阳两补，用加减理阴煎、参芍汤、肉苁蓉汤。补阴，用人参乌梅汤。固肠，用桃花汤、地黄禹余粮汤。久痢患者，如确属正尚未大虚者，亦可间以利湿、清热为主进行治疗，可以用茵陈白芷汤、断下渗湿汤、白头翁汤、加减泻心汤等，但应慎用。正未大虚的指征是“饮食不减”。

c. 寒湿治法

本篇指出，治下焦之湿，以护肾阳为主。其法有四：一曰温肾。原文谓：“使火能生土。”二曰利水，原文谓：“肾与膀胱为夫妻，泄膀胱之积水，从下治，亦所以安肾中之真阳也。”三曰升脾阳，原文谓：“脾为肾之上游，升脾阳，从上治，亦所以以水不没肾中真阳也。”四曰温肝，原文谓：“水能生木，水太过，木反不生，木无生气，自失其疏泄之任，经有‘风湿交争，风不胜湿’之文，可知湿土太过，则风亦有不胜之时，故治厥阴之湿，以复其风木之本性，使能疏泄为主也。”

治湿的常用方法：温肾用鹿附汤、安肾汤等；助脾用术附姜苓汤、黄土汤等；温肝用橘半桂苓枳姜汤、椒桂汤、天台乌药散等。具体用法：肾阳虚，足跗浮肿者，用鹿附汤；脾肾阳虚者，用安肾汤；脾阳虚，肢体麻痹者，用术附姜汤；便血用黄土汤；肝寒气滞，水饮停聚而阴吹者，用橘半桂苓枳姜汤；寒疝少腹痛者，用椒桂汤，或天台乌药散；属寒热错杂者，用大黄附子汤。

E. 死证：“在下焦则无非热邪深入，消铄津液，涸尽而死也。”（上焦篇·第11条）

（4）温病愈后调理

①药物调理原则：温病愈后在药物调理方面，一般仍以养阴为主，可用五汁饮、牛乳饮、益胃汤等。但要因人而异，不能拘执于养阴一说。阳虚体质者要补阳，痰盛者要祛痰。如中焦阳气素虚，偶感温病，用药过剂或过于苦寒，致中焦停饮而不能寐者，用半夏汤。阳气素虚，温病热退身凉冷汗出者，用小建中汤复中焦阳气。

②饮食调理原则：温病解后无余邪，正气未大虚，不必用药，可以用饮食调理之。患者体虚，发病极重，又伤于误治，则应药食同调。

总之，温病愈后调理大要是：“温病后一以养阴为主，饮食之坚硬浓厚者不可

骤进，间有阳气素虚之体质，热病一退，即露旧亏，又不可固执养阴之论而灭其阳火。”（下焦篇·第35条注文）

（5）温病的预防

中医学对于急性传染病在预防方面的认识是高度重视的。早在《内经》中就已明确指出：“圣人不治已病治未病，不治已乱治未乱，夫病已成而后药之，乱已成而后治之，譬犹渴而穿井，斗而铸锥，不亦晚乎。”（《素问·四气调神大论》）由于如此，所以对于急性传染病，中医药也十分强调预防为主。对于急性传染病的预防，中医文献中自《内经》以下，到后世各家均有论述，加以归纳，其要者一般有以下四个方面：

①保持人体正气，是预防急性传染病的关键所在。所谓人体正气，即人体所具有的正常之气，质言之，也就是人体正常所具有的生理调节代偿及卫外防御能力。前已述及，急性传染病的发生与人体正气强弱密切相关，正气强则人体卫外的作用也强，即便感受外邪，也不一定就会发生疾病，反之则否，这也就是《内经》中所谓的“正气存内，邪不可干”（《素问遗篇·刺法论》）。

如何保持人体正气？根据中医文献记述，一般说来，大致有以下几个方面：其一是“顺四时”。所谓“顺四时”，即人体在生活起居方面，要与四时相应，《素问·四气调神大论》《素问·生气通天论》《素问·金匮真言论》等几篇中，十分具体地指出了春夏秋冬四时的气候和物候上的特点，以及人体在生活起居各方面，应该注意的地方，并明确指出：“夫四时阴阳者，万物之根本也。所以圣人春夏养阳，秋冬养阴，以从其根，故与万物浮沉于生长之门。逆其根，则伐其本，坏其真矣。故阴阳四时者，万物之终始也，死生之本也，逆也则灾害生，从之则疴疾不起。”（《素问·四气调神大论》）说明了顺四时在保持人体正气与预防疾病方面的决定意义。

其二是“调七情”。所谓“七情”就是喜、怒、悲、思、忧、恐、惊等精神情志变化，《内经》明确指出：“百病生于气也，怒则气上，喜则气缓，悲则气消，恐则气下……惊则气乱，劳则气耗，思则气结。”（《素问·举痛论》）说明了精神情志方面的重大变化，会损害人体的正气。正气被损害，其卫外的作用也就必然随之减弱，于此也就说明了“调七情”在保持人体正气、预防疾病方面的重要意义；

其三是“节饮食”。所谓“节饮食”，即节制饮食。饮食失节可以损害人体正气，因而节制饮食也是保持人体正气的一个重要方面。

由于中医学保持人体正气是预防急性传染病的关键所在，而“顺四时”“调七情”“节饮食”又是保持人体正气的重要内容。因此，中医学认为，必须对此高度重视，绝对不能认为此不过是一般泛泛之谈而等闲视之。

②爱清洁，讲卫生，是预防急性传染病的重要措施。前已述及，急性传染病的发生和流行，中医学认为多属“秽浊”，因此，爱清洁、讲卫生是预防急性传染病发生的一个重要措施。早在唐代，孙思邈在《备急千金要方》中就指出：“常习不唾地。”亦即不要随地吐痰。明代吴又可在《温疫论》中指出：“天行时疫传染，凡感疫之家，将患者衣服于甑上蒸过，则一家不染。”这也就是现在的煮沸消毒。清代余伯陶在《鼠疫抉微・避疫论》中指出：“避疫之法，庭堂房室，洒扫光明，厨房沟渠，整理清净，房内窗户，通风透气。”这些记述，说明了中医对于清洁卫生在预防急性传染病方面的高度重视。

③药物预防。关于药物预防时疫，早在《内经》中就已经提出。《素问遗篇・刺法论》谓：“于雨水日后，三浴以药泄汗。又一法，小金丹方：朱砂二两，水磨雄黄一两，叶子雌黄一两，紫金半两……炼白砂蜜为丸，如梧桐子大，每日望东吸日华气一口，冰水下一丸，和气咽下，服十粒，无疫干也。”明代吴又可在《温疫论》中也提出：“凡遇天行时期，须迟出早入，房中常烧苍术，鼻孔唇吻涂雄黄末，口中嚼大蒜最良。”“闻邻里染疫，宜用贯众置水缸内浸，用此水造饮食，亦能避温不染。”这些记述，说明了中医学在预防急性传染病的发生方面，也十分重视药物预防。

④重视隔离。前已述及，时疫的流行，中医学认为与接触患者、尸体等有关，因此，中医学也提出隔离的问题。《素问遗篇・刺法论》中明确指出：“避其毒气，天牝从来。”所谓“避其毒气”，即避免接触毒气；“天牝”即鼻道。质言之，全句意即避免呼吸道接触。《晋书・王彪之传》也有“永和末，多疫疾，旧朝臣家有时疾染易三人以上者，身虽无疾，百日不得入宫”的记载。于此也说明了中医学在预防急性传染病的发生方面也十分重视隔离的问题。

四、评伤寒与温病学派之争

中医学对于急性传染病认识很早。从历史看，金元以前历代医家基本上都是以《伤寒论》为基础，来对各种急性传染病进行辨证论治。金元以后，特别是在清代温热学派兴起以后，不少温热学派学者，反对以伤寒法治疗温病，这就掀起了伤寒与温病之间的学派之争，至今尚未结束。因此，如何正确理解中医学对于急性传染病的一般认识，并在此基础上分析伤寒与温病学派之争，使伤寒与温病学派能在中医理论基础上取长补短统一起来，笔者认为这是在当前发掘继承整理提高中医药学中的一个重大问题。

（一）寒温之争源流概说

急性传染病，在临床上一般均有发热，因此现代的所谓各种急性传染病，一般说来也都可以包括在中医学所称的热病之中。对于急性热病，《内经》中列有专篇详加论述。《素问》中的“热论”“刺热论”“评热病论”等篇，《灵枢》中的“寒热病”“热病”等篇，均是讨论急性热病的篇章。《素问》中的“天元纪大论”“五运行大论”“六微旨大论”“气交变大论”“五常政大论”“六元正纪大论”“至真要大论”等七篇，更是十分系统地论述了急性热病的病因、病机及其诊断治疗的原则。《素问·热论》中明确提出来“人之伤于寒也，则为病热”“今夫热病者，皆伤寒之类也”，还提出了热病的六经传变及治疗原则。汉·张仲景继承《内经》《难经》，据此撰写了《伤寒杂病论》，创立了六经辨证论治体系。自此以后到宋以前，中医对于急性传染病的诊断治疗基本上是以六经辨证为主，并没有什么大的争论。到了金代，刘完素根据《内经》热病之说，倡“热病只能作热治，不能作寒医”论，其弟子如马宗素、镏洪、常德、葛雍等大阐其说，于是温病便逐渐从《伤寒论》中分离出来。元·王履（安道）承河间之学，进一步提出伤寒温病要严格区分，他说：“夫惟世以温病热病混称伤寒，故每执寒字以求浮紧之脉，以用温热之药，若此者，因名乱实而戕人之生，名其可不正乎？又方书多言四时伤寒，故以春夏之热病与秋冬之伤寒一类视之而无所别。夫秋冬之伤寒，真伤寒也；春夏之伤寒，寒疫也，与温热病自是两途，岂可同治！”（《医经溯洄集·伤寒温病热病说》）明·吴又可著《温疫论》，他在论中也强调伤寒与温疫必须严格区分。他说："伤寒与时疫有霄壤之隔……夫伤寒必有感冒之因，或衣单风露，或冒雨入水，或临风脱衣，或当檐洗浴，随觉肌肤寒慄，既而四肢拘急，恶风恶寒，然后头痛身痛，发热恶寒，脉浮而数，脉紧无汗为伤寒，脉缓有汗为伤风，时疫初起，原无感冒之因，忽觉凛凛，以后但热而不恶寒，然亦有因所触而发者，或饥饱劳碌，或焦思气郁，皆能触动其邪，是促其发也。不因所触而发者居多，促而发者，十中之一二耳。且伤寒投剂，一汗而解；时疫发散，虽汗不解。伤寒不传染于人，时疫能传染于人。伤寒之邪，自毫窍而入；时疫之邪，自口鼻而入。伤寒感而即发，时疫感久而后发；伤寒汗解在前，时疫汗解在后；伤寒投剂可使立汗，时疫汗解俟其内溃，汗出自然，不可以期；伤寒解以发汗，时疫解以战汗；伤寒发斑则病笃，时疫发斑为外解。伤寒感邪在经，以经传经；时疫以感邪在内，内溢于经，经不自传。伤寒感发甚暴；时疫多有淹缠二三日，或渐加重，或淹缠五六日，忽然加重。伤寒初起以发表为先，时疫初起以疏利为主。种种不同。"（《温疫论·辨明伤寒时疫》）到了清代，叶天士提出了新感温病的传入途径及传入后的变化，提出了："温邪上受，首先犯肺，逆传心包。"并在诊断治疗上划分了卫气营血四个阶段。指出了："大凡看法，卫之后方言气，营之后方言血。在卫汗之可也，到气才可清气，入营犹可透热转气。"同时还补充了温病诊断治疗中查舌、验齿、辨斑疹、辨白痦等新的内容，并明确指出："辨营卫气血虽与伤寒同，若论治法则与伤寒大异。"（《温热论》）吴瑭继承叶氏，对叶氏医案加以整理，并结合自己经验著《温病条辨》。他以三焦为纲分论温病，并把温病分为温热与湿热两大类，从而确立了温病学说的理论体系。吴氏之说，风行大江南北，从而形成了温病学派。温病学派形成以后，受到了伤寒学派的坚决反对，因而就形成了伤寒与温病学派之争。

（二）寒温之争的争论焦点

根据伤寒学说与温热学说的有关论述，伤寒与温病学派之争的争论焦点主要是在伤寒可不可以包括温病，和《伤寒论》方可不可以治疗温病等两个方面。

1. 伤寒学派认为温病完全可以包含在伤寒范围之中

伤寒学派承认温病是一个独立的疾病，但是认为它完全可以包含在伤寒范围之中，也完全可以用张仲景《伤寒论》六经辨证论治体系来对温病进行治疗，《伤寒论》中的白虎汤、承气汤、黄连阿胶汤、竹叶石膏汤、麻杏石甘汤、葛根芩连汤等，都是治疗温病的方剂。在温病学派未形成以前，这种论点即已为多数医家所主张。例如杨上善谓："夫伤寒者，人于冬时，温室温衣，热饮热食，腠理开发，快意受寒，腠理固闭……五脏六腑受伤为病，名曰热病，斯之热病，本因受寒伤多，亦为寒气所伤。得此热病，以本为名，故称此热病，伤寒类也。"（《黄帝内经太素·伤寒诀》）王冰谓："寒者冬之气也，冬时严寒，万类深藏，君子固密，不伤于寒，触冒之者，乃名伤寒……不即病者，寒毒藏于肌肤，到夏至前变为温病，夏至后变为热病，然其发者，皆为伤寒致之。"（《黄帝内经素问·热论·王注》）张介宾谓："伤寒者，中阴寒杀厉之气也，寒盛于冬，中而即病者。到春则名曰温病，到夏则名曰暑病。然有四时不正之气，随感随发者，亦曰伤寒。"（《类经·疾病类》）庞安时谓："其即时成病者……名曰伤寒，其不即时成病，则寒毒藏于肌肤之间，到春夏气发生，则寒毒与阳气相搏于荣卫之间……名曰温病也……其病本因冬时中寒，随时有变，病之形态耳，故大医通谓之伤寒焉。"（《伤寒总病论·叙论》）柯琴谓："夫仲景之六经，是分区地面，所该者广，虽以脉为经纪，凡风寒温热，内伤外感，自表及里，寒热虚实，无乎不包，而总名《伤寒杂病论》，所以六经提纲，各立一局，不为经常所拘，弗为风寒画定也。"（《伤寒论翼·六经正义》）"观仲景独于太阳篇别其名曰伤寒，曰中风，曰中暑，曰温病，曰湿痹，而他经不复分者，由一隅之中可以寻其一贯之理也。"（《伤寒论翼·全论大法》）徐灵胎谓："则五者之病，古人皆谓之伤寒，与《难经》渊源一辙，后世欲学不明其故，遂至聚讼纷纭，终无一是，是可慨也。其详往读《热病论》及《伤寒论》自知之。"（《难经经释·五十八难注》）温病学派形成以后，伤寒学派则更是以前人有关论述为依据，直斥叶吴三焦卫气营血等为标新立异，对温病学派加以攻击。伤寒学派学者中，持此论点反对温病学派最力者，首推清·陆九芝。他说："凡病之为风、为寒、为湿、为热、为温者，古皆谓之伤寒，乃人知风与寒为《伤寒论》中病，而于温与热谓不可用《伤寒论》中方，其意若同方既出于《伤寒论》，自是治寒方，必非治温法，岂有治温而用治寒方者。于是一遇温热病，无不力谇（责骂）伤寒方，更无人知温热之病本隶于《伤寒论》中，而温热之方，并不在《伤寒论》外者。"（《世补斋医书·卷二》）"风、寒、湿、温、热皆在论中，论中之方可治风寒，亦可治温热。”（同上）近人陆渊雷也持此论，直斥温病学派之非。他说：“晋唐以前，凡流行发热之病，皆谓之伤寒，其范围至广，故《内经》言热病皆伤寒之类，《难经》言伤寒有五，有中风、伤寒、湿温、热病、温病。仲景自序，称《伤寒杂病论》集卒病者，卒然而病，犹西医所谓急性病矣。故《伤寒论》所集，不限于脉紧无汗之麻黄证，亦不限于杆菌为厉之肠窒扶斯，论中阳明病即赅括温热，少阳病亦赅括疟疾，他若小青龙证赅括大叶肺炎及其类似之病，理中汤证赅括慢性及结核性肠炎，而急性传染病之前驱症亦即伤寒太阳病也。由是言之，凡哆口谈温热，欲与伤寒对峙者，皆谬妄弗可从。”（《清代名医医案精华序》）从上述可以看出，在伤寒与温病学派之争中，伤寒学派坚持伤寒可以包括温病，《伤寒论》方可以治疗温病，其理论根据就是《内经》中所提出的“人之伤于寒也，则为病热”“今夫热病者，皆伤寒之类也”，以及《难经》中所提出的“伤寒有五”。

2. 温病学派认为伤寒与温病完全不同

温病学派认识则与伤寒学派完全相反。温病学派认为伤寒与温病完全不同，在病因方面，伤寒为寒邪，温病为热邪；在传入途径方面，伤寒由肌表入，为横传，所以伤寒分六经；温病由口鼻入，为竖传，所以温病分三焦。在治疗上伤寒用辛温，温病用辛凉，两者完全不同，绝对不能混称。并且认为《伤寒论》全部内容是为伤寒而立，不能治温病。温病学派的这种认识，在温病学派未形成以前，金·刘完素即已提出：“余自制双解通圣辛凉之剂，不遵仲景法桂枝麻黄发表之药，非余自炫，理在其中矣，故此一时，彼一时，奈五运六气有所更，世态居民有所变……故经所谓不知年之所加，气之盛衰，虚实之所起，不可以为工矣。”（《素问病机气宜保命集·伤寒论第六》）刘氏还提出：“病有暴热者，病在心肺。有积热者病在肝肾。”（《素问病机气宜保命集·热论第十四》）“上焦热无他证者，桔梗汤……有实热能食而热者，胃实也……有病久憔悴、发热盗汗，谓五脏齐损……宜养血益阴。”（同上）这是后世温病学派三焦辨证的起源。明以后的医家，认为寒温有别，《伤寒论》方不能治温热者更多。如李士材谓：“仲景方法为冬月即病之正伤寒设也，后世混将冬月伤寒之方，通治春温夏热之病，遗祸至今，未有能改。”（《伤寒括要·伤寒总论》）喻嘉言谓：“仲景书详于治伤寒，略于治温，以法度俱错出于治伤寒中耳。后人未解义例，故春温一证，漫无成法可师。”(《尚论后篇·春三月温证大意》)吴又可谓:“仲景虽有《伤寒论》,然其法始自太阳,或传阳明,或传少阳,或三阳竟自传胃,盖为外感风寒而设,故其传法与温疫自是迥别……崇祯辛巳疫气流行,山东浙省,南北两直,感者尤多,到五六月益甚,或至阖门传染,始发之际,时师强以伤寒法治之,未尝见其不殆也。或病家误听七日当自愈,不尔必十四日而瘥,因而失治,有不及期而死者,或有妄用峻剂,攻补失序而死者,或遇医家见解不到,心疑胆怯,以急病用缓药,虽不即受其害,然迁延而至死,比比皆是。”(《温疫论·序》)温病学派形成以后,温病学家更是据此大声疾呼,其明朗者均据河间之论直认寒温有别,伤寒法不能治温病。如叶天士谓:“论治法则与伤寒大异。”“后贤刘河间创议迥出诸家,谓温热时邪当分三焦,投药以苦辛寒为主,若拘六经分证,仍是伤寒治法,致误多矣。”(《温热论》)吴瑭谓:“若真能识得温病,断不致以辛温治伤寒之法治温病。”朱彬谓:“后汉张仲景著《伤寒论》……其书专为伤寒而设,未尝遍及于六淫也,奈后世医者,以治伤寒之法,应无穷之变,势必凿枘之不相入。”(《温病条辨·朱序》)柳宝诒谓:“冬月伤寒,邪由皮毛而入,从表入里,初见三阳经,证……三阳不解,渐次传入三阴……初起悉系寒邪见象,迨发作之后,渐次化热内传,始有热象、故初起治法必以通阳祛寒为主,及化热之后,始有泄热之法,此伤寒病之大较也。若夫温病,乃冬时寒邪,伏于少阴,待春夏阳气内动,伏邪化而为热,由少阴外出……初起治法,则以清泄里热,导邪外达为主,与伤寒用药,一温一凉……此伤寒、温病分证用药之大关键。”(《温热逢源·论温病与伤寒病情不同治法各异》)其含蓄者,一方面虽然也承认伤寒有五,温病可以包含在伤寒之中,但另一方面也认为《伤寒论》详寒论温,在治温方面,法有未备。实际上也是不同意完全以《伤寒论》方来治温病。如王孟英谓:“五气感人,古人皆谓之伤寒,故仲圣著论亦以伤寒统之,而条分中风、伤寒、温病、湿、暍五者之证治,与《内经》渊源一辙,法虽未尽,名已备焉。”(《温热经纬·自序》)程国彭:“仲景论伤寒而温热温疫之旨未畅。”(《医学心悟·凡例》)

从以上所述可以看出,伤寒与温病学派之争其焦点主要是在伤寒是否能包括温病在内和《伤寒论》方是否可以治疗温病两个方面。伤寒学派认为伤寒可以包含温病在内,《伤寒论》方完全可以用以治疗温病,而温病学派认识则与伤寒学派完全相反。

（三）伤寒与温病学派之争剖析

“伤寒”“温病”“六经”“三焦”“营卫”“气血”等，均源于《内经》。张仲景明确提出，其《伤寒杂病论》之作是“撰用《素问》《九卷》《八十一难》”（《伤寒论·序》）；吴瑭在所著《温病条辨》中也首列原病篇，篇中列《内经》原文十九条为立论依据。这就是说伤寒学派和温病学派的理论基础都是根据《内经》。既然伤寒学派和温病学派的理论基础都是《内经》，那么为什么寒温之争又是如此尖锐，冰炭不相容呢？我们认为有必要加以认真剖析。以下从《内经》对急性传染病的一般认识，伤寒与温病学派在处理急性传染病的异同，当前中医对急性传染病治疗方面的实践经验等三个方面来加以剖析，并谈谈我们对这个问题的认识和理解。

1. 从《内经》对于急性传染病的一般认识对比伤寒与温病学派的基本论点来剖析

（1）关于病因病机认识方面

对于急性传染病的外因，如前所述，《内经》认为主要是由于自然气候变化严重失常，人体感受此自然气候偏胜之气以及由此自然偏胜之气而产生的“毒气”，即可发生疾病。对于急性传染病的内因，亦如前述，《内经》认为主要与人体正气强弱密切相关，认为人体的抵抗力与传染病的发生有着密不可分的关系，并且在一定程度上把它放在了决定性的地位，从而作出了“正气存内，邪不可干”的精辟结论。伤寒学派完全继承了《内经》的病因学认识，强调了自然气候反常变化与疾病发生的关系。如所谓：“夫人禀五常，因风气而生长，风气虽能生万物，亦能害万物，如水能浮舟，亦能覆舟……客气邪风，中人多死。”（《金匮要略·脏腑经络先后病脉证第一》）同时也强调了人体正气在发病上的决定作用，如所谓：“若五脏元真通畅，人即安和……不遗形体有衰，病则无由入其腠理。”（同上）“血弱气尽，腠理开，邪气因入”（《伤寒论·第97条》），这和《内经》的病因学认识基本一致。

温病学派也是一样。如前所述，他们继承了《内经》之说，认为气运偏胜是温病发生的外因，“不藏精”“正气虚”是温病发生的内因。吴鞠通在所著《温病条辨》中，首列原病篇十九条，明确指出：“叙气运，原温病之始也。”“病温者，精气先虚。”强调“留得一分正气，便有一分生理”。这些认识应该说是完全正确的，而且是在前人认识的基础上的发展。于此可见伤寒学派与温病学派对急性传染病的病因学认识上是一致的，并无根本上的分歧。

在病机认识方面，《内经》对于急性传染病的病机方面的论述很多，其要者主要有病邪性质与传入途径以及病邪传入人体后传变规律等两个方面。

①在病邪性质与传入途径方面：《内经》认为外感邪气可以按风、火、湿、燥、寒加以分类，但总的来说可以按阴阳加以区分，即可以分为阴邪与阳邪两大类，其中属于气候季节而产生的致病因素称为阳邪，由饮食居住原因而产生的致病因素称为阴邪。

由于季节气候原因致病者，《内经》称之为外感“六淫”。急性传染病中，中医认为以外感六淫而发病者居多，所以《内经》又特别指出：“夫百病之生也，皆生于风、寒、暑、湿、燥、火。”（《素问·至真要大论》）这就是说，《内经》认为急性传染病多数都是由于外感六淫，外邪经人体呼吸道而进入人体之内。由于饮食因素而致病者，中医学称之为“内伤饮食。”由于六淫之邪，首先作用于肺，所以外感六淫之邪发病以后，临床上主要表现肺的症状。由于饮食之邪，首先作用在脾胃，所以感受饮食之邪发病以后，临床上主要表现胃肠道症状，这也就是《内经》中所谓的：“故犯贼风虚邪者，阳受之，食饮不节，起居不时者，阴受之。阳受之则入六腑，阴受之则入五脏。入六腑则身热不时卧，上为喘呼；入五脏则䐜满闭塞，下为飧泄，久为肠澼。”（《素问·太阴阳明论》）

张仲景《伤寒杂病论》继承《内经》的认识，并将邪气做了进一步的区分。《金匮要略》谓：“清邪居上，浊邪居下，大邪中表，小邪中里，谷饪之邪，从口入者，宿食也。”（《金匮要略·脏腑经络先后病脉证第一》张仲景已经认识到邪气有多种，分布很广泛，有的在上，有的在下（清邪、浊邪），毒力有大小（大邪、小邪）；传入途径也有多种（居上、居下，从口而入），急性传染病由呼吸道传入者固多，从口而入经过消化道而传入人体者亦不少。

温病学派对病邪的性质与传入途径方面的认识和《内经》《伤寒论》《金匮要略》基本一样。在病邪方面认为除六淫之邪而外，又提出“疠气”“毒气”，并且认为“疠气”的流行与四时不正之气有关，把“疠气”与“六淫”之邪密切结合起来。在传入途径方面明确提出从口鼻而入。吴又可谓:“疫者,感天地之疠气,在岁运有多寡,在方隅有厚薄,在四时有盛衰,此气之来,无论老少强弱,触之者即病,邪从口鼻而入。”(《温疫论・原病》)叶天士谓:“温邪上受,首先犯肺。”(《温热论》)吴鞠通谓:“温病由口鼻而入。”(《温病条辨・上焦篇》)

综上所述,可以看出伤寒学派和温病学派方面的认识是:外邪基本上可以分为“四时不正之气”和“疫疠之气”两大类。这两类外邪互相影响,互为因果。其传入途径主要是从口鼻而入。其间,吴又可虽然比较强调“杂气”,但是他也认为,疠气“在岁运有多寡,在方隅有厚薄,在四时有盛衰”,说明他也承认四时不正之气与“疠气”在急性传染病中的综合作用。因此可以认为,在对外感邪气的性质及其传入途径方面的认识,从大的方面来看,伤寒与温病学派之间,认识上基本一致,并无根本的分歧。

②在邪气侵入以后的传变及其与正气强弱之间的关系方面:如前所述,《内经》认为,急性传染病发病以后在人体的传变过程与人体正气强弱密切相关。整个发病及传变过程,自始至终也都是一个正邪相争的过程。精胜则邪却,正气强盛能够绝对控制邪气则不会发病,即使发病,邪气进入人体也比较浅,临床表现也比较轻;反之就会发病,发病以后,邪气进入人体也比较深,临床表现也比较重,预后也比较恶。关于这一认识,《内经》谓:“邪之所凑,其气必虚。”(《素问・评热病论》)而《伤寒论》谓:“血弱气尽,腠理开,邪气因入。”(《伤寒论・第97条》)《温疫论・原病》谓:“凡人口鼻之气,通夫天气,本气充满,邪不易入,本气适逢亏欠,呼吸之气,自亦不及,外邪因而乘之。昔有三人冒雾早行,空腹者死,饮酒者病,饱食者不病,疫邪所害,又何异耶?”凡此说明伤寒学派与温病学派在这方面的认识都是继承《内经》的认识,完全一致,并无分歧。

至于急性传染病在人体的传变方面,《内经》从不同角度出发,提出了循五脏所主之序而传、循络经腑脏之序而传、循表里之序而传、循阴阳之序而传、循上中下三焦之序而传、循卫气营血之序而传等六个方面。后世各家在《内经》认识的基础之上,就其中某一传变形式加以归纳,于是就形成了各种辨证。伤寒学派突出了《内经》中循阴阳之序而传的形式,于是就形成了伤寒学派的六经辨证论治体系；温病学派突出了《内经》中对三焦、营卫气血的认识，于是就形成了温病学派的三焦、卫气营血辨证论治体系。两派在提法上虽有不同，但从急性传染病在人体的传变过程，总的来看却又都是由表入里，由浅入深，由阳入阴，由上到下，因此也就并无实质上的矛盾和原则性的分歧。

（2）关于诊断治疗原则方面

①辨病论治方面。《内经》总的认识是急性传染病属于急性热病范围，因此《内经》以热论等名篇。但是由于热病的发生主要又是由于外感六淫，所以《内经》在热论的总称下，又分别以风、火、湿、燥、寒命名各种热病，并且在《素问》七篇大论中，比较详细地列举了风、热、火、湿、燥、寒等各种急性热病的临床表现及其治疗原则。这就是说《内经》对于急性传染病，基本上是按风、热、火、湿、燥、寒分类。因此，论中既提出了伤寒，也提出了温病。从七篇大论中所记载的寒病和温病的临床表现来看也是有区别的。例如《素问·六元正纪大论》："少阴所至为疡疹身热……少阳所至为嚏呕，为疮疡……太阳所至为屈伸不利……为寝汗痉。"这里的少阴少阳主火主热，太阳主寒，说明《内经》承认寒温有别。

《伤寒论》根据《素问·热论》所谓："今夫热病者，皆伤寒之类也。"以伤寒来统率各种热病，但是也承认温病、热病是一个独立的疾病，从论中所记述的有关临床表现来看也是有区别的。例如《伤寒论》谓："太阳病，发热而渴，不恶寒者，为温病。"又《金匮要略·痉湿暍病脉证治第二》谓："太阳中热者，暍是也，汗出恶寒，身热而渴。"说明伤寒学派也是承认寒温有别的。于此可以看出，《内经》《伤寒论》都没有把寒温混同，也都是主张寒温有别。因此对于急性传染病的辨病论治方面来说，伤寒学派与温病学派在认识上并无分歧。

②辨证论治方面。对于急性传染病的辨证论治，《内经》十分强调"谨守病机，各司其属"。《素问·至真要大论》谓："谨察阴阳所在而调之，以平为期，正者正治，反者反治。"（同上）"盛者泻之，虚者补之。"（同上）"风淫于内，治以辛凉，佐以苦甘……热淫于内，治以咸寒……"（同上）"用凉远凉，用热远热，用寒远寒，用温远温。"（《素问·六元正纪大论》）"无盛盛，无虚虚。"（《素问·五常政大论》）伤寒学派在对热病的辨证论治方面也明确提出："夫诸病在脏，欲攻之，当随其所得而攻之。""虚虚实实，补不足，损有余。"（《金匮要略·脏

腑经络先后病脉证第一》）温病学派在对热病的辨证论治方面也明确指出："天地运行之阴阳和平，人生之阴阳亦和平，安有所谓病也哉。天地与人之阴阳，一有所偏，即为病也。偏之浅者病浅，偏之深者病深，偏于火者病温、病热，偏于水者病清、病寒，此水火两大法门之辨，医者不可不知。烛其为水之病也，而温之热之；烛其为火之病也，而凉之寒之，各救其偏，以抵于平和而已，非如鉴之空，一尘不染；如衡之平，毫无倚着，不能暗含道妙，岂可各立门户，专主于寒热温凉一家之论而已哉。"（《温病条辨·上焦篇·第二条注文》）于此可以看出，《内经》《伤寒论》《温病条辨》对于急性热病的辨证论治方面认识也是完全一致，并无根本上的分歧。

综合以上所述，可以看出，伤寒和温病学派在对于急性传染病的一般认识上是基本一致的。虽然在临床的具体辨证论治中，伤寒学派是以六经辨证，温病学派是以三焦卫气营血辨证，但这只是方法上的不同，从理论上来说，并无实质上的不同和根本上的分歧。兹就伤寒学派与温病学派中的一些基本论点，列表如下，以见伤寒与温病学派在理论基础上的一致性。（表3）

表3　伤寒学派与温热学派基本认识比较表

	伤寒	温病	比较
所属范围	中风、伤寒、湿温、热病、温病	风温、温热、暑温、湿温、秋燥、冬温、温疫、温毒、温疟（附：寒湿）	均属急性热病
病因与发病	外因：风气 内因：五脏元真通畅，人即安和	外因：感时令之气 内因：冬不藏精	均属从外因与内因，即正与邪两方面来考虑
邪入途径	多种途径，如所谓清邪居上，浊邪居下，大邪中表，小邪中里，谷饪之邪，从口入者，宿食也	自口鼻入	基本一致

续表

			伤寒	温病	比较
开始侵犯器官			一般都有肺经症状，如鼻鸣、干呕、喘、咳	首先犯肺	基本一致
对全身损害情况			既伤阳又伤阴	既伤阴又伤阳	基本一致
传变			由表入里，由浅入深	由表入里，由浅入深	基本一致
辨证			六经辨证，以此说明其传变由浅入深，以此概括临床证候	三焦、卫气营血辨证，以此说明其传变由浅入深，以此概括临床证候	基本一致
治则			存津液	养阴保津	基本一致
治法	表证		病在表，可发汗	在卫汗之可也	基本一致
	里证	实证	清热通便，保存津液	清热通便，养阴生津	基本一致
		虚证	寒化证温中，热化证养阴	气脱者益气，阴竭者救阴	基本一致
		挟湿	病痰饮者，当以温药和之	挟湿者“喜刚忌柔”“湿为阴邪，非温不化”	基本一致

从表中可以看出，伤寒学派与温病学派在基本认识上是一致的，并无根本的矛盾和原则上的分歧。于此可以看出伤寒与温病学派之争，并没有充足的理论依据，看来出现争论的原因，不过只是一个谁统谁的问题，发展和反发展的问题，百花齐放还是一家独鸣的问题，从学术上来说，意义不大。

2. 从伤寒与温病学派对急性传染病处理上的同异来剖析

在对急性传染病的临床具体处理方面，伤寒学派与温病学派也是有很多基本相同的地方，但是也有很多不同的地方。兹就伤寒与温病学派在对急性传染病具体处理上的同异，分别做如下论述和剖析。

（1）对急性传染病的辨证

伤寒学派认为，伤寒有五：有中风、有伤寒、有湿温、有温病、有热病。以伤寒为纲来统帅风、寒、湿、温、热诸病。温热学派认为温病有九：有风温、有温热、有温疫、有温毒、有暑温、有湿温、有秋燥、有冬温、有温疟，同时还在中焦、下焦辨证中附列寒湿，以温病为纲来统帅此九种温病及所附列的寒湿。就两派所述辨病的内容加以比较，其相同点是：两派在辨病上都是继承了《内经》的认识，即以风、热、火、湿、燥、寒六淫辨病为主，伤寒按风、寒、湿、温、热辨病；温病为九种温病附寒湿，从性质上看，有温、暑、湿、燥、寒（寒湿），基本上也是按风、火、湿、燥、寒辨病。

其不同者是伤寒学派在辨病中缺乏燥病，而温病学派则明确提出了秋燥。关于燥病，《内经》中本来早就明确提出，凡属外感燥邪，其主要临床表现是咳嗽、咽干、皮肤干燥，或发为寒热，其作用部位主要在肺，这也就是《素问·六元正纪大论》中所谓的“阳明所至为燥生”“阳明所至为皴揭”“燥盛则干”“凡此阳明司天之政……民病咳，嗌塞，寒热发，暴振慄”，《素问·五运行大论》中所谓的“在天为燥……在体为皮毛……在脏为肺”。但是《伤寒论》中并没有谈到燥病，阳明篇中虽然有“脾约”之说及麻子仁丸之方，但同条明明是谈“胃家实”的阳明病，而且麻子仁丸也仍然是以泻下为主的方剂。因此可以说《伤寒论》中燥病缺如。温病学派明确提出了秋燥。《温病条辨》中系统地论述了秋燥病的三焦证治。尽管温病学派把《伤寒论》中燥病缺如的原因归之于《内经》，认为：“《内经》六气，脱误秋伤于燥一气，指长夏之湿为秋之燥。后人不敢更端其说，置此一气丁不理。”（《温病条辨·上焦篇·第58条汪文》）认为刘河间首先提出了“诸涩枯涸，干劲皴揭，皆属于燥”，喻嘉言首先创立了清燥救肺汤等论点，并不符合实际，值得商榷。但是温病学派秋燥之说，继承了《内经》，补充了伤寒学派在辨病上的不足，则是客观存在。于此说明了在对急性传染病的辨病方面，温病学派在伤寒学派的“伤寒有五”的基础上有所发展。

（2）对急性传染病的证候性质、归类及处理

伤寒学派和温病学派在对急性传染病的证候性质、归类及处理上也有许多相同点和不同点。例如对于“厥证”，《伤寒论》和《温病条辨》中均有记述。在“厥证”的病机上，《伤寒论》认为：“凡厥者，阴阳气不相顺接便为厥。”《温病条

辨》认为："阴阳极造其偏。"在"厥证"的分类上，《伤寒论》分为寒厥与热厥两类，《温病条辨》也分为寒厥和热厥两类。对于"热厥"，《伤寒论》认为是"厥深者，热亦深；厥微者，热亦微"，因热致厥；《温病条辨》认为是"火极似水，热极而厥"，两派在厥证的证候性质认识上可以说完全相同。但是在临床表现描述和证候归类上及临床处理上两派则有其不同之处。对于"热厥"，《伤寒论》中只描述了"发热肢厥"及"厥热来复"两个主要临床表现，把它列入厥阴病中。而《温病条辨》则明确提出热厥可以分为三种情况，即邪入心包络而为舌謇肢厥；邪搏阳明，神迷肢厥，甚则通体皆厥；温病后期，阴亏而厥，认为上中下三焦均可发生。对于热厥的治疗，《伤寒论》只提取了"厥应下之"。而《温病条辨》则提出了邪入心包而为舌謇肢厥者芳香开窍；邪搏阳明，神迷肢厥，甚至遍体皆厥者，当用下法；温病后期，阴亏而厥者，则又当用育阴潜阳法，种种不同。又如"热结旁流"一证，《伤寒论》谓："少阴病，自利清水，色纯青，心下必痛，口干燥者，急下之，宜大承气汤。"（《伤寒论・第 321 条》）《温病条辨》谓："阳明温病，纯利稀水无粪者，谓之热结旁流，调胃承气汤主之。"（《温病条辨・中焦篇》）两派对于"热结旁流"的证候性质的认识及处理原则，可以说完全相同。但是在证候归类上，《伤寒论》把它列在少阴病中，而《温病条辨》则把它列在中焦篇阳明温病之内。六经辨证中少阴病属于虚证，虚证而用下法，这就比较难解，所以后人只能用"急下存阴"来解释。阳明温病属于胃家实，用下法就比较容易理解。伤寒学派与温病学派的论著中，有关这方面的例子很多，不胜枚举。但仅举上述两例来看，已可说明伤寒学派与温病学派在对于急性传染病的许多认识和具体处理方面有相同处，也有不同处。其不同处就是温热学派在许多方面，由于时代原因，较之《伤寒论》中的论述，更趋完善，有所发展。

（3）对急性传染病治疗方面的选方用药

在选方用药上，伤寒学派和温病学派也有许多共同点及不同点。温热学派选用了大量的经方，《伤寒论》中的主要代表方剂，几乎全部纳入了温热学派的三焦营卫气血辨证论治体系之中。以《温病条辨》为例，《伤寒论》和《金匮要略》中许多著名代表方剂，例如桂枝汤、一物瓜蒂汤、栀子豉汤、茵陈蒿汤、栀子柏皮汤、小陷胸汤、半夏泻心汤、白虎汤、白虎加人参汤、小半夏加茯苓汤、白虎加桂枝汤、大承气汤、小承气汤、调胃承气汤、白头翁汤、复脉汤、桃仁承气汤、抵当汤、桃花汤、猪肤汤、甘草汤、桔梗汤、苦酒汤、小建中汤、黄土汤、小青龙汤、麻杏石甘汤、葶苈大枣泻肺汤、鳖甲煎丸等方，均被收入其中，用法上也与伤寒学派基本相同。但是温病学派在广泛采用伤寒方的基础上，又增加了后世的大量方剂。仍以《温病条辨》为例，在中焦阳明温病的治疗选方用药上，一方面如同伤寒学派一样，用白虎汤或白虎加人参汤、三承气汤等以清里攻下；但另一方面又做了较大的补充，例如在清里方面，有减味竹叶石膏汤、清营汤、清宫汤、化斑汤、加减玉女煎等方的运用；在攻下方面，有新加黄龙汤、宣白承气汤、导赤承气汤、牛黄承气汤、增液承气汤、护胃承气汤等方的运用等，都是在伤寒学派的选方用药基础上进了一步，特别是养阴生津方药、芳香开窍方药的创制和运用方面，更是补伤寒之不足，大大地丰富了中医治疗急性传染病的内容。

3. 从当前中医对于急性传染病治疗方面的实践经验来剖析

伤寒与温病学派之争，前已述及，应该说是始于刘河间，继于吴又可，盛于叶天士、吴瑭，持续于今日。在争论中，温病学派有一条主要的理由，就是用伤寒方不能治疗温病，或者不能较满意地来治疗温病。这个提法有根据吗？我们的看法是有的。从以往文献上看，不少医家都提出过不能以治伤寒法来治温病。刘河间因为从实践中感到以伤寒法治热病不能取得较好的疗效，所以才“自制双解通圣辛凉之剂，不遵仲景桂枝麻黄之药”；吴又可也因为温疫“时师强以伤寒法治之，未尝见其不殆”“枉死不可胜计”，才根据“平日所用历验方法”著《温疫论》一书并大声疾呼；吴瑭也因为当时北京温疫流行，以治温法治之，活人甚众，同时有感于温病患者“死于世俗之手者，不可胜数”，才“采辑历代名贤著述，去其驳杂，取其精微，间附己意，以及考验，合成一书，名曰《温病条辨》”，系统论述了温病的证治规律。书成之后，广为流传，于是“大江南北，三时感冒，取有凭焉”。说明了温病学说的兴起，温热学派的形成，是中医对急性传染病在治疗中的需要，是在实践中形成的。

从近代中医对急性传染病的治疗实际情况来看，在防治急性传染病的实践中，则更是普遍地运用了温病学说。1954 年，河北石家庄地区首次系统运用温病学的理论和方法治疗流行性乙型脑炎，取得了显著的临床疗效，有了良好的开端。此后各地也普遍地以温病学说指导来治疗流脑、麻疹、猩红热、肺炎、腮腺炎、白喉、急性肝炎、菌痢、肠伤寒、钩端螺旋体病、出血热、布氏杆菌病等急性传染病，也都取得了较好的疗效。

近年来我国不少单位又对温病的卫气营血进行了比较系统的研究，四川省专门成立了温病卫气营血理论研究协作组，有计划地进行了临床、药理、基础的研究。近年来我国还召开了全国中医内科急诊治疗学术交流会和全国“抗三衰”经验交流会，会议的内容基本上也是以温病学说在临床的具体运用为中心进行经验交流，推动了温病研究工作的开展。所有这些，都说明了温病学说的提出和温病学派的兴起，并不是偶然的。温病学说是有很大生命力和实践意义的，它的出现是由于实践的需要，历史发展的势所必然。

4. 正确对待伤寒与温病学说

伤寒学说和温病学说都是我国古代医学家长期与疾病做斗争的经验总结，是祖先遗留给我们的一份宝贵遗产，是中国医药学这个伟大宝库中的一个极其重要的组成部分。因此我们必须加以认真学习，全面掌握，整理提高，使它们都能为保证我国广大人民的健康更好地服务。根据本文中所述有关内容，可以看出，伤寒学说与温病学说，其理论基础均是《内经》。它们对于急性传染病的认识基本一致，并无根本分歧。伤寒学派根据《内经》所提出的三阴三阳学说，结合临床实践，发展成为了伤寒六经辨证论治体系，一直到今天，仍然有效地指导着临床。温热学派则根据《内经》的三焦、营卫气血学说，同时吸收了伤寒学派中的经验教训，从另一角度出发，提出了温病三焦营卫气血辨证论治体系，使得中医学对于急性传染病的防治，在前人的经验基础上有所提高，应该说是一个重大的发展。从温病学说的提出及温热学派形成以后风行大江南北的情况来看，温病学说也是为广大中医界所接受和支持的。因此，如何正确对待伤寒和温病学说，从中医基础理论上把它们统一起来，扬长补短，尽早地结束伤寒与温病学派之争，我们认为这在当前具有极其重要的现实意义和深远的历史意义。

对于伤寒与温病学派之争，我们的看法是：伤寒与温病都是泛指现代的急性传染病，硬说这两种病根本不同，是不符合实际情况的。伤寒学派和温病学派在对传染病的认识及临床诊断治疗原则，从本质上来看，并无原则上的分歧。其不同者是由于时代原因，温病学派在对急性传染病的防治方面，观察更仔细，经验更丰富，归类更合理，这是历史发展的必然。由于照顾传统的原因，在当前对于急性传染病的中医辨证论治方面，是用六经辨证，或者是用三焦卫气营血辨证，可以不必强求一律。说用《伤寒论》方不能治温病是不符合实际情况的，事实上《温病条辨》中已经收集了《伤寒论》中的所有代表性方剂，因此此说可以不攻自破。但是如谓《伤寒论》就是那么完美无缺，也不符合事实。我们完全同意喻嘉言“仲景书详治伤寒，略于治温”（《尚论后篇·论春三月温证大意》）和王孟英“法虽未尽，名已备焉。”（《温热经纬·自序》）的提法。温病学中有很多卓越的认识和防治经验，确实是有功于《内经》，有功于仲景，确实是可以补《伤寒论》之不足。因此正确的态度是应该尽快地把伤寒与温病结合起来。伤寒与温病学派之争，可以休矣！

（本文系方药中、许家松合写，1984年、1985年曾分节发表于《黑龙江中医药》《上海中医杂志》《中医杂志》《山西中医》，摘录时略做了修改）

论《伤寒论》中的辨病辨证及其相互关系问题

辨病与辨证相结合，是中医学对于疾病诊断和治疗的传统认识，也是张仲景《伤寒论》一书的精髓所在。张仲景继承《内经》《难经》，勤古求训，博采众方，在总结前人理论认识和临床经验的基础上，撰写了《伤寒杂病论》一书，明确地提出了辨病与辨证相结合的诊断治疗体系。但是，由于历史的原因，经文言简意赅，兼以仲景原著经过后人的重新编次，部分原文受到肢解和割裂，致使原著原意晦而不彰，使后世学者产生了多歧之惑。为了探讨仲景原著精神，愿就《伤寒论》中关于辨病、辨证及二者之间的相互关系问题，谈谈我们的认识，以纠正于读者。

一、辨病与辨证的基本概念

要研究《伤寒论》中的辨病、辨证及其二者间的关系，首先必须对中医学中“病”和“证”的基本概念搞清楚。

（一）什么是“病”，什么是“辨病”，什么是“辨病论治”

简言之，中医学中所谓的“病”，就是对在病史上或临床症状上具有一定共同特征，不因患者和地域差异而改变的一组临床表现的命名。每个病都有其固有特征，例如疟疾的特征是：往来寒热，休作有时，一日发或间日发；痢疾的特征是：发热，腹痛，大便脓血，里急后重；霍乱的特征是呕吐而利等。根据不同疾病的不同特征，对不同疾病做出相应的疾病诊断，这就是“辨病”。根据不同疾病进行不同的相应特异性治疗，这就是“辨病论治”。中医书中的专病、专方、专药，例如小柴胡汤及常山、草果治疟，白头翁汤、香连丸、黄连治痢等，均属“辨病论治”。

（二）什么是“证”，什么是“辨证”，什么是“辨证论治”

简言之，中医学中所谓的“证”，就是判断疾病性质的各种证据。证是与疾病有关的各种因素，例如患者年龄、性别、平素健康状况、直接原因、发病季节、气候、时间、地域、临床表现、病程、治疗情况等，均属中医学中“证”的范围。综合分析上述有关的各种证据，对不同患者的疾病，做出不同的相应判断，这就是“辨证”。根据“辨证”的结果，因人、因时、因地制宜，采取不同的相应治疗措施，这就是“辨证论治”。

中医学十分重视“辨病”，在“辨病”与“辨病论治”方面积累了很多经验，中医医籍中也罗列了不少的专病、专方、专药。但是，中医学在整体恒动观的思想指导下，更重视“辨证”和“辨证论治”。中医学认为，仅仅依靠辨病，还不能完全认识疾病的全过程及其动态变化，特别是不同患者的不同变化，因而，单纯的辨病论治，也就难以达到预期的治疗效果。例如同一痢疾，初痢和久痢在疾病性质上就有很大差别。在治疗原则上，初痢忌涩，久痢忌攻，夹表宜散，正虚宜补，因而同一里急后重、大便脓血，有的用白头翁汤，有的就不宜用白头翁汤，而要用桃花汤，治疗上完全不同。由于如此，所以中医虽然重视辨病，但更强调辨证论治，以及辨病和辨证相结合。而且，辨病和辨证论治相结合，一直是中医学对疾病诊断和治疗的传统形式，也是中医学的特色。我们在研究《伤寒论》时，对上述基本概念应有一个正确的理解。

二、《伤寒论》中的辨病

关于辨病，早在《内经》中就已具有丰富的内容。《伤寒论》继承《内经》《难经》，亦以辨病为纲。在病名方面，粗略统计，《伤寒论》中提到了四十多个病名。分析其辨病方法，大致可以归纳为风寒湿温热辨病、六经辨病和特有证辨病三种。

（一）风、寒、湿、温、热辨病

关于急性热病的辨病，《内经》以风、火、湿、燥、寒五气或风、寒、暑、湿、燥、火六气统之。风气偏胜致病者，名曰风病；寒气偏胜致病者，名曰寒病；湿气偏胜致病者，名曰湿病；火气偏胜致病者，名曰火病；燥气偏胜致病者，名曰燥病。由于风病、寒病、湿病、火病、燥病在临床上各有其特有的症状和体征，审证可以求因，因此只要在临床上表现了相应的症状和体征时，也就可以直接据其临床表现而确定其属于某病。这就是中医风、火、湿、燥、寒等疾病命名的由来，也是六淫辨病的理论基础。由于急性热病的发生以感寒发热者居多，各个季节的急性热病又与“冬伤于寒”密切相关，所以《内经》直接以“伤寒”来统帅一切急性热病。《素问・热论》谓：“今夫热病者，皆伤寒之类也。”又谓：“人之伤于寒也，则为病热。”《难经・五十八难》谓：“伤寒有五，有中风、有伤寒、有湿温、有热病、有温病。”明确地指出了一切急性热病均可以称之为“伤寒”。张仲景继承了《内经》《难经》的精神，所著《伤寒杂病论》亦以伤寒统帅一切急性热病。在伤寒之下再分风、寒、湿、温、热进行辨病论治，这是《内经》《难经》对外感病的辨病以风、寒、湿、温、热为纲这一辨病原则在临床上的具体运用，也是张仲景对《内经》《难经》学术思想的继承和发展。

《伤寒论》中对于风、寒、湿、温、热的辨病问题，应该说均有专条论述，但是由于现在流行的《伤寒论》是后世对张仲景原著《伤寒杂病论》的编次整理本，其中有些条文，编次者把它编入了《金匮要略》中，使后人很难认识《伤寒论》中风、寒、湿、温、热为纲进行辨病的全貌。兹根据《伤寒论》《金匮要略》

中有关原文胪列如下：

1. 中风

“太阳病，发热、汗出、恶风、脉缓者，名曰中风。”（《伤寒论》第 2 条）

“太阳中风，阳浮而阴弱，阳浮者热自发，阴弱者汗自出，啬啬恶寒，淅淅恶风，翕翕发热，鼻鸣干呕。”（《伤寒论》第 12 条）

“太阳病，头痛、发热、汗出恶风者，桂枝汤主之。”（《伤寒论》第 13 条）

根据上述三条原文可以看出，“中风”的临床表现是：发热、恶风、头痛、鼻鸣、干呕、脉浮缓。

2. 伤寒

“太阳病，或已发热，或未发热，必恶寒体痛，呕逆，脉阴阳俱紧者，名曰伤寒。”（《伤寒论》第 3 条）

“太阳病，头痛发热，身疼腰痛，骨节疼痛，恶风，无汗而喘者，麻黄汤主之。”（《伤寒论》第 35 条）

根据上述原文，可以看出，“伤寒”的主要临床表现是：发热、恶寒、身痛、无汗、喘、脉浮紧。

3. 温病

“太阳病，发热而渴，不恶寒者为温病。”（《伤寒论》第 6 条）

“大汗出后，大烦渴不解，脉洪大者，白虎加人参汤主之。”（《伤寒论》第 26 条）

“太阳病，发热，恶寒，热多寒少，脉微弱者，此无阳也，不可发汗，宜桂枝二越婢一汤。”（《伤寒论》第 27 条）

“汗出而喘，无大热者，可与麻黄杏仁甘草石膏汤。”（《伤寒论》第 63 条）

根据上述四条原文，可以看出“温病”的临床表现是：发热、不恶寒或热多寒少、汗出而口渴，或汗出而喘、脉洪大。

4. 湿病

“太阳病，关节疼痛而烦，脉沉而细者，此为湿痹。”（《金匮要略·痉湿暍病脉证第二》）

“湿痹之候，小便不利，大便反快。”（同上）

“湿家之为病，一身尽痛，发热，身色如熏黄也。”（同上）

根据上述三条原文，可以看出“湿病”的临床表现是：发热、关节疼痛，小便不利，或身黄，脉沉而细。

5. 热病

“太阳中热者，暍是也，汗出恶寒，身热而渴。”（同上）

“太阳中暍，身热疼重而脉微弱。”（同上）

根据上述两条原文，可以看出“热病”即暑病，其临床表现是：发热而渴，汗出恶寒，身体疼重，脉微弱。

从上述可以看出，《伤寒论》中对于“风”“寒”“湿”“温”“热”病，均有专条论列，也都各有其临床特有的症状和体征。清・王孟英谓：“五气感人，古人皆谓之伤寒，故仲圣著论亦以伤寒统之而条分中风、伤寒、温病、湿、暍五者之证治，与《内经》《难经》渊源一辙。”（《温热经纬・自序》）于此说明了风、寒、湿、温、热辨病是《伤寒论》中辨病的主要内容，而且也得到了后世学者的充分肯定。

（二）六经辨病

“六经”即《内经》中所谓的“三阴三阳”，亦即太阳、阳明、少阳、太阴、少阴、厥阴。在《内经》中三阴三阳在运用方面有二：其一，用以说明自然气候及人体阴阳之间的消长变化。这也就是《内经》中所谓的：“阴阳之气各有多少，故曰三阴三阳也。”“寒暑燥湿风火，天之阴阳也，三阴三阳上奉之。”（《素问・五运行大论》）其二，用以说明人体经络所属部位及循行情况。这也就是《灵枢・经脉》《素问・阴阳离合论》等篇章中所述的有关内容。“三阴三阳”在《内经》中又称“六经”。《素问・阴阳应象大论》谓：“六经为川。”《素问・气交变大论》谓：“五运更治，上应天朞，阴阳往复，寒暑迎随，真邪相薄，内外分离，六经波荡，五气倾移。”从这里可以看出，《内经》在把“三阴三阳”称之为“六经”时，主要是指人体经脉部位及其作用。在对疾病的诊断治疗上，以六经为基础在临床上进行辨病，亦首自《内经》。由于《内经》中所说的“六经”，主要是指经络，因此，《内经》中的“六经”辨病，实际上也就是经络辨病。《素问・五脏生成》谓：“诊病之始，五决为纪。欲知其始，先建其母。所谓五决者，五脉也。是以头痛颠疾，下虚上实，过在足少阴、巨阳，甚则入肾；徇蒙招尤，目瞑耳聋，下实上虚，过在足少阳、厥阴，甚则入肝；腹满䐜胀，支鬲胠胁，下厥上冒，过在足太阴、阳明；咳嗽上气，厥在胸中，过在手阳明、太明；心烦头痛，病在膈中，过在手巨阳、少阴。"《内经》中类似这方面的内容，俯拾即是，不胜枚举。从这些论述中可以看出，"六经"在这里主要是用它归类证候，在临床上进行经络定位。

张仲景继承《内经》精神，在《伤寒论》中也明确地提出了六经辨病，而且直接在书中以"辨太阳病脉证并治""辨阳明病脉证并治""辨少阳病脉证并治""辨太阴病脉证并治""辨少阴病脉证并治""辨厥阴病脉证并治"来名篇。篇中明确地提出了"太阳病""阳明病""少阳病""太阴病""少阴病""厥阴病"等病名及各病的临床特点。书中明确指出，太阳病的临床特点是："太阳之为病，脉浮，头项强痛而恶寒。"（《伤寒论》第1条，以下书名略）阳明病的临床特点是："阳明之为病，胃家实是也。"（第185条）少阳病的临床特点是："往来寒热，胸胁苦满，嘿嘿不欲饮食，心烦喜呕。"（第98条）太阴病的临床特点是："太阴之为病，腹满而吐，食不下，自利益甚。"（第273条）少阴病的临床特点是："少阴之为病，脉微细，但欲寐也。"（第281条）厥阴病的临床特点是："伤寒一二日至四五日，厥者必发热，前热者后必厥，厥深者热亦深，厥微者热亦微。"（第335条）可以看出，六经辨病也是《伤寒论》中辨病的主要内容。

（三）特有证辨病

所谓"特有证辨病"，即根据患者病史、病因、病机及临床表现上的特点进行辨病，这也是中医学传统的辨病方法之一。《伤寒论》中用这种方法辨病所提出的病名，粗略统计有"风温""风家""喘家""酒客病""阳旦病""奔豚""水逆""淋家""疮家""衄家""亡血家""汗家""结胸""脏结""热入血室""痞证""脾约""固瘕""谷疸""除中""喉痹""脏厥""蛔厥""久痢""寒格""热痢""霍乱""阴阳易""差后""劳复"等三十种疾病。如果加上《金匮要略》中所提出的病种，就更多了。于此说明了根据特有证辨病，也是《伤寒论》辨病的重要内容。

三、《伤寒论》中的辨证

《伤寒论》中的辨证，主要可以归纳为六经辨证和八纲辨证。

（一）六经辨证

关于六经，前已述及。《内经》中所提的“六经”，主要是指人体的经络系统，可以用它在临床上进行辨病论治。但是，由于人体经络是气血运行的通路，内联脏腑，外络肢节，阴阳相贯，如环无端，因此又可以运用六经来分析疾病的病势、病程及其传变和转归，从而把六经理论运用于辨证论治之中。因此，六经理论也就同时具有辨病和辨证的双重作用。《内经》首先提出了以六经来辨析急性热病的传变和转归。如《素问·热论》谓:“伤寒一日，巨阳受之，故头项痛，腰脊强；二日阳明受之，阳明主肉，其脉侠鼻络于目，故身热目疼鼻干，不得卧也；三日少阳受之，少阳主胆其脉循胁络于耳，故胸胁痛而耳聋；三阳经络皆受其病而未入于脏者，故可汗而已；四日太阴受之，太阴脉布胃中络于嗌，故腹满而嗌干；五日少阴受之，少阴脉贯肾络于肺，系舌本，故口燥舌干而渴；六日厥阴受之，厥阴脉循阴器而络于肝，故烦满而囊缩。三阴三阳、五脏六腑皆受病，荣卫不行，五脏不通则死矣。其不两感于寒者，七日巨阳病衰，头痛少愈；八日阳明病衰，身热少愈；九日少阳病衰，耳聋微闻；十日太阴病衰，腹减如故，则思饮食；十一日少阴病衰，渴止不满，舌干已而嚏；十二日厥阴病衰，囊纵，少腹微下，大病皆去，病日已矣。”《内经》中的这一段文字，是对“六经”实质及其在临床运用上的高度概括。它一方面说明了“六经传变”实质上也就是经络的传变；另一方面也说明了“六经传变”实质上也是人体阴阳之气盛衰消长、正邪胜复之间的传变。前六天的传变是谈人体在感受外邪致病后，邪气由浅入深，正气由盛而衰，病情由轻转重的过程；后六天的传变则是邪气由盛而衰，正气由衰而盛，逐步恢复，病情由重转轻的过程。

张仲景著《伤寒杂病论》继承《内经》上述“六经”的理论及临床运用原则并加以补充和发展。在定位上扩大了《内经》经络定位的范围。例如在太阳病的论述中，一方面有经络定位的含义，如所谓:“太阳之为病，脉浮，头项强痛而恶寒。”“太阳病，项背强几几。”（《伤寒论·辨太阳病脉证并治上》）而另一方面把许多非太阳经所能归属的临床表现也归属在太阳病中，凡属表证均可以名之曰太阳病。在传变上也是一样，例如在太阳病的论述中，一方面继承了《内经》十二日传变转化、正邪胜复的含义，如所谓“风家表解不了了者，十二日愈”“太阳病，头痛至七日以上自愈者，以行其经尽故也”（同上）。同时还指出了“六经传变”不是绝对的，可以传，也可以不传，可以循经传，也可以越经传，也可以直中，还可以合病、并病。传变预后也有良有否，其临床表现也有寒有热、有实有虚，大大地扩大和丰富了《内经》中的六经辨证范围，从而形成了中医学中的六经辨证论治的完整体系。

《伤寒论》以六经辨证来对急性热病进行全面的和动态的分析，以它来反映疾病在不同阶段所具有的不同性质，反映出疾病共性中的各种特异性，这是《伤寒论》六经辨证的伟大贡献。

（二）八纲辨证

《伤寒论》在对急性热病的辨证方面，明确提出了“阴”“阳”“表”“里”“寒”“热”“虚”“实”的辨证内容。这种辨证方法也就是后世所谓的“八纲”辨证。《伤寒论》中广泛运用了八纲辨证，主要可分为以下五类证候：①阴证和阳证；②表证和里证；③寒证和热证；④虚证和实证；⑤阴阳寒热表里虚实综合征。在《伤寒论》全书之中，始终贯穿着八纲辨证。张仲景把八纲辨证具体运用于急性热病的辨证论治，并且与六经辨证有机地结合起来，这是《伤寒论》的一大贡献。具体内容，后面还要讨论。

四、《伤寒论》中辨病与辨证的关系

《伤寒论》在对急性热病的诊断和治疗方面，已如前述，既主张辨病，也主张辨证。在临床具体运用方面，则更强调辨病与辨证相结合。《伤寒论》在辨病与辨证相结合方面，主要有以下三个方面的内容：

（一）风寒湿温热辨病与六经辨证相结合

前已述及，对于急性热病的诊断和治疗，《内经》是以风热火湿燥寒进行辨病，以太阳、阳明、少阳、太阴、少阴、厥阴六经进行辨证，并以“伤寒”概括之。《伤寒论》继承《内经》《难经》认识，基本上也是以“中风”“伤寒”“温病”“湿痹”“中暍”五病类分一切急性热病，并总称之曰“伤寒”；以太阳、阳明、少阳、太阴、少阴、厥阴六经来辨析上述各种疾病的传变、转归和归类上述各种疾病在传变过程中的不同临床表现，并据此进行相应的治疗。这就是伤寒学派所称的六经辨证论治体系。质言之，六经辨证论治体系，也就是风、寒、湿、温、热辨病与六经辨证相结合。由于每一种疾病都有一个传变问题，因此，六经辨证也就可以贯穿于每一种疾病之中。中风、伤寒、温病、湿病、热病每一种疾病也都有一个六经辨证的过程。由于以上五病各有其临床特点，因而在六经辨证中，特别是疾病初起，病在太阳经时，其临床表现可以完全不同。中风在太阳经时为发热、汗出、恶风、脉浮缓；伤寒在太阳经时为发热、恶寒、无汗、身痛、脉浮紧；温病在太阳经时为发热而渴、不恶寒、汗出、脉洪大；湿病在太阳经时为发热、身重、小便不利、脉沉细；热病在太阳经时为发热、恶寒、汗出而渴、身重、脉微弱。也正由于中风、伤寒、温病、湿病、热病都可以按照六经进行辨证论治，因此各个病在初起时也均可以加上太阳病的名称，这就是《伤寒论·辨太阳病脉证并治》篇中太阳中风、太阳伤寒、太阳温病，太阳湿痹，太阳中热等名称的由来。

后世不少伤寒注家注释太阳篇时，多数只论太阳中风、太阳伤寒，略温病、湿病、热病而不谈，好像太阳病只有中风和伤寒两大类。我们的看法，这是不全面的，应恢复《伤寒论》六经辨证的本来面目。或问，《伤寒论》中太阳病条分风、寒、湿、温、热，或如上述，但阳明病、少阳病、太阴病、少阴病、厥阴病有关条文并未条列风、寒、湿、温、热，何故？这是因为风、寒、湿、温、热诸病，只有在初起时鉴别，因此太阳病中条列了各病的临床特点。至于传变之后，则又可以有其共同的临床表现和转归，所以无必要再加鉴别。但条文中偶然亦有上述病名掺杂其间。例如《伤寒论·辨阳明病脉证并治》194 条“阳明中风”、

195条“阳明病，若能食者名中风，不能食者名中寒”、《伤寒论·辨太阴病脉证并治》274条“太阴中风”、《伤寒论·辨少阴病脉证并治》290条“少阴中风”、《伤寒论·辨厥阴病脉证并治》327条“厥阴中风”、336条“伤寒，厥五日，热亦五日”、344条“伤寒发热、下利厥逆”等。从上述这些条文可以看出，“中风”在阳明经就叫“阳明中风”，在太阴经时就叫“太阴中风”，在少阴经时就叫“少阴中风”，在厥阴经时就叫“厥阴中风”。其他各病也是一样。于此说明了中风、伤寒、温病、湿病、热病，每一病都有六经传变，也都可以用六经来对之进行辨证论治。《伤寒论》风、寒、湿、温、热辨病与六经辨证的关系，实际上就是辨病与辨证相结合的关系。由此也说明了六经辨证也绝不是仅仅为伤寒而设。目前有人认为六经辨证只能运用于伤寒而不能运用于温病，这种说法，值得商榷。

（二）六经辨病与八纲辨证相结合

前已述及，中医学中的“六经”在临床具体运用中有两重含义，既可以根据《内经》“阴阳之气，各有多少，故曰三阴三阳”的理论认识来分析人体在病因作用后阴阳的消长胜复、正邪盛衰，从而判断疾病的性质、传变、转归等，以之作为辨证依据；同时也可以根据经络理论来认识疾病，以之作为辨病的理论基础。《伤寒论》一书在以六经辨病并名篇的同时，对每一种病又都与阴阳表里寒热虚实八纲辨证密切结合起来。因此，六经辨病与八纲辨证结合也就成为《伤寒论》中辨病与辨证相结合的主要形式。兹根据《伤寒论》原著，试作以下归纳：

1. 太阳病

（1）表寒证：如麻黄汤证。

（2）表热证：如麻杏甘石汤证。

（3）表虚证：如桂枝汤证。

（4）表实证：如麻黄汤证。

（5）表寒里热证：如桂枝二越婢一汤证。

（6）表虚里寒证：如桂枝加附子汤证。

（7）表里俱虚证：如桂枝新加汤证。

（8）寒热错杂证：如半夏泻心汤证。

（9）里热证：如白虎汤证。

（10）里虚证：如炙甘草汤证。

2. 阳明病

（1）里热证：如白虎汤证。

（2）里实证：如承气汤证。

（3）表热证：如 187 条："阳明病外证云何？答曰：身热，汗自出，不恶寒，反恶热也。"

（4）表寒证：如 188 条："病有得之一日，不发热而恶寒者，何也？答曰：虽得之一日，恶寒将自罢，即自汗出而恶寒也。"

（5）里寒证：如 195 条："阳明病，若能食，名中风；不能食，名中寒。"

（6）里虚证：如 199 条："阳明病，不能食，攻其热必哕，所以然者，胃中虚冷故也。以其人本虚，攻其热必哕。"再如 215 条："虚则郑声。"

3. 少阳病

（1）半表半里证：如小柴胡汤证。

（2）少阳偏表证：如柴胡桂枝汤证。

（3）少阳偏里证：如大柴胡汤证。

（4）少阳偏虚证：如小建中汤证。

（5）少阳偏实证：如柴胡加芒硝汤证。

4. 太阴病

（1）里寒证：如四逆辈。

（2）太阴兼表证：如桂枝加芍药汤证。

（3）太阴兼里证：如桂枝加大黄汤证。

（4）里实证：如 278 条："伤寒脉浮而缓，手足自温者，系在太阴。太阴当发身黄，若小便自利者，不能发黄，至七八日，虽暴烦下利，日十余行，必自止，以脾家实，腐秽当去故也。"

5. 少阴病

（1）里虚证：如 281 条："少阴之为病，脉微细，但欲寐也。"

（2）少阴阴虚或亡阴证：如黄连阿胶汤、炙甘草汤证。

（3）少阴阳虚或亡阳证：如白通汤、通脉四逆汤证。

（4）少阴兼表寒证：如麻黄附子细辛汤证、麻黄附子甘草汤证。

（5）少阴里实证：如承气汤、四逆散证。

（6）少阴里寒证：如吴茱萸汤、桃花汤证。

（7）少阴里热证：如苦酒汤、猪苓汤证。再如293条："少阴病，八九日，一身手足尽热者，以热在膀胱，必便血也。"

6. 厥阴病

（1）里热证：如335条："厥深者热亦深，厥微者热亦微。厥应下之"。

（2）里寒证：如四逆汤证。

（3）里实证：如瓜蒂散、麻黄升麻汤证。

（4）表虚证：如桂枝汤证。375条："下利腹胀满，身体疼痛者，先温其里，乃攻其表。温里，宜四逆汤，攻表，宜桂枝汤。"

（5）寒热错杂、虚实并见证：如小柴胡汤、乌梅丸证。

从以上举例中可以看出，六经本身虽然就具有阴阳表里寒热虚实的含义，如就阴阳言，三阳属阳，三阴属阴；就表里言，三阳属表，三阴属里；就寒热言，三阳属热，三阴属寒；就虚实言，三阳属实，三阴属虚等。但是，从辨病角度来看，则六经系属一种疾病的代称，因而每一种病，从辨证的角度来看，又都有一个阴阳表里寒热虚实的问题。因此，六经辨病与八纲辨证相结合，也就成为了《伤寒论》辨病与辨证相结合的主要形式。

（三）特有证辨病与六经、八纲辨证相结合

前已述及，《伤寒论》中还有不少处是运用特有证辨病的。例如前述的热痢、久痢、痞、结胸、脏结等。但综观《伤寒论》原著，作者对于这些疾病的治疗，并没有强调专病、专方、专药，而是仍然十分强调辨病与辨证相结合，把特有证辨病与六经辨证、八纲辨证紧密结合起来。仍以痢疾为例，痢疾的临床特点是腹痛、下利、里急后重、下利脓血，黄连、黄芩、白头翁之类药物是治疗痢疾的通用药。但是，在《伤寒论》中对痢疾的治疗，却并不那么简单，而是紧紧地置于六经辨证和八纲辨证的指导之下进行。在一般情况下用黄芩汤；热痢下重时，用白头翁汤；病在太阳夹有表证时，用葛根汤、葛根黄芩黄连汤；病在少阴，证属虚寒者，用桃花汤；病在厥阴，证属寒热错杂正虚邪实者，则用乌梅丸。痢疾如

此，其他疾病，也莫不如此。由此可以看出，特有证辨病与六经、八纲辨证相结合，也是《伤寒论》辨证与辨病相结合的一种形式。

从以上三个方面来看,《伤寒论》首先是继承《内经》《难经》，以风寒湿温热辨病为纲，以六经辨证为目，辨病与辨证相结合的形式来诊断治疗一切热病。同时，也在继承《内经》精神的基础上，创造性地提出了六经辨病与八纲辨证相结合，以及特有证辨病与六经、八纲辨证相结合的六经辨证论治体系，从而使辨病与辨证相结合这一中医学对疾病诊断治疗的传统认识，始终贯穿于《伤寒论》全书之中，而且在前人认识的基础上有了发展和创新，这是《伤寒论》在继承发展中医学上的伟大贡献。

（本文系方药中、许家松合写，原载《中医杂志》1986 年第 5、6 期，摘录时略做改动）

运气学说在医学上的应用及评价

运气学说在医学上的应用，大致可以分以下两个方面：

一、推测每年气候变化和疾病流行的大致情况

（一）每年气候变化和疾病流行一般情况的推测

我们都可以根据运气学说中所说的主运主气变化的规律来加以推测。

1. 从五运来说

木为初运，相当于每年的春季。由于木在天为风，在人为肝，因此每年春季在气候变化上风气变化较大，在人体中便以肝气变化较大、肝病较多为其特点。火为二运，相当于每年的夏季，由于火在天为热，在人为心，因此每年夏季在气候变化上，逐渐转热，在人体也以心气转旺、心病较多为其特点。土为三运，相当于每年的夏秋之间，由于土在天为湿，在人为脾，因此每年夏秋之间在气候变化上雨水较多，湿气较重，在人体中，也以脾气较旺、脾胃病较多为其特点。金

为四运，相当于每年的秋季，由于金在天为燥，在人为肺，因此每年的秋季，在气候变化上较为干燥，在人体中也以肺气较旺、呼吸道疾病较多为其特点。水为五运，相当于每年的冬季，由于水在天为寒，在人为肾，因此每年的冬季在气候变化上比较寒冷，在人体也以肾气较旺、关节方面疾病较多，容易感冒为其特点。

2. 从六气来说

基本上与五运相似。主气的初之气为厥阴风木，相当于每年的初春，气候变化多风，疾病流行多以肝病为其特点。二之气为少阴君火，相当于每年的暮春初夏，气候变化逐渐转热，疾病流行以心病较多为其特点。三之气为少阳相火，相当于每年的夏季，气候变化和疾病流行，也以天气甚热、心病暑病较多为其特点。四之气为太阴湿土，相当于每年的暮夏初秋，气候变化以湿气较重，发病情况以脾胃病较多为其特点。五之气为阳明燥金，相当于每年的秋冬之间，气候变化以燥气较重，发病以肺病较多为其特点。终之气为太阳寒水，相当于每年的严冬，气候变化严寒，发病情况以关节疾病较多，容易感冒为其特点。

于此可见，每年气候的一般变化是：春风、夏热、长夏湿、秋燥、冬寒；其发病情况是：春季肝病较多，夏季心病较多，长夏脾病较多，秋季肺病较多，冬季肾病较多。

（二）各年气候变化和疾病流行特殊情况的推测

除上述每年气候变化和疾病流行的一般情况之外，各个年份有时也有它的特殊变化和表现，比如说，夏热冬寒，这是一般情况，但各个年份也并不是绝对相同，往往可以出现相对的差异。比如说，夏天都热，但这年夏季的热，就可能比上年夏季热得多，或者是差些；冬天都冷，但这个冬季就可能比上个冬季冷得多，或者是差些。疾病的流行也是一样，如：秋天本来多肺病，但有的年份心病反而多发，诸如此类。如果与一般情况相对来说，那都属于反常，即特殊情况，古人认为这种特殊情况仍然是有规律可循的，即可以根据各年值年大运和各年值年的客气变化规律来加以推测。现分别来讲。

1. 从值年大运来推测各年气候上和发病上的特殊情况

具体推算的方法有二：

（1）根据各年大运的五行属性来推算。甲己化土，乙庚化金，丙辛化水，丁壬化木，戊癸化火。大运是土，这一年的气候变化就以湿为特点，疾病方面则以脾病较多，春夏秋冬四季都可以在其一般变化的基础上，表现出湿的变化或者发生脾病。余可类推。

（2）根据各年大运的太过不及平气来推算。岁运太过之年，除了考虑它岁运本身的影响以外，还要根据五行生克的关系来考虑它之所不胜。以庚子年为例：庚子年在值年大运上是属于金运太过之年，因此庚子年这一年在气候变化上便以燥为特点，在疾病上便以肺病为特点；太过之年还要考虑它之所胜，金可胜木，因此，庚子年这一年除了在气候上考虑到燥的特点以外，还要考虑到风的特殊变化，在疾病上除了考虑到肺病多发的特点以外，还要考虑到肝病也可多发。除此之外，在太过不及的情况下，还要考虑到胜复的问题。所谓胜复就是在偏胜过度的情况下，自然界或人体中都会相应产生一种复气，以制止这种过度的偏胜。岁运太过之年，它要影响其所不胜，但这个影响到一定程度，它便会产生出复气来制止这个太过的岁运。例如：庚子年为金运太过，金可胜木，由于五行相制，火可以克金，因此在木气被克过甚的情况下，火气便可以成为复气而产生异常。所以在庚子年里，我们不但在气候上要考虑到燥的特点、风的特点，同时还要考虑到火的变化，在疾病上要考虑到肺病、肝病，同时也还要考虑到心病。于此可见，不论是岁运太过之年或不及之年，一般都要考虑到本气、胜气、复气三方面。太过之年除本身以外，要考虑到我所胜和我所不胜；不及之年除本身外，要考虑到我所不胜和胜我者所不胜。这些关系实际上也就是五行制化关系在运气中的具体应用。

除此以外，需要说明的还有两点：第一点是，岁运太过之年，岁气来得都比较早，岁运不及之年，岁气来得都比较迟；第二点是，如遇平气之年，则不论是在任何情况下，其变化一般都相对地减小。这两点也很重要。

2. 从值年司天、在泉之气来推测各年气候上和发病上的特殊情况

各年气候和疾病方面的变化与各年值年司天、在泉之气密切相关。一般来说，司天之气主管上半年，在泉之气主管下半年。仍以庚子年为例，庚子年的年支是子，子午少阴君火，所以庚子年是火气司天，少阴是二阴，二阴司天就必须是二阳在泉，所以庚子年便是阳明燥金在泉，由于庚子年是君火司天、燥金在

泉，所以庚子年这一年上半年便是火气主事，下半年便是燥气用事。在气候上来说，上半年就要比平常热一点，下半年就要比平常燥一点；在疾病上来说，上半年便以热病、心病较多，下半年便以燥病、肺病较多。不过需要注意的是，司天、在泉之气虽然各主半年，但从总的情况来说，司天之气又可影响在泉之气和间气而主管全年。

二、为预防疾病及临床诊断治疗各方面的重要参考

每年气候和疾病流行的情况既然都可以应用运气学说来加以推测，那么在预防疾病及临床诊断治疗方面，当然也就可以以运气学说作为重要的参考，从而做出各种预防措施。比如说，庚子年应该是天气比较燥热，热病很多，容易发生抽风的症状，疾病所属脏腑一般以心、肺、肝三脏为主，因此我们凡是遇到庚子年的时候，就可以根据上述这些情况采取相应的预防措施，从而消除或减少它对人体的不良影响。

在疾病的诊断和治疗方面也是一样。比如说，在庚子年，对于疾病所属的脏腑方面，我们便应多考虑心、肺、肝；在证候性质方面，我们便应多考虑热和燥，余可类推。其他如运气中所谈的各种内容，如太过、不及、平气、天符、岁会等，都无一不与预防、诊断、治疗密切相关。由此可见，运气学说在临床实践中是有其一定作用的，它在预防疾病及临床诊断治疗各方面，都给我们提出了很多可贵的线索，为我们提供了很重要的参考资料。

三、评价

运气学说能从古代一直沿用下来，当然有它一定的社会背景，也因为有它一定的积极作用，和一定程度的朴素的唯物主义和辩证法认识，所以才在长期实践中被人们肯定了下来。运气学说中所具有的朴素的唯物主义和辩证法认识，我认为主要表现在以下几个方面：

首先是运气学说强调了自然界中气候变化与自然界生命现象之间的不可分割性，强调了整个宇宙是一个统一的整体。其次是运气学说强调了宇宙间一切事物

都是运动的，不是绝对固定不变的，而是在那里不断发展和变化，而一切变化的发生则正是五运之间运动不已的结果，而五运之间的运动不已，则又是由于五运之间盛衰盈亏，矛盾转化而来。再其次是，运气学说强调了自然界中一切变化是可知的，是有其规律可循的，是可以为人所掌握和运用的。《内经》明确指出："至数之机，迫迮以微，其来可见，其往可追。""善言始者，必会于终，善言近者，必知其远，是则至数极而道不惑……推而次之，令有条理，简而不匮，久而不绝，易用难忘，为之纲纪。"(《素问·天元纪大论》这就是说自然界中的一切变化是完全有规律可寻的。《内经》中还明确提出："必折其郁气，先资其化源，抑其运气，扶其不胜，无使暴过而生其疾，食岁谷以全其真，避虚邪以安其正，适气同异，多少制之。"(《素问·六元正纪大论》)"通天之纪，从地之理，和其运，调其化，使下上合德，无相夺伦，天地升降，不失其宜，五运宣行，勿乖其政。"(同上)这就是说，自然界中的变化规律不但可以认识，而且完全可以为人所掌握和运用。运气学说中的这些认识，为中医学诊断治疗上的"因人""因时""因地"制宜、"同病异治""异病同治"等治疗法则提供了理论根据，有它的积极作用和临床实际意义。

但是，运气学说中还有其唯心主义、形而上学，违反辩证唯物论的另一方面。首先就是运气循环论的认识，运气学说认为气运变化是运动不已的，但这种运动，运气学说则又强调是循环的，是周而复始的。运气学说中的这种"五运相袭""周而复始""如环无端"的运动循环没有发展的认识，无疑是完全错误的。其次就是对宇宙间事物的主观推测和机械的归类。例如:《内经》强调了五星对地面的影响，同时也主观地和地面进行了联系,《内经》强调了星的明暗和地气的关系,《素问》提出:"芒而大倍常之一，其化甚；大常之二，其眚即发也。小常之一，其化减；小常之二，是谓临视，省下之过与其德也。"(《素问·气交变大论》)这就是说，五星的光芒大于正常或小于正常，都会对地面发生影响并且附会到政治人事上去。如所谓"过""德"以及下文所谓的"德者福之，过得伐之""示畏侯王"等。《内经》不但强调了星的光芒大小和地气的关系，同时还强调了五星之间的明暗和地面的影响，提出:"岁运太过，畏星失色，而兼其母；不及则色兼其所不胜。"(《素问·气交变大论》)这就是说，凡属岁运太过或不及之年，五星除了本身的光芒出现明亮或暗淡的变化外，还要影响到其他星辰的光芒，及同时兼见其他星辰的光芒。

另外，运气学说还有所谓九宫分野的说法，即把天空分为九个区域并与地面的九州相应，九州即冀、兖、青、徐、扬、荆、豫、梁、雍等九州，据说是夏代的地域，其范围约在今之河北、山西、山东、安徽、江苏、浙江、江西、湖北、湖南、河南、陕西、四川、贵州、甘肃一带，以整个天空分之为九来与此九州相应。这个设想本身就是主观推测，现在也无法加以验证。即以九宫分野本身来说，九宫分野灾变只应在一宫，其余八宫的变化也无法加以解释。这些认识我认为都是唯心主义、形而上学的东西，是违反辩证唯物论的，它不只是不能指导医学临床实践，而且还为历代封建反动统治者所利用，将人为的灾难如温疫流行、灾荒、饥馑等，委之于天数，为封建统治者的罪行进行掩饰，为封建迷信占卜之流提供依据，必须加以批判并肃清其影响。

综上所述，运气学说虽然历代中医书中均有论述，是中医学中的一个重要组成部分，但是在如何对待它的问题上，历来就存在不同的认识和对待态度。有人认为："以天之六气，加临于岁之六节，五行胜复盈亏之理，无有不验，传曰：天之高也，星辰之远也，苟求其故，千岁之日，可坐而致也。"（《医学正传·医学或问》）"医之道，运气而已矣。学者可不由此入门而求其蕴奥耶？"（《医学入门·运气》）把运气学说中论述的一些内容，视为千年不易的至理。有的中医书如《圣惠方》《三因方》等，甚至按照五运六气，胪列方药，把甲子一周六十年的处方都开了出来。有人则认为："四序有非时之化，百步之内，晴雨不同，千里之外，寒暄各异，岂可以一定之法而测非常之变耶？"（张飞畴《运气不足凭说》）"当时圣人不过言天地之气运行旋转如此耳，至于人之得病，则岂能一一与之相合，一岁之中不许有人生它病乎？"（徐灵胎《医学源流论》）认为运气学说不足为凭，无益于医。有的人则认为："医家有五运六气之术，大则候天地之变，寒暑风雨，水旱螟蝗，率皆有法；小则人之众疾，亦随气运盛衰。今人不知所用，而胶于定法，故其术皆不验。假令厥阴用事，其气多风，民病湿泄，岂普天之下皆多风，普天之下皆病湿泄耶？至于一邑之间，而暘雨有不同者，此气运安在？欲无不谬，不可得也。大凡物理有常有变，运气所主者常也；异夫所主者，皆变也，常则如本气，变则无所不至……随其所变，疾疠应之，皆视当时当处之候。虽数里之间，但气候不同，而所应全异，岂可胶于一定。熙宁中，京师久旱，祈祷备至，连日重阴，人谓必雨，一日骤晴，炎日赫然。予时因事入对，上问雨期，予对曰：雨候已见，期在明日。众谓频日晦溽，尚且不雨，如此暘燥，岂复有望！次日果大雨。是时湿土用事，连日阴者，从气已效，但为厥阴所胜，未能成雨。后日骤晴者，燥金入候，厥阴当折，则太阴得伸，明日运气皆顺，以是知其必雨，此亦当处所占也。若它处候别，所占亦异，其造微之妙，间不容发，推此而求，自臻至理。”（沈括《梦溪笔谈·卷七》）“运气一书……岂可徒泥其法而不求其法外之遗耶？如冬有非时之湿，夏有非时之寒，春有非时之燥，秋有非时之热，此四时不正之气，亦能患者也……又况百里之内，晴雨不同；千里之邦，寒暖各异，此方土之候，各有不齐，所生之病，多随土著，岂可皆以运气相比例域？务须随机达变，因时制宜，庶得古人未发之旨，而能尽其不言之妙也。”（汪机《运气易览·序》）“读运气者，当知天道有是理，不当曰理必如是也……自余有知以来常以五六之义，逐气推测，则彼此盈虚，十应七八，即有少不相符者，正属井蛙之见，而见有未至耳，岂天道果不足凭耶？今有昧者，初不知常变之道，盛衰之理，孰者为方，孰者为圆，孰者为相胜反旺，主客承制之位，每固凿经文，以害经意，徒欲以有限之年辰，概无究之天道，隐微幽显，诚非易事，管测求全，陋亦甚矣……然又有一等偏执己见，不信运气者，每谓运气之学，何益于医！且云疾病相加，岂可以运气以施治乎！非切要也，余喻之曰：若所云者，似真运气之不必求，而运气之道，岂易言哉！凡岁气之流行，即安危之关系，或疫气遍行，而一方皆病风湿；或清寒伤藏，则一时皆犯泻痢；或痘疹盛行，而多凶多吉，期各不同；或疔毒遍生，而是阳是阴，每从其类；或气急咳嗽，一乡并兴；或筋骨疼痛，人皆道苦；或时下多有中风，或前此盛行痰火。诸如此者，以众人而患同病，谓非运气之使然欤……第运气之显而明者，时或盛行，犹为易见，至其精微，则人多阴受，而识者为谁，夫人殊禀赋，令易寒暄，利害不侔，气交使然。故凡以太阳之人而遇流衍之气，以太阴之人而逢赫曦之纪，强者有制，弱者遇扶，气得其平，何病之有，或以强阳遇火，则炎烈生矣，阴寒遇水，则冰霜及矣。天有天符，岁有岁会，人得无人和乎？能先觉预防者，上智也，能因机辩理者，明医也。既不能知而且云乌有者，下愚也。”（张景岳《类经·运气类》）这就是说，对于运气学说既不可弃，亦不可泥，应从天地人各方面进行综合分析，根据具体情况做具体处理，这才符合运气学说的精神实质。

以上三种意见，我个人同意后者，特别完全同意沈括、张景岳的议论。我个人认为，沈括和张景岳的态度，就是对运气学说应有的正确态度，也就是我们对于运气学说的正确态度，应该是既不能弃，也不能泥。

为什么不能弃呢？理由很明显，因为运气学说中所谈的一些规律，是古人多少年来经验的积累。古人在长期的生活和生产实践中，注意到了四时气候暑往寒来的一般特点，也注意到了各种流行疾病与季节之间的密切关系，注意到了各个年份在气候上和疾病上的共同点，也注意到了各个年份在气候上和疾病上的不同点，从而总结出来一套规律和推算方法。这是一份宝贵的医学遗产，岂容轻易否定！在目前气候上的变化，各年有共同点，但却也有不同点，拿北京来说，今年（己未年）的天气就确实比去年雨水多一些，平均气温也相对低一点，客观存在不容否定。至于疾病的流行情况，轻重程度，各个年份确也并不一样，拿乙型脑炎来说，有的年份流行就比较广，临床表现也比较重，而有的年份流行面就比较小，临床表现也比较轻，这些都是事实。对于这些客观存在的情况，我们怎能视如无睹，而不对中医学中已经提出的一些线索，古人既有的一些有关可贵经验加以重视和研究呢？

至于对运气学说为什么又不可泥呢？理由也很明显。一方面运气学说虽然是古人在长期生活和生产实践中经验累积而来，但是毕竟受到当时历史条件、科学发展的限制，不可能完全认识到自然变化的全貌，所以也很自然地只能从直观的、表面的现象来做归纳，因而得出来的结论也就自然不会完全正确和那么细致。所以《内经》中虽然花了很大的篇幅来介绍运气学说，然而却又一再谆谆告诫我们，不能机械地来运用运气。《素问·六元正纪大论》说：“行有逆顺，至有迟速……至高之地，冬气常在，至下之地，春气常在，必谨察之。”《素问·五常政大论》又说：“地有高下，气有温凉，高者气寒，下者气热。”《素问·至真要大论》更明确地提出：“时有常位，而气无必也。”何尝是把运气当成一成不变来看待呢？另一方面气候的变化和疾病的流行也完全可以受人的影响，因为在一定条件之下，在一定程度上，人是可以控制自然的变化和疾病的流行的。比如说：天花这个病，按照运气学说的推算，多在子午寅申之年流行，但是现在由于人工免疫的结果，天花在我国基本上绝迹了。这就是说，自然界的一些气候变化或疾病流行的规律，我们可以加以改变。吴鞠通说：“时和岁稔，天气以宁，民气以和，虽当盛之岁亦微，至于凶荒兵火之后，虽应微之岁亦盛，理数自然之道，勿足怪者。”（《温病条辨·原病篇》）这些都说明了气候变化和疾病流行，都可以在一定的条件下和一定程度上受到人的影响，既然气候变化和疾病流行都可以在一定程度上受到人的影响，那么我们在分析古人对于气候变化和疾病流行的一些经验时，又怎么能置现代所有的其他条件于不顾而机械地来运用这些经验呢？所以，我认为对于运气学说的正确态度，必须是既不能弃，也不能泥，可以把它作为分析自然气候变化和疾病流行情况的重要参考，但又不能完全依靠它而不考虑其他条件。更重要的是，对于运气学说我们还必须再进一步做深入的研究，通过实践，依靠大量的调查统计资料来做更深入全面地分析。只有这样，才能对运气学说做出正确的结论。

（摘自《中医杂志》1979 年第 9、10 期）

临床经验

川派中医药名家系列丛书

方药中

肝炎诊断治疗经验

这里所说的肝炎不仅指传染性肝炎，还包括各种原因所引起的肝功能损害。以下所述着重于方药中先生个人的认识体会和经验。

一、中医对本病的认识及治疗方法

（一）所属范围

多数均认为本病属中医“黄疸”范围，其根据：

1. 肝炎是一种传染病，根据本病发病过程及临床表现与中医书中所述的急黄、瘟黄、疫黄、天行发黄、时气病发黄相似。

2. 根据现代医学对于黄疸型肝炎与无黄疸型肝炎的认识，其病源、病理改变基本一致，并无显著差异，黄疸与无黄疸只是程度轻重不同，黄疸型肝炎可以转化为无黄疸型肝炎，无黄疸型肝炎可以在其病变过程中又出现黄疸。

3. 中医学认为“黄疸”属于“湿”，或属于“湿热”，或属于“寒湿”。但“湿”的表现是多方面的，可以发黄，也可以不发黄而表现为其他。

4. 据报道，无论对黄疸型肝炎或无黄疸型肝炎用清利湿热方剂药物均有一定近期效果。

（二）关于诊断问题

1. 对于急性肝炎特别是急性黄疸型肝炎在定位上属于肝胆、脾胃，在性质上属于湿热，认识上比较一致。

2. 对慢性迁延性肝炎在认识上则有分歧，在定位上或主肝胆，或主肝肾，或主脾胃；在定性上或主湿热，或主阴虚，或主气虚，或主气滞血瘀，出入很大。

3. 北京市肝炎防治方案中有关中医诊疗意见倾向急性肝炎多属肝胆湿热，治疗上应以疏肝清胆，利湿清热；慢性肝炎多属肝脾肾气血两虚，治疗上应用气血两补，这种意见已逐渐为多数所接受。

（三）关于治疗问题

目前对于肝炎治疗，大致有以下几种治法，这些治疗方法，据报道均有一定疗效。

1. 疏肝助脾和胃法。如运用以逍遥散或六君子汤、参苓白术散之类方剂为主的治疗方法。

2. 清热解毒活血化瘀法。如运用龙胆草、板蓝根、夏枯草、山豆根之类或丹参、紫参之类为主的治疗方法。

3. 芳香化浊，清利湿热法。如运用藿香正气散、三仁汤、茵陈蒿汤、栀子柏皮汤、金钱草之类为主的治疗方法。

4. 单味药物及成方。如五味子、垂盆草、乌鸡白凤丸之类的治疗。

二、个人认识和经验

（一）关于诊断问题

1. 在中医辨病上

同意属于“黄疸”范围。

2. 在中医病机分析上

（1）急性期在定位上以肝胆脾胃为中心，但其全过程则以肺→肝→脾→肾→心为次序，循相克之序而传；在定性上以湿热为中心，但其全过程则系因风生热，因热化湿，湿热交蒸。

（2）慢性期在定位上则主要在肝肾，定性上主要为阴虚。

3. 几点认识

（1）理论上一切疾病的定位和转归均系始于上焦，终于下焦，即始于心肺，终于肝肾。由于五脏相关，肝肾病可以乘侮脾胃，连及心肺，因而同时出现全身症状，但肝肾为本，其余为标。

（2）理论上一切疾病的传变均系由阳入阴，又由阴出阳的过程。肝肾有病定性上首先属于阴虚，由于阴阳互根及五气可以互相转化，因此可以阴虚生热，由热化湿，最后亦表现为湿热交蒸，但阴虚为本，湿热为标。

（3）从临床实践经验看，肝炎患者青少年、中壮年多见，临床表现中多数患者在湿热内蕴的表现中常同时出现阴虚征象，如脉弦数、舌红、低热等症状，且多数患者采用滋肾养肝益胃等治疗方法有效，均可作为本病肝肾阴虚为本之说明及例证。

（二）关于治疗经验

1. 常用经验方

（1）清肝和胃汤：龙胆草 10g，夏枯草 15g，金钱草 30g，茵陈 30g，焦山楂、焦神曲各 15g，茯苓 30g，法半夏 10g，连翘 10g，莱菔子 6g，柴胡 10g，广郁金 10g，薄荷 3g。

（2）加味三仁汤：薏苡仁 30g，制杏仁 10g，白蔻仁 10g，川厚朴 10g，法半夏 10g，木通 6g，滑石 30g，淡竹叶 30g，白茅根 30g，柴胡 10g，广郁金 10g，薄荷 3g。

（3）升麻葛根汤：升麻 15 ~ 30g，粉葛根 10g，赤芍 12g，甘草 10g。

（4）减味三石汤：生石膏 30g，寒水石 30g，滑石 30g。

（5）加味一贯煎：南沙参 15g，麦冬 12g，细生地 30g，当归 12g，川楝子 12g，夜交藤 30g，丹参 30g，鸡血藤 30g，柴胡 12g，姜黄 12g，广郁金 12g，薄荷 3g。

（6）加味异功散：党参 15g，苍术、白术各 12g，茯苓 30g，甘草 6g，青皮、陈皮各 10g，黄精 30g，当归 12g，焦山楂、焦神曲各 15g，丹参 30g，鸡血藤 30g，柴胡 12g，姜黄 12g，广郁金 12g，薄荷 3g。

（7）加味黄精汤及其加味方：黄精 20g，当归 12g，细生地 30g，夜交藤 30g，苍术、白术各 12g，青皮、陈皮各 10g，甘草 6g，柴胡 12g，姜黄 12g，广郁金 12g，薄荷 3g。

本方加丹参、鸡血藤名丹鸡黄精汤，加党参、黄芪名参芪黄精汤，均加则名参芪丹鸡黄精汤。

（8）消胀散：砂仁 6g，莱菔子 12g。

（9）失笑散：蒲黄 12g，五灵脂 10g。

（10）金铃子散：金铃子 12g，延胡索 10g。

2. 具体用法

（1）急性肝炎以清肝和胃汤及加味三仁汤为主方。黄疸型以清肝和胃汤为主，无黄疸者以加味三仁汤为主，每天1剂，服 2 剂停1天。20 剂为一个疗程，一个疗程期满，无论有效无效，均停止继续服用。

（2）慢性肝炎以加味一贯煎为主方。其表现脾气虚明显者，可暂用或间用加味异功散；肝肾脾胃气阴两虚者，用加味黄精汤，每天 1 剂，服 2 剂停 1 天，20 剂为一个疗程，可连服 3～4 个疗程。但各方药量宜逐渐减少，最后以丸剂巩固疗效，逐步撤药。

（3）肝功损害较重或慢性肝炎在疗程中出现黄疸者，可加升麻葛根汤或三石汤。

（4）腹胀明显者，加消胀散并酌减生地黄用量；肝区疼痛明显者，加金铃子散。

（5）各药宜文火久煎，一般以 40 分钟以上至 1 小时为宜。

（6）服上方过程中，如无特殊情况，经验以不合用其他中西药为宜。

（摘自《中医专题讲座选》第二集，人民卫生出版社 1981 年出版）

肝硬化腹水治疗经验

肝硬化腹水在临床上并不少见，许多原因都可以引起。目前对于本病中西医都还没有十分理想的治疗方法，但是从个人临床实践中的体会看，本病虽然是一个难治的病，但确也有少数患者仍能获得比较满意的效果，说明肝硬化腹水也并不是不治之症。因此，个人认为认真总结一下对于本病的诊断治疗经验是十分必要的。为此，特撰此文以就正读者。

一、中医对本病的认识

（一）关于本病所属范围问题

中医书上没有肝硬化腹水这个名称，但从中医书上的有关临床症状描述来看，本病应该属于中医病名中的“水鼓”“单腹胀”“瘕胀”“蜘蛛鼓”的范围，中医书上所记载的这些疾病虽然不一定都是肝硬化腹水，还可能包括其他疾病，但肝硬化腹水可以包含在这些疾病之中则毫无疑问，这一点现在大家认识比较一致。

（二）关于本病的病因认识问题

中医对本病的病因认识，加以归纳，大致有以下几个方面：

1. 感受外邪

中医书中有：“风气流行，脾土受邪，民病腹满。”“雨湿流行，肾水受邪，民病腹满。”（《素问·气交变大论》）“诸腹胀大，皆属于热，此乃八益之邪，有余之证，自天外而入，是感风寒之邪传里，寒变为热。”（李杲《兰室秘藏·中满腹胀门》）“因外寒郁内热而腹胀。”“此由水毒气结聚于内，令腹渐大。”（《诸病源候论·水肿病诸候·水蛊候》）等记述。这里所说的“风气”“湿气”“风寒之邪”“水毒”等，都是指的“外邪”，亦即外来致病因素，说明本病可以由于感受外邪而发生。

2. 饮食原因

《景岳全书·杂证谟·虚损》云：“少年纵酒者……而病为鼓胀。”说明过量饮酒常是本病发生的原因。

3. 精神因素

中医书上大量记述了精神因素，特别是抑郁忧思与本病发生的关系，说明长期的精神抑郁也可导致本病。

4. 寄生虫

中医认为，人体有寄生虫也可以发生本病，因此单腹胀之由虫而发生者，又名“蛊胀”。

（三）关于本病的病机认识问题

中医对本病的病机认识，从定位上看，多数人认为病在肝、脾、肾三脏，其传变关系是由肝传脾，然后是脾传肾，最后由肾传心，这与本病临床症状一般均先是肝脾区肿块，然后相继出现消化道症状，小便不利，腹水，最后死于出血及昏迷的过程基本一致。从定性上看，多数人认为本病系属正虚邪实，腹水形成的原因是在人体正气虚衰的基础上气滞、血瘀、水停的结果。这也与本病临床症状一般均先见全身虚弱症状，然后相继出现大腹青筋、小便不利的过程基本一致。

（四）关于对本病的诊断问题

对于本病的诊断，中医认为根据本病单腹胀大、四肢瘦削、大腹青筋、两肋下痞块等临床特点即可诊断。但中医一向认为本病预后极恶，属于不治之症，因此有"从来肿胀遍身头面俱肿者尚易治，如果单腹肿胀则为难治"（喻嘉言）和"鼓胀数年不死者，必非水鼓，水鼓之病，不得逾于两年"（《石室秘录·远治法》）之说，临床上如合并高热或肢厥、腹泻便血、脉律不整等症时，即为濒死前兆，因此又有"腹胀身热者死，腹胀寒热如疟者死，腹大胀，四末清，形脱泄甚为逆，腹胀便血，脉时大时绝者死"（《医宗必读·水肿胀满》）之说。

（五）关于对本病的治疗问题

对于本病的治疗，中医认识上不甚一致。有的主张用补法反对攻法，因此有"凡治胀病而用耗气散气、泻肺、泻膀胱诸药者，杀人之事也"（《医门法律·胀病论》）之说；有的则主张攻，认为非攻不能取效，因此有"水肿之病，亦土不能克水也，方用牵牛、甘遂各三钱，水煎一服，则大泻水斗余，鼓胀尽消，此则直夺其水势而土得其平成矣"（《石室秘录·正医法》）之说。近年来多数人认为，对于本病的治疗单纯补益或单纯攻消均不满意，主张在治疗时攻补兼施。在服药过程中古人、今人均一致主张忌盐，提出了"不能忌盐，勿服药；果欲去病，切须忌盐"（《世医得效方·虚证》）的嘱咐。

二、临床经验

（一）关于预后判断方面的经验

古人认为本病属于不治之症，预后极恶，笔者认为不能如此绝对，预后良否仍需根据具体情况具体分析：

1. 本病患者如全身情况尚好，精神、面色、言语、呼吸、声音无明显异常，肌肉无明显消瘦，近期预后良好，用药容易取效；反之，精神委顿，面色晦暗发青，声低气微，肉脱腹大形如蜘蛛，或合并深度黄疸者，预后不良，用药无效。

2. 本病患者，腹型如蛙腹，形圆，下小上大，近期预后良好，用药容易取效；反之，腹形如宝塔，形圆而尖，下大上小，或腹虽不甚大而紧绷坚满者，腹围虽小，治疗上亦极难取效。

3. 本病患者脉沉细微弱，舌润苔薄者，近期预后良好；反之，脉弦大数急者，舌红苔燥者，预后不良，舌色愈红，预后愈坏，治疗上亦极难取效。

（二）关于治疗方面的经验

对于本病的治疗，个人体会是单纯用温补或单纯用攻消均不满意，消补兼施或攻补兼施以攻消为主才是治疗本病较好的办法。

1. 补的方面

由于本病主要病在肝、脾、肾三脏，因此亦以补肝、补脾、补肾为主。补肝方面以当归、黄精、阿胶等药较好；补脾方面以苍术、白术较好；补肾方面以龟胶、鹿胶等较好。

2. 消的方面

也由于本病主要在肝、脾、肾三脏，因此亦以疏肝（包括行气与活血）、和胃、利水为主。疏肝行气药物方面，以木香、青皮、槟榔等药物较好；疏肝活血药方面，以川牛膝、怀牛膝较好；利水药方面对于本病一般均不太满意，比较好的是汉防己，其次是大腹皮，但用时要大剂量，每次用量不少于30g。

3. 攻的方面

攻水药中的甘遂、芫花、大戟、黑白丑、九头狮子草等，均有较强的攻水作用，但其中较好的是黑白丑，服药后反应较小；甘遂次之，其他几种攻水药反应较大。使用上述药物攻水，必须用散剂，煎剂效果很差，甚至根本无效；服散剂时必须用糖水调服，不能直接将药末放在口内用水送，以免刺激口腔和咽部黏膜发生不良后果。

（三）对于本病的治疗步骤和具体治疗方法

1. 一般情况下，无论腹水多少，均是采用助脾、疏肝、活血行水法，处方是苍牛防己汤：

苍术、白术各 30g，川怀牛膝各 30g，汉防己 30g。微火煎 1 小时，早晚空腹服，每天服 1 剂，可连服 2 ~ 3 周。服本方如有效，一般在服药后 2 ~ 3 天开始尿量增加，腹水逐渐消退。

2. 如用上方消水不效时则可改用攻水法，常用攻水法有下列几种：

（1）黑白丑各 10g，早晨用生姜红糖水或蜂蜜水调匀空腹服，服后半小时再服 50%硫酸镁 60mL，每天或隔天服一次。

（2）甘遂 3 ~ 4.5g 研末，早晨空腹用生姜红糖水或蜂蜜水调匀服，或将药末装入胶囊中服，每天或隔天服 1 次。

（3）舟车丸：早晨空腹服 3 ~ 6g，用红糖水或蜂蜜水送下，每天或隔天服一次。

上述三种方法，以黑白丑加硫酸镁法为最好，药后作用明显而且副反应不大。使用上述方法攻水，一般以服药当天出现 6 ~ 8 次水样便为好；如药后大便次数不多，或泻出物非水样便而系黏滞不爽，里急后重，形如下痢，则属无效，应停药。

3. 服上述消水或攻水药物的同时，应按前述攻补兼施或消补兼施以攻为主的治疗原则，区别不同患者同时或交替服温补肝脾肾的方药，如补中益气汤、桂附地黄汤、五子衍宗丸、全鹿丸、阿胶、龟胶、鹿胶等。

4. 服消水、攻水药至腹水基本消失或消去大半时，即可撤去，改用补中益气汤及归芍地黄汤交替服，或用加味黄精汤调理。

5. 在服用消水药物或攻水药物时均必须忌盐。

三、典型病例

案1 陈某，男，48岁，农民。1976年11月23日初诊。

患者1年多来腹胀尿少，近一个月来加重。来诊时腹胀尿少，检查面色灰暗，腹膨隆如鼓，腹壁静脉隐约可见；肝肋下3cm，质硬；脾肋下7cm，质硬；腹水征（++++），下肢可凹性浮肿，脉弦细数，舌稍红苔薄白而润。食道静脉造影提示食道静脉曲张。诊断：肝硬化腹水，鼓胀；病在肝、脾、肾，证属气虚、血瘀、水停。予健脾舒肝、活血行水法。处方：苍牛防己汤（苍术、白术各30g，川怀牛膝各30g，汉防己60g）。嘱服6剂，每天1剂，早晚空腹服，忌盐、忌碱。

1976年11月30日复诊：自述前方服6剂，药后腹胀明显减轻，小便增多，饮食增进，检查腹转平软，腹水征（++），脉弦细，舌稍红，苔黄腻。根据《内经》“大积大聚，衰其大半而止”的治病求本原则，改予滋肾养肝合以健脾活血行水法。处方：丹鸡黄精汤合苍牛防己汤（丹参30g，鸡血藤30g，黄精24g，当归12g，细生地24g，首乌藤30g，苍术、白术各15g，青皮、陈皮各10g，甘草6g，柴胡12g，姜黄12g，郁金12g，薄荷3g，川怀牛膝各15g，汉防己30g）。

1976年12月7日复诊：自述前方服6剂，药后尿多，腹胀消失，精神、饮食、睡眠均好，已无明显自觉症状。检查腹平软，腹水征（+），舌仍稍赤苔白腻，脉弦细。拟方仍宗前旨酌加益气利水剂，前方加黄芪30g，大腹皮30g。

1976年12月14日复诊：自述服前方6剂，情况好，饮食、睡眠、大小便、精神均好，无任何自常症状。检查腹水征（–），脉沉细稍弦，舌稍红，苔稍腻。再服前方12剂。

1976年12月28日复诊：患者自述服前方12剂，情况好，无任何自觉症状。检查脉沉细小弦，舌质正常苔薄白，腹水征（–）。嘱停药观察。

1977年8月15日：据其妹反映情况，停药之后一直良好，精神、饮食、睡眠、大小便均调，无任何自觉症状，劳动如常。

案2 江某，男，47岁，教师。1972年4月20日初诊。

患者1953年发现肝脾肿大，当时曾被诊断为班替氏病。1967年2月出现腹肿尿少，检查腹水征（+），诊断肝硬化腹水，前来方药中先生处诊治。予服苍牛防己汤（苍术、白术各30g，川怀牛膝各30g，汉防己30g），服药1周后腹水即迅速消退。以后偶有反复时，再服此方，每次均能迅速恢复，因此患者对于本病未予为意，坚持工作。1971年10月份以后发现常有低热，体温波动在37.4～37.5℃，未予重视；1972年3月忽然发热至38.0℃以上，肝区疼痛加重，腹胀尿少，遂于1973年3月9日去某医院住院治疗。住院期间检查肝质硬，表面高低不平，同位素扫描提示肝占位性病变，AKP诊断为肝硬化继发肝癌，住院治疗一个月零三天，曾用过各种抗生素及中西医对症药物，体温始终在39.0℃左右，腹水不退，患者失去治疗信心，因此于4月12日自动出院回家自延中医治疗。

4月中旬来方药中先生处就诊。初诊时，患者体温39.0℃，腹胀气短不能平卧，右胸第三肋间以下叩浊，呼吸音减弱，肝大质硬，表面凹凸不平，腹水征（++），脉沉细数无力，舌质嫩润，舌苔薄白。诊断为肝硬化，不除外继发肝癌，伴胸水及继发感染；水鼓类证，病在肝、脾、肾，证属肝郁，脾虚，气滞，血瘀，水停，上凌心肺。拟疏肝、助脾、行水，佐以解毒清热法。予苍牛防己汤（苍术、白术各30g，川怀牛膝各30g，汉防己30g）、桃红四物汤（桃仁10g，红花10g，当归12g，川芎10g，细生地15g）、升麻葛根汤（升麻15g，粉葛根15g，赤芍15g，甘草6g）复方，再加柴胡12g，黄芩10g，雄黄面3g（分二次冲服）。服此方1剂后，患者即感小便增多；服4剂后，胸水征转阴性，腹水征转为可疑，体温亦降至38.0℃左右。复诊时再予三仁汤（薏苡仁30g，制杏仁12g，白蔻仁10g，厚朴12g，法半夏10g，木通10g，滑石30g，淡竹叶12g），再加升麻15g，葛根15g，桃仁10g，红花10g，6剂。药后体温下降至37.3℃，此时适逢方先生因公离京外出，患者另外延医医治，改用养阴清热解毒剂，体温又上升至38.0℃以上，腹水又起。

7月23日，方先生公毕回家，患者再请续治。患者当时体温38.5℃，腹水征（+），脉舌如前。于是再用苍牛防己汤、三仁汤，同时配用西药氨基匹林0.3g，3次/日。服药4剂后，体温即下降至37.1℃，腹水亦逐渐消退。以后复诊中先后用过补中益气汤合茵陈五苓散及六一散，或三仁汤等方，以后体温始终未超过37.5℃。至8月15日以后体温即完全正常。以后即予加味黄精汤（黄精30g，当归12g，细生地15g，首乌藤30g，苍术、白术各12g，青皮、陈皮各10g，甘草

6g，柴胡 12g，姜黄 12g，广郁金 12g，薄荷 3g）为主方加减进行调理，同时间断服用人参粉，至 1974 年春节以前两年多时间，患者体力逐渐好转，疗效巩固，体温正常无波动，腹水未再起，由卧床不起而逐渐至精神、饮食、睡眠、大小便基本恢复正常。此段时间，曾去原住院某医院复查，否认肝癌。

1974 年春节期间，患者活动较多，春节后又出现低热，腹胀尿少，再去某医院检查腹水少量，诊为肝硬化腹水，否认肝癌，予服药无效，再来方先生处门诊。就诊时腹水征（+），脉转弦大有力，舌质转红绛，出现败征，惟全身情况尚好，仍用前述治疗，但疗效不如以前明显，腹水始终未全消。

1974 年 3 月患者因食欲不振，进食量少，去本单位医院住院输液，去时系自己步行前往，精神情况尚无特殊，但住院 2 天后，突然出现肝区剧痛，旋即头晕，心慌，自汗，血压下降，第 3 天该院应患者家属要求，请方先生紧急会诊。当时患者颜面苍白，精神恍惚，腹胀如鼓，腹水征（+++），脉沉微欲竭，舌绛红，苔黄，BP：90/60mmHg，建议腹穿，穿出液为血样液体。诊为肝癌破裂内出血休克，气阴两竭，无法治疗，勉予生脉散，并建议转院。一周后家属来说，患者转院后亦无法治疗，不幸死亡。死后医院仍否认肝癌，家属坚决要求进行尸检，结果确诊肝癌。

案 3 萨某，女，40 岁，干部。1958 年初诊。

患者以肝硬化腹水入院，入院时先用健脾利水药无效，以后改用攻水法攻水。治疗前患者腹大如鼓，腹型大圆如蛙腹，腹围 110cm，脉沉，舌嫩润苔薄白，攻水方药用舟车丸，每天服一次，每次服 4.5g，同时每天服补中益气汤一剂，服药过程中，每天水泻 7 ~ 8 次，20 余日腹水完全消退出院。

（摘自《中医专题讲座选》第二集，人民卫生出版社 1981 年出版）

肝病系列经验方六首

一、加味一贯煎

药物组成：南沙参 15g，麦冬 10g，当归 12g，生地 20g，金铃子 10g，夜交藤 30g，丹参 30g，鸡血藤 30g，柴胡 10g，姜黄 10g，郁金 10g，薄荷 3g。

功能：滋肾，养肝，疏肝。

适应证：适用于迁延性肝炎、慢性肝炎、肝硬化、肝癌等病，证见肝区疼痛、口干、目涩、大便偏干、脉弦细滑数、舌质红、苔薄黄干等，中医辨证属于肝肾阴虚，气滞血瘀者。

煎服法：先将药物用冷水浸泡 1 个小时，浸透后煎煮。首煎沸后文火煎 50 分钟，二煎沸后文火煎 30 分钟。煎好后两煎混匀，总量以 250 ~ 300mL 为宜。每日服 1 剂，每剂分两次服用，饭后 2 小时温服。连服 2 剂，停药 1 天，每月可服 20 剂，或间日服 1 剂。服药过程中，停服其他任何中西药物。

加减法：大便干结者，生地黄可加量至 30g，并减少煎药时间，首煎 20 分钟即可；大便偏溏者，生地黄酌减用量，并增加煎药时间，首煎可煎至 1 小时；肝区疼痛较重者，加延胡索 10g；腹胀时显者，加砂仁 6g，莱菔子 15g；合并黄疸者，合入减味三石汤（方见后）。

方歌

方氏加味一贯煎，柴姜郁金薄荷然，
沙参麦冬归地联，肝病阴虚血瘀者，
夜交金铃丹鸡入，常服本方体自安。

案 1

刘某，男，32 岁。1978 年 10 月初诊。

两年来患者肝区疼痛，疲乏无力，在外院多次检查谷丙转氨酶（GPT）均在 500U 以上，麝香草酚浊度试验（TTT）在 10U 左右，麝香草酚絮状试验（TFT）（++）~（+++），诊断迁延性肝炎。长期服用西药保肝药物及中药清热利湿解毒剂，症状及实验室检查均无明显改善。来诊时，肝区疼痛，疲乏无力，纳食尚可，口干渴欲饮水，睡眠不实、多恶梦，大便偏干，小便偏黄，脉弦细滑数，舌质红、苔薄白中心黄而偏干。实验室检查：GPT500U 以上，TTT：10U，TFT（++）。诊断迁延性肝炎。中医辨证为肝肾阴虚，气滞血瘀，湿热内蕴。予加味一贯煎合减味三石汤。

1 个月后复诊，上述症状已基本消失，复查 GPT：220U，TTT：8U，TFT（－）。再服上方 1 个月后复查 GPT、TFT 均转正常，TTT：6U。间断服加味一贯煎原方，

1个月后再复查，GPT、TTT、TFT均转正常。以后继续服用本方至半年后停药。服药期间，每月复查肝功，均在正常范围。一年后患者因感冒来诊，述肝功一直正常，无明显自觉症状，肝炎已愈，疗效巩固。

二、加味异功散

药物组成：党参15g，苍术、白术各10g，茯苓30g，甘草6g，青皮、陈皮各10g，黄精20g，当归12g，焦山楂、焦神曲各10g，丹参30g，鸡血藤30g，柴胡10g，姜黄10g，郁金10g，薄荷3g。

功能：健脾和胃，养肝疏肝。

适应证：①适用于迁延性肝炎、慢性肝炎、肝硬化、肝癌等病，症见胸胁满闷、胁下隐痛、纳呆纳少、便溏、舌质淡润舌苔薄白、脉濡细等，中医辨证为脾胃气虚肝乘，气滞血瘀者；②上述肝病患者，虽见有阴虚证，但服养阴剂后，胃脘不适，纳差便溏者；③当前虽见有阴虚证，但询问病史，素体脾虚者。

煎服法：①同加味一贯煎煎服法；②阴虚患者服用本方，注意中病则止，不宜长服、久服，亦可在服用养阴方剂过程中间断服用本方。

加减法：肝区疼痛剧烈者，加金铃子10g，延胡索10g；腹胀明显者，加砂仁6g，莱菔子15g。

方歌

加味异功源异功，参术苓甘青陈同，
更加精归焦楂曲，丹鸡柴姜金薄同，
肝病脾虚肝乘者，服用本方有殊功。

案1

刘某，女，54岁。1973年3月初诊。

患者10年来经常胃脘胀满，大便偏溏，右肋下隐痛。1972年检查肝功，GPT：200～300U，TTT：10U左右，A/G比值接近平值，Pt：10万/mm^3以下。诊断为慢性肝炎。一直服用中西药物，但肝功损害未恢复正常，于1973年3月来诊。就诊时，症状同前，脉沉细而濡，舌淡润，苔薄白。检查肝功：GPT：256U，TTT：10U，A/G：3.0/2.8，Pt：8.6万/mm^3。诊断为慢性肝炎。中医辨证为病在肝脾，证属脾虚肝乘，气滞血瘀。予加味异功散加砂仁、莱菔子。服药后，患者自觉症状明显好转，1 个月后复查肝功，各项指标均在正常范围，1980 年患者右侧乳房发现肿块，经某医院病理检查确诊为乳癌，行根治手术。术后肝区痛、脘腹胀满、大便稀溏等症状又复作，检查肝功各项指标均明显异常，A/G 比值倒置。再予加味异功散，同时合用冬虫夏草粉。服药后，各症相继消失，肝功检查亦转正常。后仍间断服用加味异功散调理。现乳癌术后已 10 年，患者多次复查肝功均在正常范围，并恢复工作，疗效巩固。

三、加味黄精汤

药物组成：黄精 30g，当归 12g，生地 30g，首乌藤 30g，苍术、白术各 10g，青皮、陈皮各 10g，甘草 6g，柴胡 10g，姜黄 10g，郁金 10g，薄荷 3g。

功能：养肝滋肾，助脾和胃，疏肝。

适应证：①适用于迁延性肝炎、慢性肝炎、肝硬化、肝癌患者，证见胸胁满闷、胁下痞塞疼痛、舌红苔干，同时兼见胃脘不适、纳少便溏等，中医辨证为肝肾脾胃同病，气阴两虚，气滞血瘀者；②虽有上述胃脘胀满疼痛、纳少、便溏等证，但服益气、健脾、和胃之剂无效者；③肝硬化腹水患者，腹水消退之后，体力未复者。

煎服法：同加味一贯煎煎服法。

加减法：大便溏薄者，酌减生地黄用量；如患者血瘀证候明显，可加丹参 30g，鸡血藤 30g，名丹鸡黄精汤；如患者气虚证候明显，可加党参 15g，黄芪 30g，名曰参芪黄精汤；如患者气虚血瘀同时并见，可同时加入参、芪、丹、鸡，名曰参芪丹鸡黄精汤。本方是治疗肝病的基本方，屡获良效。

方歌

方氏加味黄精汤，精归地夜自成方，
再入苍白青陈草，丹鸡柴姜郁薄尝，
多种肝病均获效，此为治肝基本方。

案 1

尹某，男，41 岁。1972 年 9 月初诊。

患者自1964年以来，经常出现肝区疼痛，同时伴有低热，体温一般在37.5～38℃之间，肝功能检查正常。1968年在某医院做肝穿刺，可能患过肝炎，亦未明确诊断。1972年5月，感冒发热，肝区疼痛突然加重，疼痛剧烈，呈针刺样痛，在某医院透视，示右膈内侧运动减弱，以后即去某医院做同位素扫描，诊为肝占位性病变；后又去某医院再做肝扫描，诊断同前。当时查体肝肋下3cm，中等硬度，明显触痛；实验室检查：谷氨酰转肽酶（r–GT）52U，乳酸脱氨酶（LDH）560U，甲胎蛋白（AFP）阳性，诊断为肝癌，入某医院住院治疗。虽经多方处理，但低热、肝区疼痛，始终未能得到改善，全身情况亦日趋恶化，遂于1972年9月来诊。就诊时，肝区疼痛，低热，体温37.5℃，胃脘胀满，纳差，大便偏溏，形体消瘦，面色青暗，神疲，气短，脉沉细弦数，舌质青赤、有瘀斑，苔薄白；肝脏触诊在肋下5cm，表面不甚光滑，中等硬度，明显触痛。同意肝癌诊断。中医辨证为病在肝肾，波及脾胃，证属气阴两虚，气滞血瘀。予参芪丹鸡黄精汤。服药2周后，患者自觉症状即逐日明显减轻，以后连续服药半年左右，诸症消失，实验室检查：AFP转阴性，r–GT、LDH等均转正常出院。出院后继续来门诊以上方加减间断服药，一年后停药并恢复工作。多年来一直坚持全日工作，精力充沛，疗效巩固。随访至1990年1月仍健在，距诊断肝癌已18年。

四、苍牛防己汤

药物组成：苍、白术各30g，川、怀牛膝各30g，汉防己30g，大腹皮30g。

功能：健脾疏肝，活血行水。

适应证：①适用于肝硬化、肝癌合并腹水，证见大腹如鼓、小便不利者；②凡患者全身情况尚好、脉沉细微弱、舌质淡嫩、苔薄白、腹虽大而柔软者，服药效果好；反之，凡患者出现败征，如精神衰败、面色青暗、深度黄疸、大肉尽脱、形如蜘蛛、腹坚硬绷紧、脉弦大数急、舌质绛红苔黄腻者，服药则多难奏效。

煎服法：煎法，同加味一贯煎煎法。服药困难者，可将药液适当浓缩。服法，每日服1剂，早晚空腹服用；如腹胀甚者，亦可少量多次分服。服药期间停用其他一切中西药物，并忌食含盐或食用碱的食物。

服用本方后，多在第2～3天出现尿量逐渐增多，如尿量每天在1000mL以上，则可出现腹水逐渐消退效果。

加减法：疲乏无力、汗出脉微者，可加人参 15～30g，文火浓煎，兑入上药中；腹胀甚者，加枳实 15g。

方歌

方氏苍牛防己汤，苍白川怀共成方，
更加重剂大腹皮，此方重在治腹水，
助脾活血行水良，中病则止不宜长。

案 1

陈某，男，48 岁。1976 年 11 月 23 日初诊。

患者一年多来腹胀尿少，近 1 个月来加重。就诊时，腹胀尿少。检查：面色灰暗，腹部膨隆如鼓，腹壁静脉隐约可见，肝肋下 3cm，质硬，脾肋下 7cm，质硬，腹水征（++++），两下肢可凹性浮肿，脉弦细数，舌稍红、苔薄白而润。食道静脉造影提示：食道静脉曲张。诊断：肝硬化腹水。中医诊为水鼓，病在肝、脾、肾，证属气虚血瘀水停。治以健脾、疏肝、活血、行水法。予苍牛防己汤 6 剂，每日 1 剂，早晚空腹服下，并严格控制盐、碱摄入。

11 月 30 日复诊：自述服用上方 6 剂后，腹胀明显减轻，小便增多，饮食渐增。检查：腹部转平软，腹水征（++），脉沉细，苔黄腻。根据《内经》“大积大聚，其可犯也，衰其大半而止”和“治病必求于本”的原则，改予丹鸡黄精汤合苍牛防己汤 6 剂。

12 月 7 日三诊：自述服上方 6 剂后，小便继续增多，腹胀消失，精神、饮食、睡眠均转佳，已无明显自觉症状。检查：腹部平软，腹水征（+），舌仍稍赤，苔白腻，脉弦细。拟方仍宗前法。

12 月 14 日四诊：情况良好，已无任何症状，检查：腹水征（–）。再予前方 12 剂。

12 月 28 日五诊：情况良好，无不适。检查：腹水征（–），舌质转正常，苔薄白，脉沉细小弦。嘱停药观察。

1977 年 8 月 15 日，家属告停药后情况良好，精神、饮食、睡眠、大小便均正常，无任何自觉症状，已正常参加劳动。随访至 1987 年年底仍健在，并正常参加劳动。

五、升麻甘草汤

药物组成：升麻 30g，甘草 6g。

功能：解毒，和中。

适应证：本方为治疗迁延性肝炎、慢性肝炎之辅助方，一般与前述之加味一贯煎、加味异加散、加味黄精汤合用。适用于迁延性肝炎、慢性肝炎肝功损害严重，转氨酶长期持续在高限，中医辨证属于毒盛者。

煎服法：常合入加味一贯煎、加味异功散、加味黄精汤方中同煎，煎服法同上。

方歌

重症肝病需解毒，升麻甘草同时入，
此方常合他方中，常服肝功自然复。

案 1

郭某，女，30 岁。1969 年 5 月初诊。

患者确诊肝炎已 10 年。经中西药物治疗，10 年来 GPT 一直持续在 500U 以上，始终不降，TTT：10U。就诊时，患者肝区疼痛、疲乏无力、纳差、舌红、脉弦细滑数。根据上述症状，辨证为肝肾阴虚波及脾胃，邪毒炽盛。拟养肝助脾疏肝，佐以解毒为法，予加味黄精汤合升麻甘草汤治疗。升麻最大用量为 45g。服药 2 周后，症状明显好转。1 个月后症状基本消失，复查肝功，GPT、TTT 均下降至正常值。仍宗上方继续治疗 2 个月，每月复查肝功均保持正常值，诸症消失。停药一年后复查肝功仍在正常范围。1983 年患者因他病来诊，自述 1969 年治疗取效后，10 多年来肝功检查均在正常范围，其中只有一次因外出劳累，转氨酶曾一度升高，患者自服原方 20 剂，再度恢复正常，后再未出现波动，疗效巩固。

六、减味三石汤

药物组成：生石膏 30g，寒水石 20g，滑石 30g。

功能：清热、利湿、解毒。

适应证：该方为治疗迁延性肝炎、慢性肝炎之辅助方，一般与前述之加味一贯煎、加味异功散、加味黄精汤合用。适用于迁延性肝炎、慢性肝炎合并黄疸或小便黄赤、舌苔黄腻、转氨酶持续高限不降，中医辨证为湿热盛者。

煎服法：常合入加味一贯煎、加味异功散、加味黄精汤方中同煎，煎服法亦同上。

方歌

方氏减味三石汤，源于《温病条辨》方，
石膏滑石寒水石，肝病湿热盛者良，
此方常合他方中，邪去正复病自康。

案 1

过某，男，42 岁。1978 年 5 月初诊。

患者 3 年来肝功损害，确诊肝炎。GPT 长期持续在 500U 以上，百治不效。就诊时，肝区疼痛，疲乏无力，大便偏干，小便黄赤，舌红苔黄，脉细数。查 GPT：500U 以上。中医辨证为肝肾阴虚，气滞血瘀。先予加味一贯煎。1 个月后症状好转，但 GPT 无变化。考虑虽属阴虚，但夹有湿热，遂于原方中加入减味三石汤以清利湿热。一月后复查肝功，转为正常。后连续服用此方 3 个月，每月复查肝功，均在正常范围。遂嘱停药观察。十余年来，患者定期复查肝功，均在正常范围。在此期间，患者两次出国工作，颇为劳累，但肝功始终正常。肝炎治愈，疗效巩固。

七、临床运用说明

加味黄精汤是治疗肝病的基本方，多种肝病，如迁延性肝炎、慢性肝炎、肝硬化、肝癌以及其他原因导致的肝损害等，在稳定期都可使用。如肝病在临床上表现为肝肾阴虚者，则用加味一贯煎；表现为脾虚肝乘者，则用加味异功散，俟阴虚或脾虚证有所改善后，可用加味黄精汤常服，巩固疗效，以利康复。

苍牛防己汤是治疗肝硬化腹水的基本方。如合并肝性腹水者，可单用苍牛防己汤，但应中病则止，服药后小便量如能达到每日 1000mL 以上，腹水消去过半时，即应停药，改用上述治本方剂。不宜长期服用此方，更不能用此方作为巩固疗效用方。

如湿热证明显，如舌苔黄腻、小便黄赤、黄疸、脉象濡数等，可在上述治本方中合用减味三石汤。此方系甘寒淡渗之剂，与治本方剂同用，有标本兼治之功，可在较长时间内服用。

如按上述方剂所述之适应证治疗，临床症状虽有改善，但肝功检查不见好转，可在上述治本方中合入升麻甘草汤。此方甘平无毒，经多年大量病例临床验证，证明无毒副作用，与治本方剂同用，亦可在较长时间内服用。

（摘自《名医名方录》，1990年华艺出版社出版，许家松整理）

慢性肾功能衰竭的临床诊治经验研究

慢性肾功能衰竭（以下简称“慢性肾衰”），是各种肾脏疾病晚期的共同转归，属疑难危重病症，而且已成为威胁我国人民健康的常见病症。据我国20世纪80年代13个省市的普查材料，我国泌尿系疾患的检出率达2.25%，按此推算，我国约有2000多万肾脏疾病患者。我国每年由肾脏疾患发展到肾功能衰竭而死亡者为万分之3～5。

对慢性肾衰的治疗，目前西医主要采取肾移植和维持性血液净化疗法。由于这些疗法尚存在客观条件限制以及技术本身的问题，接受上述治疗的人数只占“慢性肾衰”患者的少数。据1987年资料，我国接受肾移植手术的人数为1000多例，接受血液净化疗法的人数为5000多例。广大“慢性肾衰”患者都把希望寄托于中医中药。

中医中药治疗慢性肾衰的主要方法有：①专药专方。如单味药、固定复方或中成药口服或灌肠；②辨证为若干型，固定方剂口服。据统计中医中药的总有效率为29%～54.2%，其中显效率为10.9%～13.2%；中西医结合治疗的总有效率为62.2%，其中显效率为12.5%。由此说明中医药在治疗慢性肾衰方面具有一定疗效和优势。

中国中医研究院研究员、著名中医学家方药中老大夫对慢性肾衰的诊治积累了丰富的经验。他以中医的整体恒动观为指导，以保护和扶助人体自稳调节能力为立足点，进行辨证论治。他从脾肾入手，深究标本先后，重视病机转化，并提出了证治规律和有效系列方药，临床收到了减轻患者痛苦、稳定病情、延缓病程、延长生命，以及个别治愈的良好效果。

1986 年，国家把“著名中医诊治经验研究”作为“七五”重点科技项目之一，设置专项进行研究。“著名中医方药中对慢性肾功能衰竭的临床诊治经验研究”即为其中一个课题，是为全面、系统总结研究方老对慢性肾衰的诊治经验而立。今将本课题的研究思路和方法、主要任务、计划目标完成情况及特点介绍如下。

1. 科研思路和方法选择

本课题选用中医传统方法进行研究。结合本课题，我们对中医传统方法的理解是：以中医理论体系为指导，运用辨证论治的方法，通过实际临床诊治，认真收集和分析证候（包括自然环境和人体形、神、色、脉、舌、症状等），从中总结中医对这一病症的病因病机认识，提出证治规律。我们选择传统方法的思路是基于：①古今著名中医的诊治经验基本上是按照这一模式积累和总结出来的，因此，对当代著名中医诊治经验的研究，也宜于选择符合中医自身发展规律和特色的传统方法；②由于慢性肾衰属疑难危重病症，病机复杂，并处于不断变化、恶化的病理进程中，因此，从临床实际情况来看，难于固定证型和方药；③总结几十年来的经验，中医对慢性肾衰的诊治优势在于辨证论治，方老对慢性肾衰的诊治特点是提出辨证规律和系列方药，因此，我们没有采用选择老大夫一个或数个经验方进行验证的方法，也没有采用辨证分型、固定方药的通常模式，而是选择运用传统方法总结证治规律并形成“证治体系”的新模式。考虑到本病症系西医病症名称，因此，在诊断方面、疗效观察方面，采用了西医若干理化指标，如 SCr、BUN、Hb、肾图、B 超等，作为诊断和判断疗效的指标之一，并执行中华全国中医学会内科分会召开的中医肾病专题学术会议制订的《中医对慢性肾衰最新疗效评定标准》。

2. 主要任务

①整理总结方老对慢性肾衰的理论认识和临床经验。现已完成，并形成题为《著名中医方药中老大夫对慢性肾功能衰竭的理论认识和诊治经验整理研究》的

学术论文，从方老对慢性肾衰的病机认识、诊治方法、诊治思路与经验特色等方面进行了研究，并举 18 个典型病例加以说明。

②制订和验证“著名中医方药中老大夫对慢性肾功能衰竭的诊治体系（常规）”。本“证治体系”的特点是根据方老对慢性肾衰的病机认识提出辨证规律和治疗系列方药，不但示人以方药，而且示众以规矩。其主要内容是：在脾肾虚衰为本，风、热、湿、燥、寒、瘀为标的病机认识基础上，以脾肾两系为纲，分析脾系、肾系、脾肾同病、脾肾衰败、五脏齐损的辨证依据，以及风、热、湿、燥、寒、瘀兼夹症的辨证要求，并详列脾肾两大系列方药及兼夹症的常用方药。4 年来，这一证治体系经本院和外院 107 例验证，均收到较好的疗效。初步说明，这一体系具有先进性和应用推广的可行性。

③临床验证 107 例小结。现临床验证共 107 例，其中本院验证 90 例，外院验证 17 例。本院验证 90 例中，总有效率为 75.56%，显效率为 47.78%；外院验证 17 例中，总有效率为 76.47%，显效率为 52.94%，均暂居国内先进水平（详见临床验证 107 例小结）。现初步比较如下：

表 4　临床验证比较表

序号	报告单位或范围	例数	总有效率	显效率	收治轻重情况	报告者及报告时间
1	全国中医疗效综述		24% ~ 54.2%	10.9% ~ 13.2%	未报告	时振声 1983 ~ 1989 年
2	全国中西医结合疗效综述	1194	62.2%	12.5%	未报告	陈艳芳 1986 年
3	全国中医疗效（1981 ~ 1985）综述	459	64.9%	未报告	未报告	郭铭信 1986 年
4	中医研究院某医院某病区	53	37.7%	13.2%	BUN > 60mg%	1983 年
5	北京某医院	128	36%	11.0%	SCr > 5mg% 占 74%	1988 年

续表

序号	报告单位或范围	例数	总有效率	显效率	收治轻重情况	报告者及报告时间
6	南京某医院肾病组	34	76.47%	41.18%	SCr 均值 < 4mg%	1987 年
7	方药中课题组本院验证	90	75.56%	47.78%	SCr 均值 5.99mg%	验证时间 1989 ~ 1990 年
8	外院验证	17	76.47%	52.94%	SCr 均值 6.20mg%	1989 ~ 1990 年

需要说明的是，目前国内外公认以血肌酐（SCr）作为反映肾功能等级的主要指标。因此收治病例 SCr 的水平与疗效直接相关。本课题收治病例 SCr > 5mg/dL 者，占全部验证病例的 57.78%，其中，SCr > 8mg/dL 者，占全部验证病例的 24.44%。这些患者已进入终末期，失去了有效治疗时间，因此在判定疗效方面，必须考虑收治难度，才具有可比性。

④输入电脑，以扩大应用。该项工作已基本完成，由赵树仪主任医师承担，已完成了“方药中老大夫慢性肾功能衰竭专家系统”，并进行了 27 例临床验证。

3. 计划目标及完成情况

本课题的攻关目标是“全面系统总结方药中老大夫对本病的理论认识和临床经验，从而提高对本病的中医临床疗效”“争取在消除或改善患者症状、减轻患者痛苦、改善肾功能、延长患者生命方面，较现有中西医治疗效果（指非手术，除外肾移植及血液净化疗法）明显地有所提高”。

经过 4 年时间的努力，通过完成上述四项工作，我们认为已达到上述计划目标要求。课题以学术论文形式全面系统地总结出了《著名中医方药中老大夫对慢性肾功能衰竭的理论认识和诊治经验》。为了把方老诊治经验用于指导临床，以提高中医临床疗效，我们制订了“著名中医方药中老大夫对慢性肾功能衰竭的诊治体系”，为了验证该“诊治体系”的科学性、合理性、可行性以及疗效的先进性，我们在本单位和外单位进行了 107 例临床验证工作，达到了预期效果。为了进一步推广应用，已完成了电脑程序设计和初步验证工作。

4. 本课题的主要特点

①具真实可靠性。本课题的全部工作，包括课题设计、证治体系的制订、验证病例的诊治、诊治经验的总结等，方老均亲自参加、主持并认可，从而使本课题具真实可靠性。我们认为这是名老中医经验研究工作必须遵循的首要原则。

②选疑难危重症。慢性肾衰是目前内科常见疑难危重症，难度很大，风险也大。但是我们认为这是方老的特长经验，中医具有一定优势，整理研究方老的诊治经验，有助于提高中医疗效，发挥中医优势，其临床意义和社会效益是很大的。

③采用传统方法。古今名老中医的经验都是运用传统方法积累和总结出来的。对当代名老中医经验的整理研究工作，选择运用符合中医自身特点的方法，能更真实、自然、全面地反映老中医的经验和特色。

④形成诊治体系，探索新的模式。中医临床方法的优势和特色在于辨证论治，而非一方一药，中医对现代医学的一些病症，如何总结辨证论治的规律并形成体现自身特点，又便于指导临床的证治模式，这是时代的要求，也是中医发展中不容回避的问题。方老诊治慢性肾衰的经验特点不仅仅限于提出几个有效方药，而在于提出证治规律和有效系列方药，并形成为“证治体系”。这一“证治体系”，不仅对中医治疗慢性肾衰有临床指导意义，而且在中医对现代医学某些病症，形成符合自身特点的证治规律模式方面，做了有益的探讨，具有一定创新特点。

⑤具应用可行性。本课题所制订的“诊治体系”，通过本单位和外单位住院病例107例的临床验证，初步证明其具有推广应用的可行性。

⑥暂居先进水平。在临床验证工作中，我们在收治重症患者占多数的情况下，其总有效率为75.55%，显效率为47.78%，均暂居全国先进水平。

回顾4年来我们课题工作是在极其困难的情况下坚持下来的。在工作进行到1年半时，我们遇到了几乎无法克服的困难：研究生部临床基地被取消，部分课题人员先后调离。我们目前所完成的大部分临床验证工作是在借用基地的情况下进行的。由于是“借锅煮饭”，因此，与课题配套的药物供给、煎药要求、中医综合处理、中医病房管理、饮食治疗等都无从谈起。但是，方老和我们课题组人员考虑到，把“老中医诊治经验研究”列入国家“七五”重大科技项目，是中国医学史上前所未有的大事。党的中医政策的光辉，继承发扬祖国医学遗产的责任感，时时感召和激励着我们克服重重困难，坚持下来。课题组长方老在节假日还一直坚持查房并亲自参加危重患者的抢救工作。尽管我们的工作条件很差，工作中还有缺点和不足之处，但是，我们的全部工作，都凝聚着方老和我们课题组人员忠诚于中医事业的赤诚之心。

一、对慢性肾功能衰竭的理论认识和诊治经验的整理研究

慢性肾功能衰竭（以下简称“慢性肾衰”）为西医病症名称，中医传统论著中无此病名，但根据其一般临床表现的描述及其转归、预后来看，中医学术界一般认为似应属于传统中医论著中的“虚劳”“癃闭”“关格”“溺毒”等病证范畴，并从上述病证的辨证论治中探讨诊治方法。

近年来，中医治疗慢性肾衰的临床报道资料甚多，但是由于中医论著中所述上述各种病证，涉及面很广，不一定均指慢性肾衰，加上学术思想见仁见智，因此，目前中医对慢性肾衰的诊断治疗，议论纷纭，莫衷一是。而且，就一法、一方、一药对号入座者多，系统运用中医理论，指导本病临床全过程，探讨总结对本病的诊断治疗规律，提出系统治疗方法和系列药物并取得疗效的报道很少，甚至缺如。因此，当前如何以中医理论为指导，认真探讨总结中医对本病的辨证论治规律，从而提高中医对本病的临床疗效，是当前中医临床研究工作中一项十分艰巨而迫切的任务。

著名中医方药中老大夫，从事中医理论和内科临床研究工作已 50 年。20 世纪 70 年代以来，他以中医理论为指导，对慢性肾衰的诊断治疗进行了认真探讨，积累了丰富的经验。他以中医的整体恒动观为指导，以保护和扶助人体自稳调节能力为立足点，进行辨证论治。他从脾肾入手，深究标本先后，重视病机转化，并提出了证治规律和有效系统方药，临床收到了减轻痛苦、改善症状、稳定病情、延缓病程、延长生命，以及个别治愈的良好疗效。因此，我们认为全面、系统地整理研究方老对本病的理论认识和诊治经验，对提高中医对本病的疗效方面具有很大的现实意义和推动作用。

4 年来，我们课题组通过听取方老的系统讲授和临床随诊，对方老诊治慢

性肾衰的理论认识和诊治经验，有了较全面的了解和较深刻的体会。兹从以下11个方面加以整理研究，并以方老亲自主持诊治的十余例病例说明其临床具体运用。

（一）以中医理论体系全面指导对本病的辨证论治

在中医临床诊治和临床研究工作中遵循中医理论体系，突出中医特色，才能提高中医疗效，这是中医工作者的一致认识。但是，什么是完整的中医理论体系？其基本内涵应具备哪些内容？当前中医学术界认识不尽相同，联系临床实际就更加困难。为了统一认识，力求规范，方老在20世纪70年代末曾撰写专文《论中医理论体系的基本内涵及其产生的物质基础》详加论述。他提出，中医理论体系的基本内涵主要包括以下七个方面：①中医学的指导思想是整体恒动观；②中医学的理论基础是气化学说；③中医学对人体生理和病理生理的认识是藏象论；④中医学对疾病病因及发病的认识是正邪论；⑤中医学对疾病病机的认识是求属论；⑥中医学对人体疾病诊断和治疗方面的特色是辨病与辨证相结合；⑦中医学的论理工具是中国古代的先进哲学思想阴阳五行学说。为了把上述认识具体运用于指导临床，并使辨证论治规范化，方老提出了辨证论治的新模式——辨证论治五步。这五步是：第一步：定位，即按脏腑经络对疾病进行定位；第二步：定性，即从阴、阳、表、里、虚、实、气、血、风、热、湿、燥、寒、毒14个方面对疾病定性；第三步：必先五胜，即在定位定性基础上，找出起主导作用的病理生理变化；第四步：治病求本，即根据上述诊断，提出相应的治则、治法和方药；第五步：治未病，即在治疗已病脏腑无效或效果不佳的情况下，根据五脏相关理论，通过调节未病脏腑对已病脏腑的制约作用，来达到治疗已病脏腑的目的。在国内辨证论治研究中，“辨证论治五步”所提的“定位”“定性”“必先五胜”，亦即一般所谓的“辨析”，已为多数学者所接受并广泛应用于临床当中。方老认为，中医临床工作必须以完整系统的中医理论为指导，才能说得上是“遵循中医理论体系”；中医的辨证论治应具备上述内容，才说得上是“辨证论治”，反之则否。这对任何疾病的临床研究均是如此，对慢性肾衰的中医临床研究自不例外。因此，对慢性肾衰的临床研究，方老首先强调，必须以上述中医理论体系为指导，来认识慢性肾衰的全过程，并指导对本病的诊断和治疗。对本病的具体诊断治疗，强调以“辨证论治五步”为方法，从而全面地、从动态中把握病机，并达到理、法、方、药的统一性。本课题正是以中医理论体系为指导，以“辨证论治五步”为方法对慢性肾衰进行辨证论治并取得较好疗效的。

（二）关于慢性肾衰的病位认识

对慢性肾衰的定位，从古代文献中类似慢性肾衰的多种病证的辨证以及今人对本病的认识来看，不尽相同。有人主病位在肝，有人主在肾，有人主在肝、肾，还有人主在肺、肾，也有人主在肝、在心，甚至“五脏皆病”。其定位依据，从脏腑功能推理者多，从临床提出特异性症状依据者则少，见仁见智，不一而足。方老认为，对疾病定位，要按照中医理论认识及“辨证论治五步”模式所总结的定位方法来进行，强调要提出临床依据，坚持“言必有征，无征不信”的原则。从慢性肾衰患者发病过程来看，大致有以下三种情况：①在本病发病前，素有脾胃病史，如腹满、纳呆、呕恶、便溏等症，在此基础上发生本病；或患者在发病前虽无明显阳性体征，但发病开始即以浮肿为主，然后在此基础上发生本病。②患者在本病发病前，素有肝肾病史，如腰痛、头晕、耳鸣、遗精等症，然后在此基础上逐渐发生本病；或患者在发病前虽无明显阳性体症，但发病开始时，即以腰痛、头晕、耳鸣、尿血、夜尿多等为主，并不出现浮肿，然后逐渐在此基础上发生本病。第一种情况，根据“诸湿肿满，皆属于脾”“脾主运化”的认识，应定位在脾。第二种情况，根据“腰为肾之府”的认识，应定位在肾。③前二者皆备，则应定位在脾肾。方老在对本病的诊断中，十分重视病史及发病中既往病史初期症状的询问，并以腰痛、浮肿作为对本病进行定位的主要症状，即发病前素有脾胃症状者，定位在脾；发病时症状以浮肿为主者，定位在脾；发病前无明显脾胃病症状定位在肾；发病时症状以腰痛为主者，定位在肾；上述两者同时出现，即浮肿、腰痛同时存在，难分先后者，定位在脾肾。方老认为，慢性肾衰的定位，或在脾，或在肾，而以脾肾同病者较多。

（三）关于慢性肾衰的病性认识

关于慢性肾衰的病性，即慢性肾衰的疾病性质问题，从有关文献资料论述来看，多数人均认为本病属于“正虚邪实”。但正虚的具体内容是什么？邪实的具体内容又是什么？其临床依据又是什么？如果笼统含混，很难具体指导临床。方老认为，慢性肾衰的定性也应根据中医理论认识和“辨证论治五步”模式所列定性方法来进行，强调必须有临床依据。慢性肾衰患者从全过程来看，均表现为不同情况和不同程度的正虚：一种情况是，典型的气虚或阳虚表现，如疲乏、无力、自汗、纳差、腹胀、便溏、畏寒、肢冷、脉沉细微弱或脉结代、舌淡嫩润、苔润滑等；另一种情况是：典型的血虚或阴虚表现，如手足心热、盗汗、恶热喜冷、口干渴、便干、脉细数或促、舌红苔黄干等；再一种情况是：上述两种表现俱在。慢性肾衰患者，除上述正虚表现而外，多数患者还有不同性质和不同程度的夹邪，或在疾病过程中出现夹“湿”的表现，如浮肿、小便不利、恶心呕吐、肢节酸痛、脉濡细、舌白腻或黄腻等；或在疾病过程中出现夹“风”的表现，如皮肤瘙痒、眩晕、肢体拘急、痉挛、抽搐、脉眩等；或在疾病过程中出现夹“瘀”的表现：如胸腹胁肋疼痛、各种出血、皮肤唇舌有瘀色、瘀斑、瘀点，舌下青筋暴露、脉沉细涩等；或在疾病的晚期，出现“毒”的表现，如神昏、肢厥、口中尿味、舌青紫、脉沉伏或弦大滑数不一。总之，慢性肾衰患者的临床表现多种多样十分复杂，而且多变，方老认为均可以阴、阳、表、里、气、血、虚、实、风、火、湿、燥、寒、瘀、毒等15个方面加以归类定性。总之，对慢性肾衰患者的定性，从正虚方面来看，不外气虚和阳虚、血虚和阴虚、阴阳气血俱虚五大类，其中又以阴阳气血俱虚较为多见；从邪实方面来看，主要可归为风、热、湿、燥、寒、瘀六大类，其中又以夹湿、夹热、夹风较为多见。

（四）关于慢性肾衰在定位、定性后的综合分析，亦即“必先五胜”的认识

关于慢性肾衰予以定位、定性后，必须进行综合分析，亦即“辨证论治五步”中的第三步“必先五胜”这一步。这是辨证的关键和结论，是中医对疾病作出辨证结论和提供立法选方用药的依据。从当前中医对慢性肾衰的临床研究资料来看，多数都是根据患者就诊时临床所表现的主要症状加以辨证分型，固定方剂，分型论治。对本病患者从病机分析、区分标本、原发继发、审视动态变化者很少。方老不主张当前这种常用的临床“分型论治”模式，认为不符合临床实际情况，也不符合中医理论。因为任何疾病过程，包括慢性肾衰的病程，都是一个

动态变化的过程。例如目前临床表现为脾虚为主的患者，由于脾与心、肺、肝、肾密切相关，很可能就诊前或以后并不是当前的情况而表现为其他脏腑的临床症状。由于五脏之间虚实可以转化，寒热可以相移，当前的情况是转化的结果，又是今后转化的原因。再如目前临床表现为气虚或阳虚的患者，由于精生气、气化精，气血阴阳互根互用的原因，无阳则阴无以化，无气则血无由生，所以临床上很可能在气虚、阳虚的基础上继发阴虚、血虚；反之，目前血虚或阴虚的患者，由于阴为阳之基，无阴则阳无由生，精竭则气脱，所以临床上很可能在阴虚、血虚的基础上继发气虚。总之，由于五脏之间在转化，正邪之间也在变化，再加上疾病本身的发展、治疗因素等的作用，仅仅根据当前表现确定证型，既不符合疾病临床变化的实际情况，也不符合中医学整体恒动的指导思想和“伏其所主，先其所因”的传统认识，很容易把辨证论治降低到对症治疗的地步。方老认为，对疾病的分析和判断，必须以中医的整体恒动观为指导，全面分析其原发和继发的关系，区分标本先后，才能做到治病求本，或在治本的基础上治标，这也就是“必先五胜”的基本精神，也是中医辨证论治的精华。方老认为，慢性肾衰的病位或在脾，或在肾，或在脾肾；其病性属虚，或为气虚、阳虚，或为血虚、阴虚，或为气虚血虚、阴虚阳虚、气阴两虚同时存在。至于其他兼症，或兼风，或兼寒，或兼湿，或兼热，或兼瘀，或兼燥，或兼毒等，均是在脾肾气血阴阳虚损的基础上虚而生邪，正虚为本，邪实为标，不能本末倒置。这是方老对慢性肾衰全过程综合分析的结论，亦即对慢性肾衰病机的认识。

（五）关于慢性肾衰“治病求本”的认识

通过对慢性肾衰进行病位、病性和必先五胜的综合分析这三步，已经完成了对慢性肾衰的中医诊断，亦即辨证。第四步“治病求本”，则是在上述辨证基础上所采取的相应的治疗法则和方药。方老认为，慢性肾衰，脾肾气血阴阳虚损是病之本，风、热、火、湿、燥、寒、瘀、毒等兼夹证，则属病之标。正虚和邪实之间，邪实源于正虚，正虚必然导致邪实。因此，治病求本这一治疗原则，结合慢性肾衰这一具体病症来说，实际上就是或侧重于补脾气，或侧重于滋脾阴，或侧重于温肾阳、补肾气，或侧重于滋肾阴，或脾肾阴阳、气血、气阴并补。也就是说，方老对慢性肾衰的治法，基本上是以扶正补虚为主，惓惓以正气为怀，把扶正补虚作为主攻方向。但是对慢性肾衰的补虚，并不是那么简单，必须根据患者治疗过程中的表现和服药反应，从整体恒动的角度，认真加以推敲。在补益脾肾方面，方老的主要经验有：

①慢性肾衰的正虚，主要分为脾虚、肾虚、脾肾两虚三大类，但是由于五脏相关，脾虚者必然肝来乘之，肾来侮之，临床除表现为脾虚以外，还常常同时出现肝和肾的症状，因而在补脾的同时，还要考虑到疏肝和渗湿的问题；肾虚者必然脾来乘之，心来侮之，临床除表现为肾虚以外，还常常同时出现脾和心的症状，因而在补肾的同时，还要考虑到清胃和清心的问题。

②由于阴阳气血互根互化，阴虚可以向气虚转化，气虚可以向阴虚转化，因而在补气或滋阴的同时，必须考虑并根据其转化情况选方用药，使之与转化相应。方老所提的补肾、补脾两大系列方中，每系列方药均考虑了阳虚—气虚—气阴两虚—阴虚这一阴阳的转化过程，根据轻重程度分别列方。

③讲究处方的刚柔相济、消补并行。慢性肾衰虽属正虚为本，补虚为主，但是纯补纯滋的方剂临床效果并不理想。方老常以六味地黄汤和左归饮为例加以说明，六味地黄汤为滋养肾阴的名方，地黄、山药、山茱萸分补肾、脾、肝，泽泻、茯苓、牡丹皮分泻肾、脾、肝，三补三消，补中有泻，滋而不腻，养阴而不留邪，比起张景岳的左归饮单纯滋阴更为灵活好用。在系列方中，方老的自制方如参芪地黄汤、加味异功散等都具有刚柔相济、消补并行、寒热平调等特点。他在运用和化裁古方方面也十分讲究用方技巧，如益胃汤和竹叶石膏汤同用，养阴兼以清热；补中益气汤和疏肝饮同用，补脾结合疏肝等皆是。

④方老认为，人体疾病，实质上都是一个人体自调失常的问题，医生运用各种治疗手段，归根到底，只能是帮助人体恢复其自调，而绝不能代替其自调。根据《内经》“无代化，无违时，必养必和，待其来复”“久而增气，物化之常也；气增而久，夭之由也”“大毒治病，十去其六……无毒治病，十去其九，谷肉果菜，食养尽之”的传统认识，方老不但对祛邪药物讲究中病则止，而且对补虚药物也不主张长期、连续使用，主张间断服药，扶助人体自调的恢复，并防止向新的偏胜转化，损伤人体正气。

（六）关于慢性肾衰“治未病”的认识

前述以定位、定性、必先五胜、治病求本，基本上已可以概括方老对慢性肾衰患者的一般诊治，包括理、法、方、药各个方面。“治未病”是“辨证论治五步”的最后一步，也是方老在中医整体恒动观指导下，对各种疾病的中医辨治提出来的更高层次的要求。中医学中的“治未病”，根据中医经典文献的论述，大致有以下四个方面的含义：①指预防疾病；②指已病防传；③指选择适当的治疗时间，此即《灵枢·逆顺》中所述：“方其盛也，勿敢毁伤，刺其已衰，事必大昌，故曰圣人不治已病治未病。”④指根据五脏相关、脏腑制约的原则，通过加强调整未病脏腑对已病脏腑的影响，进行全身性调整，以达到帮助治疗已病脏腑的目的，进一步提高疗效，此亦即《金匮要略·脏腑经络先后病脉证》中所述“脾能伤肾，肾气被伤则水不行，水不行则心火气盛，则伤肺；肺被伤，则金气不行，金气不行，则肝气盛，故实脾，则肝自愈”这一基本精神。上述“治未病”的四种含义，其一属于防病范围，此处不加讨论，其他三方面含义均与辨证论治密切相关，适用于中医对一切疾病的辨证论治，慢性肾衰的辨证论治自不例外。上述“治未病”原则在慢性肾衰辨证论治中的具体运用，方老认为有以下三方面：①已病防传问题。慢性肾衰原发在脾者，可以由于治疗上的失当或不及时，由脾传肾；慢性肾衰原发在肾者，可以由于治疗上的失当或不及时，由肾传心。因此，对原发在脾者，早期治脾；原发在肾者，早期治肾，避免迅速传心而迅速恶化，上述处理，均可防传，从而稳定病情，延长生命。②掌握治疗时间问题。方老认为，根据中医气血流注理论，疾病部位与时间密切相关。脾旺于每日辰巳两个时辰，亦即每天上午 7 ~ 11 时；肾旺于每日申酉两个时辰，亦即每天下午 3 ~ 7 时。因此，慢性肾衰原发在脾者，以每天上午给药较好；原发在肾者，每天下午给药较好。③在组方用药方面，方老认为，慢性肾衰属于脾虚者，有一个肝乘、肾侮的问题，因此在补脾的同时，要合并疏肝、养肝、渗湿以提高疗效；属于肾虚者，有一个脾乘、心侮的问题，因此在补肾的同时，要合并清胃、清心以提高疗效。在这一理论指导下，方老在所用补脾诸方中常合用逍遥散、桂枝茯苓丸和自制疏肝饮等方；在补肾诸方中常合竹叶石膏汤、牛黄清心丸或在补肾方中加入竹茹、黄连等。从临床效果来看，较之单用补脾、补肾确有差异。这是方老根据中医理论具体运用于慢性肾衰治疗的宝贵经验。

（七）关于慢性肾衰兼证处理的原则和方法

前已述及，由于慢性肾衰的病机属于正虚邪实，虚而生邪，因虚致实，表现在临床上常常出现许多兼夹证，或夹风、或夹湿、或夹火、或夹燥、或夹寒、或夹瘀、或夹毒等。临床表现为或眩晕、皮肤瘙痒、拘急、痉挛、抽搐等；或四肢浮肿、恶心、呕吐、便溏、腹泄、身疲困等；或恶热喜冷、口渴欲饮、便结等；或皮肤干燥、鼻干、咽干、口干少津、便干等；或畏寒、肢冷、身痛等；或鼻衄、齿衄、谵语、神昏等。对这些兼夹证应如何处理？方老的经验大致可归纳为以下五点。

1. 上述这些兼夹证都属于邪，这些邪，又都是在正虚的基础上产生的，因此，对上述兼邪处理的根本方法是扶正。对慢性肾衰来说，就要治疗本病，属脾虚者补脾，属肾虚者补肾，属脾肾两虚者脾肾两补。因此，如果兼夹邪气轻微，患者症状不明显、痛苦不大，可不予其他处理，坚持治本，扶正即可以祛邪。如脾虚而出现轻度浮肿、恶心，补脾即可，脾虚改善，浮肿、恶心自然消失；如肾虚而出现轻度腰痛、尿频、尿热，补肾即可，肾虚改善，腰痛、尿频热自然消失。

2. 如果兼夹邪气较盛，患者症状明显，痛苦较大，在治疗上必须正邪兼顺，即在治疗本病扶正补虚的同时，合并治标。如患者头晕、皮肤瘙痒、水肿、呕恶等比较明显，就要在原扶正补虚的基础上加入驱邪药物，扶正祛邪同时并进。

3. 如果兼夹邪气盛实，患者症状突出，痛苦很大，则在治疗上必须急予夺邪。所谓夺邪，就是要立即祛邪，而且使邪有出路，在短时间内使邪气迅速排出体外。方老指出，夺邪之法，主要有三：一是使邪从外出，即通过发汗使邪从肌表迅速排出体外；二是使邪从下出，即通过攻下使从大便迅速排出体外；三是使邪从上出，即通过呕吐，使邪从口出迅速排出体外。夺邪之法，虽属扬汤止沸，不能根本治疗兼夹证，但在邪气炽盛时，必不可少。因为，邪不去，正不复，邪留体内，反过来会促使原已虚损的正气更加衰败，变起顷刻。总之，对兼夹邪的处理，方老遵循《内经》“微者调之，其次平之，盛者夺之”的原则，并根据邪之盛衰轻重予以不同处理。

4. 对慢性肾衰临床出现的许多兼夹证，如呕吐、恶心、腹泻、皮肤瘙痒等，方老认为其实质都是人体自身正气驱邪的外在表现，中医所谓“正邪相搏”。因此，在处理中切忌简单的对症处理，如对皮肤瘙痒者止痒、对恶心呕吐者止吐、对大便泄泻者止泻固涩等。方老认为这种处理方法，对慢性肾衰患者应属禁忌。因为这些处理会使邪留体内，干扰了正气驱邪外出，破坏了人体的自调能力，必然会造成更加不良的后果。

5. 夺邪之法，虽不可少，但必须中病则止。因为夺邪本身，如汗、吐、下等，虽可夺邪，但同时亦可伤正，既可伤阳，又可伤阴，因此，夺邪之法绝不能滥用，更不能常用、久用，“虚虚实实”均属中医治则之大戒。

（八）关于慢性肾衰合并新感与其他疾病的处理经验

慢性肾衰的病程较长，在长时间的治疗中，由于其正气虚弱，体力衰减，由于外感六淫、内伤七情、饮食饥饱等原因而出现一时性新的病症，实属常见，随时都可能发生，对合并出现的新感和其他疾病应如何处理？方老的经验是：

1. 在一般情况下，方老认为应该把新病和宿疾统一起来考虑，亦即在治疗原发疾病的基础上兼治新病。例如患者感冒，绝对不能一律感冒冲剂或一律银翘解毒丸，必须根据其原有辨证区别对待。如属脾气虚者，予补中益气汤、人参败毒散，或在原治疗方中加入益气解表药物；原属肾阴虚者，可用银翘散加麦冬、生地黄或用六味地黄汤加柴、芩等，或在原治疗方药中加辛凉解表药物。如患者饮食吐泻，不能一律消积行滞，通用藿香正气散、加味保和丸之属，也要根据原有辨证区别对待。如原属脾气虚者，可予半夏泻心汤，或在其原治疗方中加入消食行滞药物；原属肾阴虚者，可予益胃汤合加味枳术丸，或在原治疗方中加入保和丸、香连丸之类。

2. 在特殊情况下，新病急重，如食物中毒，中风卒倒，危在旦夕，不容缓治者，方老认为必须当机立断，中止原有治疗，断然处理新病、卒病。例如虽属脾气虚患者，出现食物中毒，大吐大泻，此时亦可用药助吐助泻，不能因吐泻可以伤脾而缩手缩脚或固守补脾；原属肾阴虚者，一旦中风卒倒，出现手撤、目开、汗出、遗尿等中风脱证时，此时亦可用益气、温阳、固脱为之急救，不能因原属阴虚，温阳可以伤阴而迟疑不前或拘于养阴。这是方老的经验，也是《金匮要略·脏腑经络先后病脉证并治》所提“夫病痼疾加以卒病，当先治其卒病，后乃治其痼疾”治疗原则在临床中的具体运用。

（九）关于治疗慢性肾衰的“方宜”问题

关于治疗慢性肾衰的“方宜”问题，亦即治疗慢性肾衰的选方用药问题，方老根据中医理论、临床实际和个人多年的诊治经验认为，不能限于一方一药一型，或数方、数药、数型，而应根据证治变化规律和个体差异，提出系列方药，并形成“规范”，才能有效地指导临床，不断提高中医对本病的疗效。

方老治疗慢性肾衰所提系列方药有两大类：

第一类：系以当前一般通用名方，方老以阴阳消长变化组成两大系列，适用于慢性肾衰全过程的各个不同阶段或不同情况。

①脾系系列方：慢性肾衰属于脾虚者，选用香砂六君子汤等组成系列方。根据患者临床表现中阴阳消长进退情况分别选用适当方剂。如属脾气虚者，一般可选香砂六君子汤。随气虚加重并向阳虚转化，由轻至重，可依次选用补中益气汤、理中汤、附子理中汤、丁蔻桂附理中汤。脾气虚兼血虚而以气虚为主者，可用归芍六君子汤；气虚兼阴虚而以气虚为主者，可用参苓白术散；气虚兼阴虚而阴虚为主者，可用沙参麦冬饮；胃阴虚者，用益胃汤。兹以阴阳消长为序，将脾系系列方示如下式：

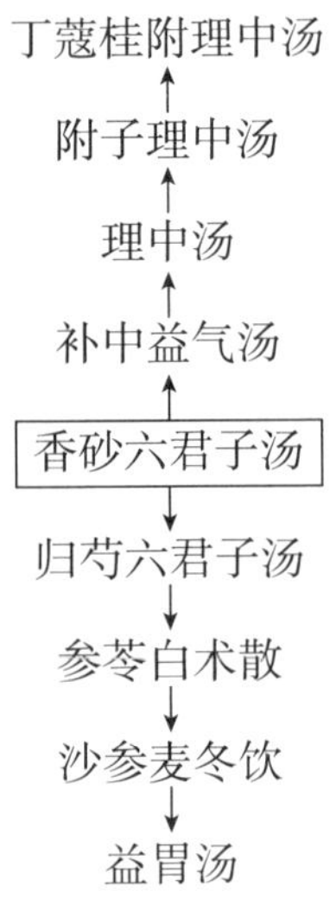

②肾系系列方：慢性肾衰属于肾虚者，选用六味地黄汤等组成系列方，根据患者临床表现中阴阳消长进退情况分别选用适当方剂。如肾阴虚者，一般用六味

地黄汤；肾阴虚明显者，用麦味地黄汤；血虚明显者，用归芍地黄汤；阴虚内热上犯者，用杞菊地黄汤；阴虚内热下注者，用知柏地黄汤；上下同犯者用大补阴丸；阴虚向气虚转化者，用参芪麦味地黄汤，再盛者用参芪地黄汤；阳虚者用桂附地黄汤。兹以阴阳消长为序，将肾系系列方示如下式：

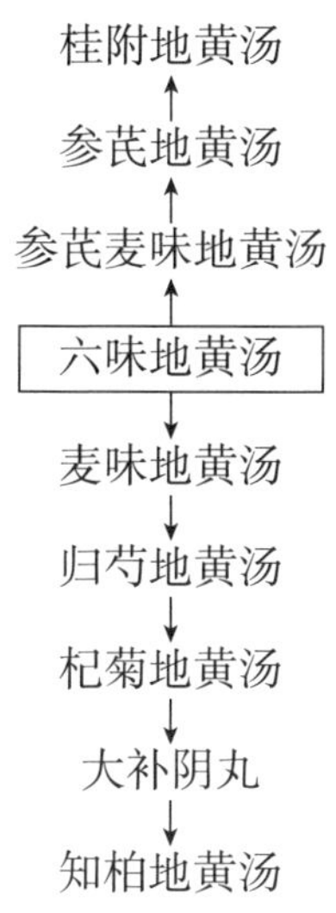

上述脾肾系列方，均属基础方，临证可根据患者临床表现予以加减出入。

第二类：系根据方老多年临床经验自制新方。新方照顾面较大，适应证也较广。

①慢性肾衰属于脾虚者，方老自制加味异功散。本方由党参、苍术、白术、茯苓、甘草、青皮、陈皮、黄精、当归、焦楂曲、丹参、鸡血藤、柴胡、姜黄、郁金、薄荷组成。本方适用于慢性肾衰定位在脾者。

②慢性肾衰属于肾虚者，方老自制加减参芪地黄汤。本方由党参、黄芪、生地黄、苍术、白术、山茱萸、牡丹皮、茯苓、泽泻、怀牛膝、车前子、竹茹、黄连组成。本方适用于慢性肾衰定位在肾者。

③上述两方常用加减法：大便干结或不能每日一行者，加生大黄；恶心呕吐者，加竹茹、黄连；出血者，加益母草、白茅根；恶热、喜冷、烦渴者，加淡竹叶、生石膏；畏寒、喜热、肢凉者，加桂枝、制附子。皮肤瘙痒，证无热象者，加麻黄、桂枝、葛根；证见热象者，加荆芥穗、防风、地肤子。小便淋涩不利者，

加黄柏、知母；浮肿者，加大腹皮、汉防己；神志昏迷或朦胧，或肢体拘急抽搐者，加安宫牛黄丸或牛黄清心丸。慢性肾衰属于脾肾气血阴阳同病者，可以将上述两方合方加减使用，或以上述第一类方合方加减使用。

④在治疗慢性肾衰的补虚药物选择方面，方老强调参类药物在补脾、补肾中的重要作用。脾虚患者用参可以直接补益脾气，肾虚患者在应用补肾药物的同时亦可实益脾气。对参类药物的选择，一般情况下，气虚者，野党参、潞党参、台党参、太子参均可应用，以野党参最好；阴虚患者，用沙参，南沙参、北沙参可以同用。重症患者一般用生晒参，重者用红人参，偏于阴虚者用西洋参。肾衰晚期、阴阳两竭、急于抢救者用野山参最好。

⑤在治疗慢性肾衰的祛邪药物选择方面，方老重视生大黄和生石膏在祛邪中的重要作用。方老经验认为，慢性肾衰患者不论定位在脾或定位在肾，只要大便燥结不通，均可以在原基础方上合并使用生大黄；大便通畅、汗出、皮肤明显瘙痒，或口中尿味重者，均可以合并使用生石膏。

（十）关于慢性肾衰患者的“食宜”问题

关于慢性肾衰的“食宜”，亦即慢性肾衰患者的饮食宜忌问题，方老的经验：

①在一般情况下，患者饮食以清淡为主，多食青菜，少进荤腥，宜淡少盐，进奶每天不宜超过半斤，进蛋类每天不宜超过1个，少食或不食海鲜，要限制高脂肪、高蛋白饮食。因为中医认为这类饮食易生热、生湿、生风，不利于患者康复。

②在特殊情况下，则要根据患者不同临床表现予以不同要求。如凡腹满食少，恶心呕吐者，要限制吃糖或豆类、薯类食品；凡浮肿、小便不利者，要限制食盐；浮肿甚者，必须忌盐；皮肤瘙痒者，忌食雄鸡、海虾、无鳞鱼；出血者，忌食浓煎厚味及姜、葱、蒜、辣椒等。方老认为慢性肾衰患者的饮食宜忌，十分重要。中医学把药物和饮食放在同等重要的位置上并称为“药食宜”，并谓“大毒治病，十去其六……谷肉果菜，食养尽之”，可见其在疾病治疗和康复中的重要地位。

（十一）慢性肾衰病例举隅

方老关于慢性肾衰的学术思想、辨证论治方法经验，通过以上 10 个方面做了简要的整理研究。以下我们选择了经方老诊治的 18 例病例，以进一步说明上述理论认识、辨证论治五步和丰富的治疗经验在慢性肾衰临床中的具体运用。

案 1 本例系属重症尿毒症患者，以辨证论治五步系统用于本病诊治，取得特效的典型病例。

谭某，男，9 岁，北京人。1977 年 1 月 8 日初诊。

患者于 1 岁 9 个月时，突然发热、浮肿，当时诊为急性肾炎。以后曾在我院、海淀医院、儿童医院及北京中医院住院，诊为慢性肾炎。曾用中西药物治疗，疗效不显。近 3 年来家长失去信心，未予治疗。1976 年 12 月底，患儿发烧、咳嗽，以后出现嗜睡、鼻衄、恶心、呕吐、尿少，于 1977 年 1 月 3 日急诊入院。入院时体检：明显消瘦、皮肤干燥、鼻翼扇动、呼吸困难、心律不齐。实验室检查：二氧化碳结合力（CO_2CP）：12.2Vol%，尿素氮（BUN）：216mg/dL，血红蛋白（Hb）：5.8g/L。诊断：慢性肾炎，尿毒症，酸中毒，继发性贫血。入院后立即采取紧急措施，输液，纠正酸中毒及脱水，予抗生素；同时予中药真武汤、生脉散加味方（附片 6g，炒白芍 12g，炒白术 10g，茯苓 10g，干姜 6g，党参 12g，麦冬 10g，五味子 10g，泽泻 10g，竹茹 10g，甘草 6g）。经此处理后，症状稍有稳定，CO_2CP 上升至 50Vol%，但全身症状无大改善，仍处于嗜睡衰竭状态，同时有鼻衄，呕吐咖啡样物。

1 月 6 日 Hb 降至 4.5g，当时曾予输血；1 月 7 日患儿情况转重，不能饮食，恶心呕吐频频发作，服药亦十分困难，大便一日数次，呈柏油样便，并有呕血，呼吸慢而不整，14 ~ 18 次 / 分，心率减慢至 60 ~ 80 次 / 分，急予可拉明、洛贝林、生脉散注射液等交替注射，并向家属交待病情，危在旦夕。1 月 8 日患儿情况：继续呈嗜睡衰竭状态，面色晦暗，呼吸减慢，心率减至 60 次 / 分，大便仍为柏油便，看来情况越来越重，遂急请方老会诊。会诊时患儿呈嗜睡朦胧状态，时有恶心，呕吐，呼吸深长而慢，脉沉细微弱无力而迟，舌嫩润齿痕尖微赤，苔薄白干中心微黄。同意儿科诊断，中医辨证方面按“辨证论治五步”分析，患儿症状主要呈恶心呕吐，进食困难，嗜睡半朦胧状态，呕血便血，按照中医理论这些症状应属于脾胃败绝之象，因此，第一步定位在脾胃；患儿呈嗜睡状，脉沉细无力而迟，舌嫩齿痕微赤中心稍黄，按照中医理论这些现象属于气阴两虚，结合患儿全身情况看应属气阴两竭，因此第二步定性为气阴两竭。但分析患儿发病全过程，患儿肾病已久，一直未愈，当前主要症状，系继发于原有肾病基础上，根据必先五胜原则，原发病应在肾，因此第三步应定为病在肾，波及脾，兼及心肺，证属气阴两竭。由于其原发病在肾，根据治病求本原则，因此第四步则应重点在补肾，在配伍上补肾应同时治其所胜及所不胜，因此第五步则应在补肾的同时兼治其心脾。基于上述分析，因此以参芪地黄汤加竹茹为治。处方：人参 6g（另煎兑入），党参 15g，黄芪 15g，细生地 25g，苍术、白术各 6g，五味子 6g，牡丹皮 6g，茯苓 15g，泽泻 6g，淡竹茹 10g。服上方 1 剂，患儿症状即有好转，心率转为 84 次 / 分，以后继续服上方 3 剂，患儿恶心呕吐基本控制，已有食欲，能进少量饮食。

1 月 12 日患儿出现发热、大便溏泻且有完谷不化现象，又请方老会诊。考虑此属饮食不节所致，前方加葛根三钱、川连五分、干姜五分，病房同时给黄连素、青霉素、制霉菌素。1 月 17 日会诊时情况稳定，食纳增加，但大便仍为 3 ~ 4 次 / 日，体温在 38.0℃，由于患儿情况好转，病房改病危为病重。

1 月 24 日请方老会诊，考虑患儿气虚现象已经基本控制，当前以补肾阴为主。由于肾虚患者同时考虑胃乘心侮的问题，因此改用麦味地黄汤合竹叶石膏汤同进，并建议病房停用所有抗生素。服药 5 剂后，体温逐渐下降至 37.2 ~ 37.3℃。

2 月 3 日请方老会诊，为了加强补肾养肝作用，除仍用麦味地黄汤合竹叶石膏汤外，再加用三甲复脉汤，服药后 2 天，体温即完全下降至正常范围。2 月 9 日再请方老会诊。由于体温正常，患儿这几天饮食稍差，因去三甲复脉汤，改用麦味地黄汤合竹叶石膏汤、加味枳术丸，以后继续服本方多剂，患儿情况良好，精神、饮食、睡眠、大小便基本正常，无明显自觉症状，玩乐如常。病房用中药治疗过程中除因患儿 CO_2CP 总在低值，常用碳酸氢钠以纠正其酸中毒以外，未做其他特殊处理。由于患儿自觉症状已经消失，因此于 3 月 6 日要求出院。出院时实验室检查未恢复正常，CO_2CP：33 ~ 36Vol%，BUN：56.5mg/dL，尿蛋白（+++），Hb：5.8g/L。

3 月 31 日来我院门诊，方老仍用参芪麦味地黄汤加竹茹、益母草、白茅根，嘱每日 1 剂，不用其他中西药物。4 月 21 日门诊复查，Hb 上升至 9.5g/L，CO_2CP28.12Vol%，BUN：66mg/dL，仍守前方不变。6 月 22 日再来门诊复查，BUN 下降为 22.8mg/dL，CO_2CP 上升至 47.04Vol%，Hb 上升为 10g，尿蛋白为（++）。由于患儿无任何症状，玩乐如常，因此以上方改制为蜜丸常服。1978 年 4 月 4 日再来门诊复查，Hb：13g，BUN：25.8mg/dL，CO_2CP：44.8Vol%，尿蛋白痕迹。今年 9 月患儿母来告，患儿最近又复查一次，一切完全正常，已进入小学上学，尿蛋白亦转阴性，基本治愈。并随访至今，未见复发。

案 2 本例定位在脾，坚持“治病求本”，以补脾为主取得显效。

方某，男，68 岁。1987 年 3 月 5 日来诊。

主诉：浮肿 3 年，疲乏 10 个月。

现病史：3 年来，患者因浮肿、尿检出现蛋白尿，诊断“慢性肾炎”，服用慢肾宝、激素治疗。1986 年 6 月，因疲乏、腰酸、头晕、尿少、眠差。查尿蛋白（++）~（+++），肌酐（SCr）：2.4mg/dL，BUN 33.1mg/dL，诊断“慢性肾炎，慢性肾功能不全”。

就诊时情况：精神差，疲乏无力，时自汗出，口中气味重，偶有腰部发胀，纳尚可，大便尚调，睡眠佳，夜尿多。检查：患者偏胖体型，舌瘀色瘀斑、苔微黑滞腻，脉沉细。实验室检查：SCr：2.2mg/dL，BUN：30.6mg/dL，24 小时尿蛋白定量：3.14g。既往病史：患者既往经常出现脾胃症状，1973 年在腹泻、疲劳后，先后出现两眼睑下垂、复视、咀嚼吞咽困难、喝水作呛，并出现呼吸困难。经北京几个大医院会诊，诊断：重症肌无力——延髓型。服吡啶斯的明每日 360mg 仍不能维持，于 1976 年 3 月 11 日请方老诊治。方老根据患者体质特点、发病诱因、临床表现等，辨证为脾气虚衰，于补中益气汤合生脉散为主治疗，半年后症状消失，停服吡啶斯的明并恢复工作。

结合患者体质，既往病史及治疗反应，及当前脉证，定位在脾胃，原发在脾，继发于肾，定性为气虚血瘀夹湿。予补中益气汤合桂枝茯苓丸：黄芪 30g，苍术、白术各 10g，青皮、陈皮各 10g，党参 15g，柴胡 6g，升麻 10g，甘草 6g，当归 12g，桂枝 6g，茯苓 30g，赤芍 15g，桃仁 10g，牡丹皮 10g，西洋参 6g（另煎兑入）。

上方服用 1 个月后，患者精神好转，疲乏、腰胀、口中气味均减轻，仍有自汗，大便不畅，夜尿多，脉沉细，舌稍淡瘀色、黑腻苔消失。近查尿常规：蛋白（++），24 小时尿蛋白定量：3.42g，SCr：1.74mg/dL，内生肌酐清除率（CCr）：43.4ml/ 分。

至 1990 年 3 月，患者病情一直稳定，无明显自觉症状，SCr 多次复查，均在正常范围。后因心脏病住院安装起搏器后，出现腰酸、头晕、夜尿多，于 1990 年 6 月 7 日来诊：脉细，舌体胖质红明显瘀色，苔黄稍腻，检查 SCr：2.2mg/dL，BUN：30mg/dL，尿蛋白（++），观其脉证，仍属气虚血瘀，遵循中医阴阳互根理论及《内经》“久而增气，物化之常，气增而久，夭之由也”的精神，原方合入益胃汤继服。患者从诊断慢性肾功能不全至今已 4 年，病情一直稳定。

案 3 本例定位在肾，坚持“治病求本”，以补肾为主，取得显效。

任某，男，54 岁，干部。1980 年 1 月 8 日入院。

患者腰痛、尿频、头晕 14 年，胸闷、心慌 1 年，恶心、呕吐不能进食 4 天。

1965 年 7 月患者在劳累后出现腰痛、尿频。尿常规检查：蛋白（++），红、白细胞少许，在同仁、复兴等医院诊断为“慢性肾炎”。经用氮芥、氮喹、考的松等药物住院治疗 3 个月，症状缓解出院。出院后，病情常因劳累反复发作而来我院门诊治疗。当时尿蛋白常波动在（++）~（++++）之间，酚红试验 2 小时酚红排泄率为 60%，尿素氮曾达 57mg/dL，胆固醇 423mg/dL。1970 年患者在干校劳动期间，出现头晕、耳鸣、心慌等，血压（BP）：200/130mmHg，诊为“慢性肾炎高血压型”，回京来我室就诊，其间间断服用参芪地黄汤等，症状缓解，BP：140/100mmHg，尿蛋白维持在（+）~（++）。1978 年夏出现胸闷憋气。1979 年 2 月胸闷加重，胸痛频发，在阜外医院诊为“左室劳损”，经用中西药物治疗，症状改善。1979 年 12 月患者在出差途中患感冒，发热 39℃，服用解热药物后热退，但一周来出现头晕、心慌、恶心呕吐，4 天来不能进食，遂收住院治疗。入院时检查：BP：200/110mmHg，尿常规：Pr（++），RBC、WBC：0 ~ 1，颗粒管型 0 ~ 2，BUN：1130mg/dL，CO_2CP：49.4Vol%。2 小时酚红排泄率 6%，心电图示：左室劳损。入院后，考虑病情急重，根据急则治标、缓则治本的原则，先予温中化湿，降逆止呕，投以吴茱萸汤加味。3 剂后未见明显效果，于 1 月 12 日请方老会诊。

会诊时，患者卧床，呈急性病容，痛苦表情，神倦乏力，面色微红。脉浮中取均弦而有力，沉取弦大有力，舌淡尖红中心裂、苔黄黏腻而干，自述已无恶寒发热，但头晕，耳鸣，心慌心烦，胸闷气短，有时胸痛，腰部酸痛，毫无食欲、进食则吐、恶心、甚至思药则呕，口干苦欲冷饮，大便溏而不爽、时有便意、日行三次，尿色黄，睡眠不实。

根据辨证论治五步分析：患者为50余岁老年患者，男子五八“肾气衰”，发病时已40岁，现病程又长达10余年，“穷必及肾”，属久病重证，均应考虑定位在肾，定性属虚。患者从发病至今，始终表现为腰部酸痛、尿频等。腰为肾之府，因此，无论从原发部位和目前表现来看，均应定位在肾。此外，尚有头晕、耳鸣等肝肾二经证候，肝肾本为同源，生理、病理上均密切关联，亦应定位于肝。患者目前有明显的食欲减退、恶心呕吐、不能进食、大便溏而不爽等严重的脾胃症状，以及心慌心烦、胸闷心痛等心的症状，而应定位于心。因此，第一步定位在肝、肾、心、脾。患者面色微赤，口渴欲饮冷、恶心呕吐、舌尖红而中心裂、苔黄腻而干、脉三部均弦而有力，为一派阴虚夹热夹湿之象，从既往治疗来看，予滋肾平肝清热之剂，可使病情顿挫而保持稳定，亦支持阴虚诊断，但目前患者还有气短、乏力、舌淡、便溏等气虚表现，因此，第二步定性为气阴两虚。根据前述情况，患者目前虽系全身受累，但从病史分析，原发在肾，心脾为继发；从脉象分析，三部均弦，而以沉取为甚。从《难经》阴阳脉法分析，为肝肾波及脾胃心肺，其脉弦而有力，非气虚脉象。考虑患者近期因外感高热而伤气，气生于阴，是在阴虚的基础上继发气虚。阴虚生内热，气虚可生湿，因此，阴虚、气虚、湿热三者关系，应以阴虚为主为本，气虚、湿热系在阴虚基础上继发，根据以上分析，患者第三步“必先五胜”应定为病在肝肾，波及心脾，证属气阴两虚夹湿夹热，而以阴虚为主。第四步治病求本，应以滋养肝肾为主，辅以健脾养心。从第五步治未病来考虑，还应考虑清胃清心，并佐以清热利湿为法。处方用参芪麦味地黄汤加味。东北人参15g（单煎兑入），黄芪30g，天、麦冬各15g，五味子12g，生地黄30g，苍、白术各10g，木瓜10g，牡丹皮12g，茯苓30g，泽泻12g，淡竹茹12g，黄连6g，多次小量分服。

一周后再诊时，患者精神明显好转，药后未再呕吐，头晕恶心消失，二便转调，食欲好转，能日食6两左右。但仍口干心烦，睡眠欠佳；其脉仍弦，舌稍红苔白根部黄干。仍宗前法，考虑肝肾阴虚为原发，脾肾气虚为继发，故人参减量为 10g，加当归 12g，白芍 12g，首乌藤 30g 以养血安神。药后患者病情继续好转。至 1 月 21 日复查，BUN 降至 85.5mg/dL，CO_2CP 正常，至 2 月 6 日，复查 BUN 已降至 28mg/dL，CO_2CP 正常。尿常规检查：蛋白（++），管型未见，患者尿毒症纠正，于 2 月 7 日出院。住院期间，除入院时因低钾，给予静脉补钾 4.5g，间断服用复方降压片外，未用其他中西药物。出院后继续在门诊请方老治疗，病情一直稳定。

本例系慢性肾炎尿毒症患者。从疾病性质来看，有阴虚，有气虚，有湿热；从受累脏腑来，累及肝、肾、脾、胃、心，已波及全身，特别是当前呕吐频繁，脾胃症状突出。在错综复杂的证候面前，方老从患者脉象、舌象、年龄、病史、既往治疗、临床表现等全面分析病机，诊为以肝肾为原发，脾胃心为继发；以阴虚为本，阴虚继发气虚和湿热为标。坚持治病求本，不为标象所惑，从而使尿毒症迅速缓解，病情转危为安，不治标而标迎刃而解，未治兼证而兼证自除。

案 4 本例定位在脾胃，定性为阴阳两虚、正虚邪实，以脾肾同治为主，兼以祛邪，取得疗效。

王某，女，41 岁。1989 年 3 月 23 日入院，住院号：33657。

主诉：患者颜面浮肿、腰痛 3 年，疲乏、恶心 1 年 4 个月。

现病史：1985 年 4 月患者出现颜面、下肢重度浮肿、腰痛。尿检：蛋白（++）。诊断“慢性肾炎”。经治疗有所好转。1986 年 11 月出现疲乏无力、食欲不振、恶心。

检查 SCr：3.6mg/dL，BUN：36mg/dL，诊断“慢性肾功能不全”。经治疗未见明显效果，于 1989 年 3 月 23 日入我院治疗。

入院时情况：患者疲乏无力，腰痛，明显畏寒，眼睑、下肢浮肿，腹胀纳呆，大便干结，四五日一行，耳鸣如蝉，尿少，皮肤明显瘙痒。检查：面暗黄，舌质淡嫩苔薄白，脉沉细滑。SCr：8mg/dL，BUN：69.2mg/dL，Hb：6.8g/L。

诊断：慢性肾炎，慢性肾功能衰竭。定位：原发在肾，波及脾、肝；定性：阴阳两虚兼邪实（夹风、夹湿、腑实）。

治法：脾肾阴阳两补，佐以利湿解表通腑。

方药：济生肾气汤加麻黄、大黄。

桂枝 12g，制附片 20g（先煎），生地黄 30g，苍术、白术各 10g，山茱萸

10g，牡丹皮 10g，茯苓 30g，泽泻 10g，怀牛膝 15g，车前子 30g（包煎），竹茹 10g，黄连 3g，炙麻黄 6g，生大黄 10g（后下）。

上方服 5 剂后，大便通畅，日一行，腹胀消失，下肢浮肿基本消失，畏寒、尿少、恶心、皮肤瘙痒明显减轻，纳食增加，睡眠转安。继服上方月余，各症基本消失，后改服参芪麦味地黄汤，气阴两补。至 6 月份，患者大便又干，加生首乌、火麻仁滋阴润便，大便转调，后无明显自觉症状。检查：SCr：4.33mg/dL，BUN：50.4mg/dL，慢性肾功能衰竭明显好转出院，存活至今。

案 5 本例定位在脾，证属气阴两虚。由于脾虚则肝乘，补脾同时佐以平肝为法取效。

邱某，男，49 岁。1989 年 5 月 3 日入院，住院号：36800。

主诉：疲乏无力、恶心呕吐 5 个月。

现病史：患者于 1988 年 12 月在劳累后出现疲乏无力、头晕、恶心、呕吐，在延边医院查 BP：190/140mmHg，SCr：5.22mg/dL，BUN：33.05mg/dL，尿常规：蛋白（++），肾图示：双肾功能重度受损，诊断为“慢性肾炎——高血压型”“慢性肾功能衰竭”。经中西药物治疗后无效，于 1989 年 5 月 3 日收入我院治疗。

入院时情况：极度乏力，纳呆，恶心呕吐，烦热，口干欲饮，大便偏稀，夜尿多。

检查：神疲，面萎黄，舌稍暗、苔稍黄腻，脉沉弦、中取大于沉取。SCr：3mg/dL，BUN：71.1mg/dL，BP：220/118mmHg，肾图示：双肾重度受损。

诊断：慢性肾炎高血压型，慢性肾功能衰竭。定位：原发在脾，由脾及肾；定性：气虚夹湿热。

治法：健脾益气，清化湿热。

方药：香砂六君子汤加竹茹、黄连、黄芩。

党参 15g，苍术、白术各 10g，茯苓 30g，甘草 6g，法半夏 12g，青皮、陈皮各 10g，广木香 10g，砂仁 6g，竹茹 10g，黄连 3g，黄芩 10g。

上方 4 剂后，患者恶心呕吐消失，纳渐转佳。12 剂后，日食量增至 6 两。但仍感疲乏、头晕，BP：160/110mmHg，脉中沉取弦滑稍数。考虑患者脾胃气虚、阴虚俱在，脾虚则肝乘，故改予平补脾胃气阴佐以平肝为法。

方药；参苓白术散合平肝饮。

西洋参 10g（另煎兑入），白术 10g，茯苓 30g，甘草 60g，莲子肉 15g，山药 15g，白扁豆 15g，苡米 30g，砂仁 6g，青皮、陈皮各 10g，桔梗 10g，大枣 10g，汉防己 15g，草决明 15g，青木香 15g。

上方服 7 剂后，患者头晕、乏力续有减轻，血压逐渐下降。继以上方治疗，患者除夜尿稍多外，疲乏、纳差、恶心、呕吐、烦热、口干欲饮、便稀等诸症消失，SCr：0.6mg/dL，BUN：24mg/dL，BP：150/100mmHg，CO_2CP：40.3Vol%，慢性肾衰近期缓解，于 1989 年 7 月 28 日出院。

案 6 本例为重症尿毒症患者，脾肾气阴两竭，正虚邪实，邪毒炽盛，以扶正夺邪法取得近期显效。

胡某，男，26 岁。1982 年 2 月 6 日初诊。

患者系重症尿毒症患者，由某医院急诊室用担架抬来门诊。当时患者神志不清，患者家属谓已患肾炎 15 年，未做系统治疗。近来浮肿、恶心、呕吐、鼻衄加重，入某院急诊室检查：BUN：165mg/dL，CO_2CP：26Vol%，诊断为尿毒症。观察治疗数日后，患者昏迷不醒，BUN 上升 212mg/dL，CO_2CP 下降至 20.6Vol%，Hb：6.38g，医院认为已无法救治，家属将其抬来我院找中医试治，以尽人事。

检查：患者形消瘦，面苍黄，目不睁，呼之不应，不能回答问题，鼻孔处有血迹，撬开口后，见苔黄褐干粘腻苔满布，脉沉细数稍弦。

据形、神、色、脉舌，辨证为肝肾气阴两竭，夹热夹湿，邪毒入心。

予参芪麦味地黄汤加味急救气阴，同时以清热、解毒、醒神，开窍夺邪。

东北人参 10g（另煎兑入），黄芪 30g，天、麦冬各 10g，五味子 10g，生地黄 30g，苍术、白术各 10g，木瓜 10g，牡丹皮 10g，茯苓 30g，泽泻 10g，竹茹 10g，黄连 6g，升麻 30g，生石膏 30g，甘草 6g。

另加用清热醒脑灵（当时药房未备其他醒神开窍中成药）醒神开窍，并自购安宫牛黄丸同服。

1982 年 2 月 25 日，患者在家属搀扶下来门诊就诊，神志转清，言语正常，与 2 周前判若两人。自述药后恶心呕吐消失，纳转佳，小便量增至 2000 ~ 3000mL/ 日，大便日三四次，但成形，脉沉细，舌淡红苔黄。查 BUN 降至 131mg/dL，CO_2CP 升至 37.4Vol%。仍宗上法治疗，予参芪麦味地黄汤。

1982 年 3 月 25 日：患者疲乏、大便日三四次偏溏外，其余已无明显不适，舌质稍红，脉弦滑。查：BUN 降至 69.5mg/dL，CO_2CP：33.6Vol%，尿蛋白（++）。仍宗上方治疗，病情继续稳定，生化指标继续好转，BUN 降至 56mg/dL，CO_2CP：56Vol%，Hb：10g/L。后患者自知预后不良，执意要在去世前生一孩子。1 年多后，在小孩出生后不久，患者因照顾产妇，劳累过度，时常中断治疗，病情恶化，未再来诊，估计已经去世。

案 7 本例原定位在脾肾，证属气阴两虚，后出现气虚向阴虚转化。随其转化，始用脾肾气阴两补，继以滋肾养肝平肝清热，取得显效。

王某，男，26 岁。1989 年 11 月 2 日入院，住院号：38407。

主诉：疲乏无力 2 年余，加重 2 个月。

现病史：患者于 1976 年以浮肿、腰痛、尿检异常，诊断为"急性肾炎"。经治疗后好转，后未再做检查治疗。近 2 年多来，经常出现感冒、疲乏。2 个月前因感冒发烧，咳嗽，痰中带血，诊断"肺炎"。经治疗后热退，但疲乏未减。后在北大医院查尿蛋白（++），BP：160/110mmHg，SCr：3.45mg/dL，CCr：24ml/ 分，B 超示：双肾测值偏小，肾图示：双肾功能严重受损，诊断"慢性肾炎高血压型；慢性肾功能不全"，于 1989 年 11 月 2 日入我院住院治疗。

入院时情况：疲乏无力，经常感冒，头晕，颈部不适，腰痛，夜尿多，睡眠差，纳尚可，时有口苦腹胀，大便溏、日 1 ~ 2 次。

检查：面色萎黄，舌体稍胖、质稍红，苔黄滞，脉中沉取稍弦。SCr：7.3mg/dL，BUN：80mg/dL，Hb：9.4g/L，CO_2CP：49.3Vol%，肾图示：双肾严重受损。

诊断：慢性肾炎，慢性肾功能衰竭。定位：病在脾肾；定性：证属气虚。

治法：健脾补肾

处方：参芪地黄汤合玉屏风散

上方服用两周后，患者腰痛、乏力、大便溏均基本消失，近两周未再感冒，但头晕头胀失眠，服用枣仁安神液后无好转。

11 月 17 日方老查房时指出：患者病在脾肾，但气虚、阴虚俱在，服用上方补肾气后，气虚虽在恢复，但目前阴虚明显，表现在头晕、头胀，入睡困难，舌质稍红，脉转弦滑有力。目前应考虑肝的问题、阴虚的问题，肝阴不足则肝不藏魂而失眠。改予脾肾气阴两补佐以养肝疏肝，用参芪归芍地黄汤加味：

党参15g，黄芪30g，生地黄30g，苍术、白术各10g，山茱萸10g，茯苓30g，牡丹皮10g，泽泻10g，怀牛膝15g，车前子30g（包煎），竹茹10g，黄连3g，当归12g，白芍15g，柴胡6g。

11月24日方老查房时，患者谓上方3剂后睡眠已好转，但仍轻度头晕，大便偏干，舌稍红，苔薄白，脉弦滑数。方老指出，患者目前以阴虚为主，改予养阴为主。上方去党参、黄芪，改用归芍地黄汤加西洋参治疗。

治疗期间，患者诸症均有减轻，生化指标亦明显改善，但血压偏高，患者在院外长期服用降压药物，血压亦未能控制。入冬以来，患者出现口干、足心热、耳鸣、舌苔黄、大便干等燥热表现。方老指出，结合当年（己巳年）运气，为厥阴风木司天，少阳相火在泉，下半年偏暖，是一个暖冬，天气温暖、干燥，应予养阴为主佐以清热、平肝。改予归芍地黄汤合竹叶石膏汤、平肝饮：

当归12g，白芍15g，生地黄30g，山药15g，山茱萸10g，牡丹皮10g，茯苓30g，泽泻10g，怀牛膝15g，车前子30g（包煎），竹茹10g，生石膏30g，天麻10g，菊花15g，青木香20g，草决明20g，汉防己20g。

上方服用约2个月，患者头晕、颈痛、腰酸、耳鸣、失眠、大便干等均基本消失，夜尿多亦减轻。舌质稍红，苔薄白，脉弦稍数，血压稳定在150/90mmHg。生化指标均明显改善。SCr：7.3→4.0→3.7→4.0→4.4→5.7mg/dL，BUN：80→44→40.5→31.8→34.5→50.2mg/dL，Hb：9.4→9.5→8.2→10.3→10.2g/L。因病情好转，改门诊治疗。随访至1990年11月病情仍稳定。

案8 本例定位在脾，证属气阴两虚。后向阴虚转化，根据其转化，由脾胃气阴两补改予益胃养阴清热为法取得显效。

赵某，男，52岁。1989年7月18日入院，住院号：37438。

主诉：全身疲乏无力、恶心、大便干燥1年余。

现病史：患者长期劳累，于一年半前出现疲乏无力，大便干燥，继之出现恶心，双下肢抽搐。在北医一院检查：BP：170/100mmHg，SCr：8.5mg/dL，BUN：51.4mg/dL，Hb：7.5g/L，诊断“慢性肾功能衰竭”，用口服透析液、大黄苏打片等治疗，未见明显效果，患者不愿接受透析治疗，入我院住院治疗。

入院时情况：面色萎黄稍暗，形体偏胖，全身疲乏无力，恶心，口渴欲饮，大便干，下肢瘙痒，手心手背部发热，无明显腰痛，偶感轻微腰酸，夜尿偏多。

检查：形体偏胖，面色萎黄稍暗，舌质稍红有齿痕，苔薄白，脉中沉取弦滑。SCr：11.25mg/dL，BUN：41.9mg/dL，CO_2CP：44.8Vol%，Hb：6.3g/L。

诊断：慢性肾炎，慢性肾功能衰竭。定位：原发在脾，波及肝肾；定性：气阴两虚。

治法：益气养肝，佐以通腑。

方药：参苓白术散加生大黄。

7 月 21 日方老查房，认为从病史和目前临床表现来看，定位在脾胃是对的。但是，从患者渴饮、便干、身热、脉弦滑、舌偏红来看，以阴虚为主。患者目前虽有气虚表现，但是由于气生于阴，阴虚则无气，阴虚必导致气虚，因此，阴虚为原发，气阴两虚是结果。用参苓白术散偏于补气助脾，应先予养阴润便，增水行舟，可选用增液汤或加用生地黄、生首乌之类，一般不宜用生大黄，苦寒会进一步伤阴，更不能久用。改予益胃滋脾佐以清热为法，方用益胃汤合竹叶石膏汤。

南沙参、北沙参各 15g，天冬、麦冬各 10g，玉竹 30g，生地黄 30g，法半夏 12g，生石膏 30g，淡竹叶 10g，大枣 10g，西洋参 10g（另煎兑入）。

上方加减服用 2 个月后，患者精神、体力续有好转，身热、渴饮、舌红、便干等基本消失。SCr 下降到 7.5mg/dL，BUN 下降到 37.3mg/dL，CO_2CP 升至 58.2Vol%。方老嘱目前应防止向气虚转化。后患者陆续出现恶风、易感冒、身痒、舌稍淡、轻度瘀色、脉转沉细缓。于上方中合入玉屏风散，并将原方中沙参改为党参，以气阴双补、益气固表为法。

10 月 13 日，方老查房时指出：患者原舌红、身热、渴饮、便干等阴虚内热已基本消失，说明里热已有出路，阴虚在恢复，既往养阴滋脾已见成效。但是目前舌质稍淡有齿痕，苔薄白，脉弦细缓，恶风，易感冒，在合用玉屏风散后虽有减轻而未除，综合脉证说明阴虚在向气虚转化。嘱如下一步出现食欲不振、便溏，可以用参苓白术散；如易感冒、恶风仍不解，可考虑用桂枝汤调和营卫。但考虑患者本质为阴虚，益气温阳固表之剂一定要中病则止，不能长期服用。

12 月 1 日，方老查房时，患者自述除稍感体力差及全身皮肤瘙痒外，已无明显不适。诊其脉出现微浮脉象。方老谓，脉应四时，冬季脉应沉，冬季无外感而出现脉浮，并合并无汗、身痒，属于人体自调，邪欲从表出之象。应因势利导，就近导邪外出，予疏风之剂助邪外出。上方加入芥穗 10g，防风 10g，葛根 10g 继服。

患者服上方 3 剂后，身痒明显减轻，仅余下肢偶有轻度瘙痒，余无不适。舌质淡红、苔薄白，脉不浮稍弦缓。复查 SCr 已由入院时 11.25mg/dL 下降至 5.81mg/dL，BUN 下降至 38.75mg/dL，Hb：6.5g/L，较前略有上升。因病情好转于 1990 年 1 月 12 日出院。随访至 1990 年 11 月，患者病情尚稳定。

案 9 本例定位在脾，证属气阴两虚，气虚为主，兼夹风邪，严重瘙痒。方老以补脾为主，佐以辛温解表驱邪外出，取得显效。

于某，女，55 岁。1985 年 8 月 2 日入院，住院号：28448。

主诉：尿频、急、痛 1 年余，疲乏、纳差、恶心 10 个月。

现病史：患者 1984 年 7 月出现尿频、急、痛，经治疗后症状消失；同年 9 月出现疲乏、纳差、恶心。1985 年 3 月因劳累后上症加重，并出现上肢麻木，皮肤瘙痒。当地医院检查 BP：170/110mmHg，BUN：40mg/dL。诊断“慢性肾功能衰竭”，经治疗未效，于 1985 年 8 月 2 日入我院住院治疗。

入院时情况：腰酸，胫软，上肢麻木，纳差，恶心，皮肤极度瘙痒。

检查：舌淡，脉沉细稍数。SCr：5.2mg/dL，BUN：98mg/dL，Hb：10.8g/L。

诊断：慢性肾盂肾炎，慢性肾功能衰竭。定位：原发在脾、波及肝肾；定性：气阴两虚，夹血瘀、湿热。

治法：脾、肾、肝气阴两补，佐以清利湿热化瘀。

方药：参芪麦味地黄汤加味。

治疗 2 个月后，疲乏、腰酸、胫软、恶心、呕吐均有减轻，但皮肤瘙痒未见好转。

1985 年 11 月 8 日方老会诊。患者坐卧不宁，需自己或陪护人不停搔抓，以致通身抓伤。方老指出，目前患者以全身瘙痒难忍为主，中医对皮肤瘙痒，时发时止，来去不定的辨证，应考虑定位在肝、定性为风。从全身情况来看，患者脉沉细，舌淡胖嫩润，恶风，恶寒，属脾肺气虚，邪气欲自表达外，故应在补脾益肺的基础上，辛温解表、助邪外出。

方药：补中益气汤合桂枝汤。

黄芪 30g，苍术、白术各 10g，青皮、陈皮各 10g，党参 15g，柴胡 10g，升麻 15g，当归 12g，甘草 6g，桂枝 12g，白芍 12g，生姜 10g，大枣 10g。

上方 3 剂后，瘙痒明显减轻，患者已可以耐受。继以上方加减，至 11 月 22 日，皮肤瘙痒基本消失，患者体力亦明显好转。

1986 年 1 月，又出现皮肤明显瘙痒。1 月 10 日方老再会诊，患者脉沉细略数，舌淡稍胖有齿痕，苔薄白，予补中益气汤、桂枝麻黄各半汤、生脉饮加生石膏复方，服后患者身痒再度消失。

案 10　本例定位在脾肾，证属气阴两虚而以阴虚、血虚为主，兼夹风邪，治以脾肾气阴两补合以养血，佐以解表驱邪外出，取得显效。

孙某，女，52 岁。1989 年 1 月 13 日入院，住院号：35863。

患者以尿频、急、痛，血尿反复发作 28 年，双下肢浮肿 8 年，乏力 1 年，在北京某医院诊为“慢性肾功能不全”，于 1989 年 1 月 13 日收入我院住院治疗。

入院时情况：患者疲乏无力，腰酸痛，纳差，手足心热，皮肤瘙痒，舌质稍红、苔白稍腻，脉沉取小弦滑；查 SCr：3.0mg/dL，BUN：39mg/dL，双肾结构紊乱。中医辨证为脾肾气阴两虚，予参芪麦味地黄汤治疗。

查体及询问病史中发现患者四肢满布褐色斑痕，自述 1950 年曾患“结节性痒疹”，经多方治疗一直未能痊愈。考虑患者皮肤瘙痒多年，气阴两虚中偏于阴虚，故在原方中加当归、白芍、丹参、鸡血藤、地肤子以养血、活血、息风。治疗期间，症状及生化指标均有改善，但皮肤瘙痒时轻时重，减而未除。1989 年 3 月 23 日方老会诊时认为养血息风无效，仍属邪欲达表，减去养血活血息风之品，独加葛根一味，解阳明之表。3 剂后瘙痒明显减轻，7 剂后，身痒消失。因症状明显改善，生化指标 SCr、BUN，均降至正常范围，于 3 周后出院。皮肤瘙痒未再反复。

案 11　本例定位在脾，波及于肝，脾虚肝乘，定性为气虚，予补中益气汤合平肝利湿法，取得近期疗效。

祖某，男，29 岁。1989 年 11 月 20 日初诊，门诊号：864。

主诉；浮肿4年余，加重并合并眩晕1年余。

现病史：1986年患者出现浮肿，纳差，经中药治疗后好转，但劳累后加重，休息后减轻。1988年11月，因劳累与生气后浮肿加重，并出现眩晕。查尿蛋白（+++），BP：200/120mmHg，经用中药健脾、补肾、利湿、平肝之剂及复方降压片、心痛定等未见好转。1989年11月查：BP：220/120mmHg，SCr：12mg/dL，BUN：100mg/dL，Hb：7.7g/L。诊断慢性肾炎高血压型，慢性肾功能衰竭。

初诊时情况：眩晕，颜面及下肢浮肿，疲乏无力，纳差纳少，胸闷憋气，恶心欲呕，尿少，大便溏，皮肤瘙痒。

检查：脉沉细，舌质淡、齿痕苔薄白，BP：220/138mmHg。

诊断：慢性肾炎高血压型，慢性肾功能衰竭。定位：肺脾肾；定性：气虚水湿上泛。

治法：益肺助脾利湿，佐以平肝降逆。

方药：补中益气汤合平肝饮。

黄芪30g，苍术、白术各10g，青皮、陈皮各10g，党参15g，柴胡10g，升麻10g，甘草6g，当归12g，青木香15g，汉防己15g，草决明15g。

1989年12月11日：患者服上方后眩晕、浮肿均明显减轻，大便转调，皮肤瘙痒消失，舌稍红、苔薄白，BP：150/100mmHg。原方加怀牛膝15g，车前子30g（包煎）继服。

1989年12月18日：上方服后，患者头晕继续减轻，复查SCr：9.37mg/dL，BUN：108mg/dL，病情暂时好转。

案12 本例定位在肾、肝，证属阴虚阳亢，采用滋肾养肝合以疏肝平肝，并根据“治未病”原则，采用补肺气以制肝、补脾气以反制肝的方法平肝，取得近期疗效。

姜某，男，32岁。1989年12月11日入院，住院号：31606。

患者以视物模糊，血压升高，服降压药无效入院。查SCr：12.15mg/dL，BUN：115mg/dL，在外院诊断：“慢性肾功能衰竭”。

入院时情况：精神差，头晕重，视物模糊，其他自觉症状不明显。

检查：面苍黄无华，精神差，脉弦有力，舌稍红，苔薄白黏。查SCr：

12.37mg/dL，BUN：115mg/dL，Hb：9.4g/L，肾图示：双肾重度受损，BP：200/140mmHg。

诊断：慢性肾功能衰竭。定位：肝肾；定性：阴虚阳亢。

治法：养阴平肝疏肝为法。

方药：归芍地黄汤合平肝饮。

上方服后，视力模糊逐渐恢复，但头晕未减，血压不降。1989 年 12 月 29 日方老查房指出，辨证为肝肾阴虚、肝阳上亢是对的，但是在养肝平肝无效的情况下，应考虑运用中医“治未病”的理论，通过调节未病的相关脏腑来对已病的脏腑加强制约。五脏之中，肺制肝，即金克木，改予补肺制肝合以平肝为法，方用参芪丹鸡逍遥散合平肝饮。

党参 15g，黄芪 30g，丹参 30g，鸡血藤 30g，当归 12g，白芍 15g，柴胡 10g，白术 10g，茯苓 30g，甘草 6g，生姜 6g，薄荷 3g，青木香 15g，草决明 15g，汉防己 15g。

患者服上方后，头晕消失，血压明显下降至 160/90 ~ 110mmHg，复查 SCr：5.25mg/dL，BUN：61mg/dL，Hb：10.1g/L，住院期间血压一直稳定，病情一度稳定好转。

案 13 本例患者定位在肾，由肾传心，证属气阴两虚。由肾传心，属于重证，预后不良。采取补肾为主合以补心法，在改善症状、延长生命方面，取得疗效。

王某，男，53 岁。1987 年 10 月 12 日初诊，住院号：32807。

主诉：腰痛 7 年，恶心、心慌 1 年余。

现病史：患者 1980 年出现腰痛、乏力，未做系统检查和治疗。1986 年 3 月出现恶心、心慌，在某医院检查：尿蛋白（+++），SCr：7mg/dL，BUN：60mg/dL，诊断：慢性肾炎，慢性肾功能衰竭。

现病史：腰痛、乏力，轻度恶心，心慌，口渴，尿少，大便偏干。

检查：面微黑，苍黄无华，形消瘦，舌质稍红、苔黄而干，脉沉弦、有停跳，SCr：8.7mg/dL，BUN：81mg/dL。

诊断：慢性肾炎，慢性肾功能衰竭。定位：原发在肾，波及心脾；定性：气阴两虚，阴虚为主。

治法：滋肾益脾佐以养心清心。

处方：六味地黄汤合生脉散

生地黄45g，苍术、白术各10g，山茱萸10g，牡丹皮10g，茯苓30g，泽泻10g，怀牛膝15g，车前子30g（包煎），黄连3g，竹茹10g，天冬、麦冬各10g，五味子10g，西洋参10g（另煎兑入）。

10月19日二诊：上方服7剂后，体力增加，腰膝有力，恶心、心慌消失，小便量增加，大便转调，脉沉细弱，未切及停跳，舌质稍红，苔薄黄。于1987年11月7日收住院治疗。

入院时病情大致如前，查SCr：6.87mg/dL，BUN：70mg/dL，Hb：5.6g/L。住院期间，心脾肾气阴两补，予参芪麦味地黄汤合补心丹，或合炙甘草汤治疗。病情明显好转，腰酸、疲乏、心慌明显减轻，SCr：6.67mg/dL，BUN：49.16mg/dL，Hb：6.8g/L，于1988年3月31日出院。

出院后，仍宗上方继续在门诊治疗，病情尚稳定，至1989年9月后出现恶心呕吐、心慌心跳、精神差、舌苔黄腻，脉弦滑有力，予上方合入竹叶石膏汤，治疗后，诸症减轻，但时有反复，生化指标上升，经常卧床。后多由家属来门诊代述取药。1990年1月18日后未再来诊，时距诊断慢性肾衰已46个月。

案14 本例定位在肾，波及脾胃，证属气阴两虚，兼夹湿热，治以扶正兼以祛邪，并加用探吐法使邪从上出，取得近期疗效。

刘某，男，55岁。1988年5月30日入院，住院号：34039。

主诉：腰酸、乏力、消瘦2年，纳呆、恶心、呕吐1年余。

现病史：患者于1987年初出现腰酸、胫软、逐渐消瘦。1988年2月出现纳呆纳减、恶心呕吐；检查BP：220/110mmHg，尿蛋白（+），BUN：88mg/dL，Hb：8g/L，诊为“慢性肾功能衰竭”。经治疗一度好转，后因劳累病情加重，于1988年5月30日入我院住院治疗。

入院时情况：疲乏无力，腰酸，纳差纳少，日食二两，恶心，呕吐，口渴，便干结，夜尿多。

检查：面色萎黄，精神差，舌质淡润，苔中心黄腻，脉沉细数。BP：

174/106mmHg，SCr：10.81mg/dL，BUN：111.2mg/dL，Hb：9.8g/L。

诊断：慢性肾炎；慢性肾功能衰竭。定位；原发在肾，波及脾；定性：气阴两虚夹湿热。

治法：脾肾气阴两补，佐以清热利湿。

方药：参芪麦味地黄汤加生大黄

上方治疗1个月后，患者疲乏无力、腰酸明显好转，纳食转佳，可日食6两，生化指标亦有改善，但恶心呕吐未见明显改善。先后用清、下、化湿等法，屡用生石膏、大黄、半夏、黄连等亦未收效。

1989年1月6日方老查房时，见患者恶心呕吐重，但欲吐不出，舌质稍淡，苔白稍腻，脉弦滑。指出患者舌不黄，便不干，无明显热象，不宜清下；患者欲吐不得吐，为邪在里正气驱邪自上而出的自调现象，因此不能镇吐，亦不宜降逆，应考虑助邪外出，通因通用。嘱患者晨起，用压舌板探吐1次。第2天，患者探吐后稍感舒服。连续探吐数日后，恶心呕吐明显减轻。该患者治疗中症状改善明显，生化指标一度明显改善。

案15 本例初诊时定位在脾肾，证属气阴两虚，以后主管医师改作治脾，未见疗效，后仍按脾肾论治，立即出现效果。

韩某：女，62岁。1988年6月27日入院，住院号：34181。

主诉：腰痛、下肢浮肿、乏力6年有余，加重伴恶心3个月余。

现病史：1982年患者觉腰痛、全身乏力，并出现双下肢浮肿，尿检查蛋白（++），当时医院诊为“慢性肾炎”。经服中西药物后浮肿消退，自觉症状好转。但每因感冒后则出现眼睑及下肢浮肿，伴腰痛、乏力、纳差、腹胀等，1986年在南京军区总医院查BUN：30mg/dL，Hb：8.2g/L，后又复查BUN：51mg/dL，SCr：2.9mg/dL，尿蛋白（++），诊为“慢性肾炎、慢性肾功能不全”。今年3月腰痛、乏力加重，出现双下肢浮肿、恶心欲吐、口干口黏、纳呆、大便干结，在当地治疗无效，来京由门诊收入住院治疗。

入院时情况：乏力，腰痛，恶心，头晕，口干口黏，纳差，耳鸣耳聋，视物模糊，便结，尿少。

检查：面色暗黄无华，双下肢轻度浮肿，舌淡暗、边有齿痕、苔白厚腻、舌下有瘀点，脉沉细稍弦；BUN：63.4mg/dL，SCr：7.56mg/dL，CO_2CP：43.01Vol%，Hb：5.6g/L；B超提示：双肾萎缩；肾图提示：双肾功能重度受损。

诊断：慢性肾炎，慢性肾衰。定位：病在肝脾肾，证属气阴两虚夹、湿夹瘀。

治法：补脾滋肾，益气养阴，活血利湿。

方药：参芪麦味地黄汤加减。

此方仅服3剂，后因邪实症状突出，恶心、纳差、大便不畅，故改以治标为主，以黄连温胆汤为主方，服药7剂，症状有好转，食纳增进，大便转畅，恶心减轻，此时又转以扶正为主，方用参芪丹鸡地黄汤加减至1988年9月9日。

当时主症：双下肢痠痛，轻度恶心，眠差，纳一般，二便可，舌稍淡，苔薄白干，脉中取弦有力、沉取弦弱。查BUN：52.3mg/dL，SCr：4.0mg/dL，CO_2CP：31.4Vol%。方老会诊时认为治疗以气阴双补为主，方用参芪麦味地黄汤原方加东北人参。后因患者脾胃症状突出，恶心、纳差，又改用调理脾胃的方法处理其标，处方选用香砂六君子汤，药后脾胃症状时好时坏，不稳定。1988年11月11日方老会诊时指出，该患者脾胃症状突出，从脾论治效果不佳，根据患者发病史，病原发于肾，故治疗应本着治病求本的原则治原发，故处方又改用参芪麦味地黄汤酌加和胃之剂砂仁、陈皮。药后食纳好转，恶心消失，二便转调至出院。患者病情稳定，实验检查：BUN由入院时64mg/dL→52→40→33mg/dL。SCr由入院时7.56mg/dL→4.5→2.33→3.18→2.62mg/dL。Hb由入院时6.1g→6.5→5.9→7.6g/L。

出院后，患者一直通过信函继续服用方老中药。1990年10月15日告近期复查情况：SCr：3～3.4mg/dL之间，BUN：45mg/dL，Hb：6.5g/L。患者病情稳定，能自理生活。患者出现肾功能不全至今已4年，从入我院治疗至今2年半仍健在。

案16 本例定位在脾肾，定性气阴两虚，兼夹风、湿之邪，采取补益脾肾合以养血息风法取得显效。

白某，男，51岁。1988年1月8日入院，住院号：33200。

主诉：身倦乏力1年余，伴腰酸、颜面及下肢浮肿5个月。

现病史：患者于1986年底出现身倦乏力，1987年8月身倦乏力加重，并伴有腰酸、口干咽燥、双下肢轻度浮肿，查Hb低于正常，曾以“贫血”收住公安医院，住院期间查尿蛋白（++），BUN 高于正常，用中药治疗，病情无明显改善，来我院门诊，服中药后（具体药物不详），疗效仍不显，颜面及下肢浮肿间断出现，查 BUN：60.45mg/dL，入院治疗。

入院情况：身倦乏力，腰酸痛、活动后加重，头晕，小便色淡黄、夜尿多，纳可，双下肢及颜面轻度浮肿。

检查：形体肥胖，面色少华，爪甲色淡，舌淡较胖、苔薄黄，脉沉弦，双眼睑及下肢浮肿；Hb：9g/L，BUN：60.45mg/dL，SCr：7.24mg/dL，肾图：双肾功能重度受损。

诊断：慢性肾炎，慢性肾衰。定位：病在脾肾，脾病及肾；定性：气阴两虚，夹湿夹瘀。

治法：益气养阴，利湿化瘀。

方药：参芪麦味地黄汤。

1988 年 1 月 30 日方老查房，患者仍主诉乏力，大便偏干。方老谓：患者辩证为气阴两虚无问题，气阴两虚均可导致大便偏干，故嘱原方不变，加强益气养阴之力，生地黄加至 45g，黄芪加至 45g。药后患者大便转通畅，每日一行，但又出现皮肤瘙痒。1988 年 3 月 12 日方老会诊，谓皮肤瘙痒为邪毒外出的表现，其性为风，可在原方基础上加当归、白芍、地肤子养血息风。服药 8 剂后，患者皮肤瘙痒减轻。患者住院治疗 82 天，基本以参芪麦味地黄汤为主加减治疗，药后患者自觉精神体力增进，浮肿消失，腰痛不显，二便转调，皮肤瘙痒减轻，实验室检查亦有好转，于 1988 年 3 月 29 日出院。出院前复查，Hb 由 9g/L 升至 10.1g/L，BUN 由 60.45mg/dL 降至 41.3mg/dL，SCr 由 7.32mg/dL 降至 3.85mg/dL。出院后患者一直门诊治疗，随诊至 1990 年 12 月患者病情尚稳定，查 SCr：3 ~ 4mg/dL，BUN：40 ~ 60mg/dL，目前已生存 3 年以上。

案 17 本例定位在肝肾，波及脾胃，证属气阴两虚，夹湿夹风夹热，治疗上采取先治其标、标本并治、后治其本的方法，取得显效。

田某，女，56 岁。1988 年 5 月 17 日入院，住院号：33965。

主诉：乏力，颜面、下肢反复轻度浮肿 20 年，偶有恶心呕吐 10 余年，加重 10 天。

现病史：患者于 1966 年连续两次感冒后出现尿频，尿检查蛋白（+），RBC

(++), WBC 少许，经用青霉素治疗后，尿频好转，尿检正常。同年又因感冒出现眼睑、下肢轻度浮肿；1969 年因劳累浮肿加重，并感乏力；1972 年到成都人民医院进行肾功检查（具体指标不清），据谓异常，诊为：“慢性肾炎，慢性肾功能不全”。服中药后无效，自觉症状加重，出现恶心、呕吐、食欲减退、眠差，1980—1985 年间，患者 BUN 波动在 36 ~ 62mg/dL，SCr 波动在 2.4 ~ 3.6mg/dL 之间，Hb 波动在 9.4 ~ 11g/L 之间；1985 年在北京中国人民解放军第 301 医院服氧化淀粉，1987 年开始用至灵胶囊；今年 5 月连续感冒两次，患者自觉精神疲惫、耳鸣、耳鼻瘙痒、双足发热、肛门灼热，于 1988 年 5 月 17 日收入院治疗。

入院时情况：神疲乏力，恶心呕吐，食欲不振，四肢抽搐，耳鼻瘙痒，头晕，大便偏干，小便少、色清，肛门灼热，眠差，时感烦躁，口稍干不欲饮水。

检查：面色萎黄无华，神疲乏力，四肢颤抖，气短气粗，语声颤抖，舌淡暗瘀色、苔薄黄稍滞，脉沉细弱。查：SCr：9.41mg/dL，BUN：107.32mg/dL，Hb：6.2g/L，B 超提示：双肾萎缩。

诊断：慢性肾炎，慢性肾衰。定位：病原发于肝肾，波及于脾胃；定性：气阴两虚以阴虚为主，夹湿夹瘀夹风。

治法：先以治标为主，清胃和胃降逆止呕，清心除烦。

方药：黄连温胆汤合芍药甘草汤、黄连阿胶汤。

服药半个月，患者恶心呕吐、烦躁等症得到改善。后根据患者病本在肝肾，证属阴虚，故治疗改以治本为主，滋补肝肾，方用麦味地黄汤加味。服药 3 个月余，患者自觉精神体力增进，食纳好转，呕恶消失，耳鸣、耳鼻瘙痒减轻。9 月 12 日患者出现背部皮肤瘙痒，方老嘱原方加葛根 15g，而未采用一般养血息风之常法，药后皮肤瘙痒减轻。9 月 26 日方老查房，因患者出现尿少，尿不尽感，而用清利湿热之品治疗无效，方老认为一定要结合患者体质及舌脉象等因素综合分析。患者舌质淡，脉细弱，尿时无频急痛等湿热情况，而是一派气虚之象，故去清利湿热之滑石、通草，加桂枝以加强膀胱之气化功能，服药仅 4 剂，尿不尽感有所减轻，小便增多。患者住院 4 个月余，不仅自觉症状得以明显改善，精神体力好转，面色较入院时转有光泽，肢颤等症状消失，而且理化检查亦有明显改善，BUN 由 107.32mg/dL 降至 70.9mg/dL，最好一次为 54.6mg/dL，SCr 由 9.41mg/dL 降至 6.3mg/dL，最好一次为 4.1mg/dL，Hb：6.2 ~ 5.9g/L 变化不明显。患者病情好转于1988年10月8日出院。

案18 本例定位在脾肾，定性气阴两虚夹瘀，后向阴虚内热转化，结合岁运岁气特点，改予养阴清热，取得显效。

李某，女，54岁。1980年10月27日入院，住院号：38237。

主诉：乏力、厌油、恶心半年。

现病史：患者于1989年4月以来出现恶心、厌油、偶有呕吐、疲乏。7月份以来上症加重。在友谊医院住院，检查:SCr:9.4mg/dL,BUN:65mg/dL,Hb:7.7g/L，肾图示：双肾重度受损；B超示：双肾缩小，结构不清；心电图示：左室劳损等。诊断:“慢性肾炎，肾性高血压，慢性肾功能衰竭，代谢性酸中毒，肾性贫血”。予降压药、大黄苏打片、碳酸氢钠、心痛定等治疗，未见明显效果，于1989年10月27日收入我院住院治疗。

入院时情况：疲乏无力，畏冷，腰酸，心慌，头晕头沉，右耳轰鸣，目花，皮肤轻度瘙痒，口干不欲饮水，厌油，纳、眠尚可，大便偏干。

检查：面萎黄无华，口唇瘀斑瘀色，舌质淡红瘀色、苔黄腻干，脉沉细。SCr：11mg/dL，BUN：70.4mg/dL，Hb：7.6g/L，B超示：双肾萎缩，肾图示：双肾功能重度受损，BP：170/90mmHg。

诊断：慢性肾炎、慢性肾功能衰竭。定位：脾肾；定性：气阴两虚夹瘀。

治法：脾肾气阴两补，佐以化瘀。

方药：参芪麦味桃红地黄汤

南沙参、北沙参各15g，黄芪30g，天冬、麦冬各10g，五味子10g，生地黄30g，苍术、白术各10g，山茱萸10g，牡丹皮10g，茯苓30g，泽泻10g，怀牛膝15g，车前子30g（包煎）竹茹10g，黄连3g，桃仁10g，红花10g，西洋参6g（另煎兑入）。

上方服用1个月余后，患者怕冷、头晕沉、耳鸣、皮肤瘙痒基本消失，精神转佳，大便转调，偶有腰酸痛，并逐渐停服长期服用的降压药物，血压仍正常。SCr由11mg/dL降至4.83mg/dL。

入冬以来，患者食欲减退，心烦，口渴欲饮，咽痛，口腔溃疡，舌苔薄黄稍干，脉沉弦细数。12月8日方老查房时指出，今年为己巳年，厥阴风木司天，少阳相火在泉，全年气温偏高，特别是下半年，今冬会是一个暖冬，所以病房住院患者中，不少出现口干、咽痛、便干等里热症状。根据患者脉证，结合运气特点，应考虑定位在脾胃，性质为阴虚内热，改予益胃清热为法，方用益胃汤合竹叶石膏汤加味：

南沙参、北沙参各 15g，天冬、麦冬各 10g，生地黄 30g，玉竹 30g，淡竹叶 10g，生石膏 30g，法半夏 12g，甘草 6g，大枣 10g，枳实 10g，白术 10g，鸡内金 15g。

上方服用 10 余剂后，患者心烦、口渴欲饮、咽痛、口腔溃疡、纳呆纳减等相继消失或减轻，血压在停服降压药物后维持在 120/80mmHg，复查 SCr：8mg/dL，BUN：59.99mg/dL，病情好转，于 1990 年 2 月 2 日出院。

二、慢性肾功能衰竭诊治体系（常规）

本常规适用于根据现代医学诊断标准确诊为慢性肾功能不全、慢性肾功能衰竭患者的中医诊治。

方老认为，对慢性肾功能衰竭这一疑难危重病症的中医诊治，由于其病机复杂，病情多变，因此难以固定方证，而应在中医理论指导下，总结其证治规律，提出有效系列方药，并形成证治体系（常规），才能较好地指导临床，以提高中医疗效，并体现中医特色，发挥中医优势。

本常规以中医整体恒动观为指导，以保护和扶助人体自稳调节能力为立足点，以中医症状及病史为依据，以方老所提出的“辨证论治五步”为方法，对本病进行辨证论治，并形成常规。根据方老对本病的理论认识和临床经验，本病定位主要在脾、肾；定性主要为正虚邪实。因此，本常规以脾病、肾病、脾肾同病、脾肾衰败、五脏齐损及常见兼夹症等方面加以分列。

4 年来，本常规经过中国中医研究院研究生部病房、中国中医研究院西苑医院内肾病房和专家门诊、济南铁路中心医院中医科病房作为“常规”执行，初步验证认为具有以下特点：①疗效可靠；②具有可行性；③证治体系执简驭繁，易用难忘，凡一般中医工作者经过认真学习可以掌握运用；④较好地体现了中医辨证论治的精神，既有规律性，又有灵活性，对中医如何根据自身特点总结对现代医学某些病症的诊治规律，提出了一个新的模式，值得进一步探讨。

（一）辨证

1. 脾系辨证

（1）定位主要依据：①既往有长期脾胃病史，或发病前经常出现脾胃症状，属中医脾虚体质；②发病在长夏雨湿季节，或与受潮湿明显相关，或在雨湿季节病情加重；③发病时表现为脾胃症状；④目前亦以脾胃症状为主要症状，如浮肿、纳差、恶心、呕吐、腹满、便溏、腹泻、疲乏、肢体无力等；⑤形体偏胖，或腰以上肿明显，面色萎黄无华，舌体胖、质嫩润、齿痕、苔薄白润，脉沉濡中取大于沉取；⑥既往服健脾益气之剂有效；⑦其他脾系症状，参见附录一。

（2）脾系分证：①脾气虚证（涵脾阳虚证）：具前述脾系症状，定位在脾者；临床表现为面色萎黄，形体偏胖，纳差食减，脘腹胀满，便溏便泄，大便无力但不燥结，肢体倦怠无力，懒动懒言、喜卧，脉沉细缓，舌淡胖嫩润、齿痕、薄白，脉沉无力；具前述脾气虚证，而见明显寒象或兼见寒湿不化者，如畏寒肢冷、身痛腹痛、腹泄甚至完谷不化、脉沉迟，舌苔白灰滑腻者，可诊为脾阳虚证。②脾胃阴虚证：具有述脾系症状，定位在脾胃者；临床表现为胃脘不适或隐痛，消谷善饥或不思饮食，口中少津，干呕，便干，脉弦细稍数，舌质偏红、苔薄白而干或苔薄黄少津者；③脾胃气阴两虚证：具前述脾系症状，兼见前述脾气虚证及胃阴虚症状，主次难分者；④脾虚肝乘证：具前述脾虚症状，兼见头晕、头胀、目眩、胁肋部疼痛、失眠不易入睡、急躁易怒、情绪不能自控、呕恶、筋惕肉瞤、面色青、舌青暗或瘀色、脉弦中取大于沉取者；⑤脾虚肾侮证：具前述脾虚症状，兼见腰痛腰酸、尿少、尿不畅或尿急尿痛、全身重度浮肿、脉沉中取均见沉弱者；⑥脾病及心（子病及母）证：具前述脾虚症状，兼见心慌心悸，气短、动则加剧，神志障碍，衄血，脉结、促、代者；⑦脾病及肺（土不生金）证：具前述脾虚症状，兼见咳喘、胸闷、气短、气喘、气促、咳血、鼻衄者。

2. 肾系辨证

（1）定位主要依据：①既往有较长期的肾、膀胱病史，或发病前经常出现肾、膀胱症状，属中医肾虚体质者；②发病在冬季或与受寒明显相关或遇寒冷加重者；②发病时表现肾、膀胱症状者；④目前亦以肾膀胱症状为主要症状，如腰痛酸、尿少、夜尿多、尿不畅或频急痛、耳鸣、阳痿、遗精者；⑤浮肿、腰以下肿为甚、面色微黄、脉沉者；⑥既往服补肾药物有效者；⑦其他肾系症状，参见附录一。

（2）肾系分证：①肾气虚证（含肾阳虚证）：具前述肾系症状，定位在肾者：临床表现为精神萎靡疲惫，极度疲乏，嗜卧，腰痛，腰膝酸软沉困，尿少或夜尿多，或尿流变细、排尿无力，全身浮肿下身为甚，脉沉弱，舌胖淡润、齿痕、苔薄白润滑者；凡具上述肾气虚而见明显寒象或兼见寒湿不化者，如畏寒、腰膝冷痛、便泄或五更泄、男子阴囊湿凉、阳痿、女子白带清稀、小腹坠痛、舌苔白、脉沉迟者，可辨证为肾阳虚证；②肾阴虚证：具前述肾系症状，定位在肾者；临床表现为形体偏瘦，喜冷恶热，头晕耳鸣，咽干，尿黄赤，足心热，潮热盗汗，口渴喜饮，遗精，脉沉细数，舌体瘦质红、少津或苔薄白干或薄黄干者；③肾气阴两虚证：具前述肾虚症状，兼见前述肾气虚及肾阴虚之症状，主次难分，寒热夹杂者；④肾病及肝证：具前述肾虚症状，兼见头晕、头痛、胁肋部胀满疼痛、急躁易怒、失眠、脉弦、舌青暗者；⑤肾虚脾乘证：具前述肾虚症状，兼见恶心呕吐等脾胃症状或浮肿者；⑥肾虚心侮证：具前述肾虚症状，兼见心慌，心悸，神志障碍，衄血，脉结、代、促者；⑦肾病及肺（子病及母）证：具前述肾虚症状，兼见胸闷气短、气喘、鼻衄者。

3. 脾肾同病

（1）辨证依据：①既往病史不详，原发、继发不清；②发病时，脾肾症状同见，难为先后；③目前脾肾病征同时存在。

（2）脾肾同病分证：根据前述脾系肾系分证综合辨证：①脾肾气虚证（含阳虚证）；②脾肾阴虚证；③脾肾气阴两虚证。

4. 脾肾衰败、五脏兼损证

慢性肾衰晚期，多表现为脾肾衰败。由于五脏一体，脾肾衰败必然影响他脏，出现五脏兼损、阴阳两竭等全身衰竭症状，并在正气衰竭的基础上合并多种兼夹证，出现风动、湿阻、水停、瘀结、出血以及寒热错杂等邪实证，最后出现闭厥（昏迷）、痉（抽搐、痉挛）、脱（休克）等急危证。应在上述辨证的基础上，辨明主次标本缓急，进行处理。

（1）脾肾衰败：常表现为精神衰败、极度疲乏、卧床不起、高度浮肿、腹水、饮食不进、呕吐频频、大便不通、小便点滴皆无、呼气尿臭、呃逆、舌强苔黄褐燥干、脉沉微或虚大无根者。

（2）兼损心者：常表现为心慌、心动悸、脉结代促迟不一、神昏谵语、出血（鼻衄、齿衄、尿血、便血、呕血等）、舌青紫，西医检查常示心衰、心包积液、心包摩擦音者。

（3）兼损肝者：常表现为皮肤极度瘙痒、肢体震颤、抽搐痉挛、狂躁、出血、舌青、脉虚弦者。

（4）兼损肺者：常表现为胸闷痰涌、气喘不能平卧、脉浮大虚数、口唇及舌紫口唇发绀等。西医检查常示胸水者。

5. 常见兼夹证

（1）兼风胜：常兼见头晕、头胀、头痛、目眩、皮肤明显瘙痒、或肢体震颤、抽搐者。

（2）兼热（火）热：兼见恶热、身热、五心烦热、面红目赤、头痛头晕、急躁、咽红肿干痛、烦渴欲饮或渴喜冷饮、口苦、或溲赤便结、舌苔黄、脉数大者。

（3）兼湿胜（含痰、饮、水）：兼见头身沉困，颜面四肢浮肿，腰酸困，尿少，或胸水、腹水，或咯痰清稀，口干不欲饮水，或呕恶频作、便溏便泄不止，妇女白带多而清稀，舌苔滑腻或明显齿痕，脉濡缓或滑濡或沉者。

（4）兼燥胜：常兼见口干、咽燥、鼻干、口渴、便干或肌肤甲错者。

（5）兼寒胜：常兼见畏寒、喜热、肢冷、肢厥、脉微、冷汗自出、身痛、骨节疼痛、小腹拘急、吐泻物清稀、大便溏泄、色淡、下利无度、小便清长、诸症遇冷加重、舌白、脉沉脉紧者。

（6）兼血瘀：常兼见衄血、皮肤口唇舌体瘀点瘀斑瘀色、舌下青紫、少腹肿块、妇女闭经或经少而色黑有块、少腹拘急尿血、口干不饮、以口含漱为快、脉涩者。

（7）兼气滞：常兼见脘痞、腹胀、腹痛、胸闷、胁胀、嗳气、矢气、善太息者。

（二）治疗

1. 脾系

（1）脾气虚证（含脾阳虚证）：①治法：健脾益气（含温扶脾阳）；②基本方：

香砂六君子汤（青皮、陈皮、法半夏、党参、苍术、白术、甘草、茯苓、广木香、砂仁、生姜、大枣），重者加东北人参，另煎兑服；③其他选方：可根据脾气虚、脾阳虚的轻重程度，由轻到重分别选用参苓白术散、补中益气汤、附子理中汤、丁蔻桂附理中汤等方作为基本方。

（2）脾胃阴虚证：①治法：益胃滋脾，佐以清胃；②基本方：益胃汤合竹叶石膏汤（南沙参、北沙参、天冬、麦冬、玉竹、生地黄、法半夏、甘草、大枣、淡竹叶、生石膏），重者加西洋参，另煎兑服；③其他选方：可根据胃阴虚轻重程度，分别选用参苓白术散、沙参麦冬饮、九转黄精丹等方。

（3）脾胃气阴两虚证：①治法：健脾益胃，气阴两补；②基本方：补中益气汤、益胃汤、消胀散复方（黄芪、苍术、白术、青皮、陈皮、党参、柴胡、升麻、甘草、当归、南沙参、北沙参、生地黄、玉竹、天冬、麦冬、砂仁、莱菔子），重者可加东北人参，另煎兑服；加味异功散（方老自拟方）（党参、苍术、白术、茯苓、甘草、青皮、陈皮、黄精、当归、焦山楂、焦神曲、丹参、鸡血藤、柴胡、姜黄、郁金、薄荷），重者加东北人参（另煎兑入）；③脾胃系列方：凡辨证在脾胃者，可根据脾胃阴虚、气阴两虚、气虚、阳虚的轻重不同程度和转化情况，从下列系列中方灵活选用：黄精丹，养胃阴、肝阴；益胃汤，养胃阴、肝肾阴；沙参麦冬饮，养胃阴、肺阴；参苓白术散，养胃助脾；四君、六君、香砂六君子汤，健脾，化湿，行气；加味异功散，健脾，益胃，疏肝，养肝；补中益气汤，健脾气，益肺气；理中汤，健脾温胃；附子理中汤，健脾温阳；丁蔻桂附理中汤，健脾，温胃，温肾，行气。

（4）脾虚肝乘证：①治法：补脾为主，佐以疏肝、平肝、潜阳。凡由本脏波及他脏者，以治本脏为主，兼治他脏为一般原则。如脾虚肝乘证，可根据脾虚性质，分别在脾气虚、脾阳虚、胃阴虚、脾胃气阴两虚基本方的基础上，佐以疏肝、平肝、潜阳之剂；②方药：以头晕头胀为主者，一般可加入天麻、菊花、钩藤；重者如血压升高，舒张压在100mmHg以上者，可加入平肝饮（草决明、青木香、汉防己）；以胸胁胀满为主者，可加入疏肝饮（柴胡、姜黄、郁金、薄荷）；胁痛者，可加入金铃子散（川楝子、延胡索）；以肢体震颤、抽搐、痉挛为主者，可加入白芍、地龙、生龙骨、生牡蛎。

（5）脾虚肾侮证：①治法：补脾为主佐以利尿；②方药：浮肿尿少者，可加入怀牛膝、车前子；全身高度浮肿，尿少尿闭者，可加入五苓散（茯苓、猪苓、泽泻、白术、桂枝）。

（6）脾病及心证：①治法：补脾兼以治心；②方药：心阴虚者，可加入天冬、麦冬、五味子；心气阴两虚者，可加入党参、麦冬、五味子，重者用人参；心阴阳两虚者，可合用炙甘草汤（炙甘草、阿胶、生地黄、麦冬、酸枣仁、党参、桂枝、生姜、大枣）；心阳虚，出现畏寒、肢凉、肢厥、脉结代者，可加入桂枝、制附片。

（7）脾虚及肺证：①治法：补脾佐以治肺；②方药：肺气虚者，可加入黄芪、党参；肺阴虚者，可加入南沙参、北沙参、麦冬；肺热痰黄者，可加入竹叶石膏汤（淡竹叶、生石膏、麦冬、半夏、南沙参、甘草、大枣），或合用小陷胸汤（黄连、半夏、瓜蒌）；肺寒痰白清稀者，可加入干姜、细辛、五味子；鼻衄者，可加入白茅根、藕节。

2. 肾系

（1）肾气虚证（含肾阳虚证）：①治法：补肾气（含温肾阳）；②基本方：参芪地黄汤（方老自拟方）（党参、黄芪、生地黄、苍术、白术、山茱萸、牡丹皮、茯苓、泽泻、怀牛膝、车前子、竹茹、黄连），重者加东北人参（另煎兑服）。阳虚者加桂枝、制附片（先煎1小时）；③其他选方：可根据肾气虚、肾阳虚的不同程度，灵活选用桂附地黄汤、济生肾气汤、参芪桂附地黄汤、右归饮（或右归丸）、全鹿丸、参茸卫生丸、二仙丹等方。

（2）肾阴虚证：①治法：滋肾、养肝、育阴潜阳；②基本方：麦味地黄汤（天冬、麦冬、五味子、生地黄、山药、山茱萸、牡丹皮、茯苓、泽泻、怀牛膝、车前子、竹茹、黄连），重者，加入生牡蛎、生鳖甲、生龟甲；③其他选方：可根据肾阴虚的不同程度灵活选用六味地黄汤、归芍地黄汤、杞菊地黄汤、知柏地黄汤、左归饮（或左归丸），以及一、二、三甲复脉汤等方。

（3）肾气阴两虚证：①治法：肝肾气阴两补；②基本方：参芪麦味地黄汤，（党参、黄芪、天冬、麦冬、五味子、生地黄、山药、山茱萸、牡丹皮、茯苓、泽泻）或方老自制参芪地黄汤，重者加东北人参，另煎兑服；③肾系系列方：凡辨证在肾者，可根据肾阳虚、气阴两虚、气虚、阳虚的轻重不同程度及转化情况，分别从下列系列中灵活选用：六味地黄汤，滋肾阴；麦味地黄汤，滋肾阴、养心阴肺阴；归芍地黄汤，滋肾阴、养肝阴；杞菊地黄汤，滋肾阴、养肝清肝；知柏地黄汤，滋肾阴、泻相火、清利湿热；参芪麦味地黄汤，脾肾气阴两补；参芪地黄汤，补肾气、益脾气；桂附地黄汤，补肾气，温肾阳；济生肾气汤，温补肾气，兼以利湿；参芪桂附地黄汤，温补脾肾阳气。

（4）肾虚脾乘证：①治法：补肾佐以清胃渗湿；②方药：以口干喜饮、恶热为主者，可加入淡竹叶、生石膏；以恶心呕吐为主者，可加入黄连、竹茹；以浮肿为主者，可合入五苓散（茯苓、猪苓、苍术、白术、泽泻、桂枝）。

（5）肾虚心侮证：①治法：补肾佐以治心；②方药：以心慌心悸为主者，可加入淡竹叶、黄连、麦冬、五味子；以神志障碍为主者，可加入菖蒲、远志、郁金，或合用牛黄清心丸。

（6）肾虚肝旺证：①治法：补肾佐以养肝、疏肝、平肝；②方药：以头晕头胀为主者，一般可加入天麻、杭菊花、钩藤；重者，血压升高，舒张压在100mmHg以上者，可加入平肝饮（草决明、青木香、汉防己）；以胸胁胀满为主者，可加入疏肝饮（柴胡、姜黄、郁金、薄荷）；胁痛者，可加入金铃子散（川楝子、延胡索）；以肢体振颤、抽搐、痉挛为主者，一般可加入白芍、地龙、生龙骨、生牡蛎，重者可加入生龟甲、生鳖甲。

（7）肾虚及肺证：①治法：补肾佐以治肺；②方药：肺气虚者，可加入黄芪、党参；肺阴虚者，可加入南沙参、北沙参、天冬、麦冬；肺热痰黄者，可加入竹叶石膏汤（淡竹叶、生石膏、麦冬、半夏、党参、甘草、大枣）；③或加入小陷胸汤（黄连、半夏、瓜蒌）；④肺寒痰白清稀者，可加入干姜、细辛、五味子；⑤鼻衄者，可加入白茅根、藕节。

3. 脾肾同病

（1）脾肾气虚（含阳虚）证：①治法：健脾补肾；②基本方：参芪地黄汤（党参、黄芪、生地黄、苍术、白术、山茱萸、牡丹皮、茯苓、泽泻、怀牛膝、车前子、竹茹、黄连），重者加东北人参（另煎兑入）。阳虚者加桂枝、制附片（先煎1小时）。

（2）脾肾阴虚证：①治法：滋脾益肾；②基本方：麦味地黄汤、益胃汤复方（南沙参、玉竹、天冬、麦冬、五味子、生地黄、山药、山茱萸、牡丹皮、茯苓、泽泻、怀牛膝、车前子、竹茹、黄连）。

（3）脾肾气阴两虚证：①治法：脾肾气阴两补；②基本方：参芪麦味地黄汤（党参、黄芪、天冬、麦冬、五味子、生地黄、苍术、白术、山茱萸、牡丹皮、茯苓、泽泻、怀牛膝、车前子、竹茹、黄连），重者加东北人参（另煎兑入）。偏阴虚者加西洋参（另煎兑入）。

4. 脾肾衰败、五脏兼损证

此属危重证，应视邪之盛衰进退予以不同处理。

（1）脾肾衰败，正虚为主，邪气不盛者：以补虚救衰为主，仍根据上述辨证，分别选用参芪（桂附）地黄汤、益胃汤合麦味地黄汤、参芪麦味地黄汤，分别视情况重用生晒参、红参或西洋参。

（2）脾肾衰败，正虚邪实者：补虚救衰，兼以祛邪。补虚仍按上述辨证，祛邪按兼夹证辨证治疗。

（3）脾肾衰败，正虚邪实，邪出无路出现急危情况者，应急于夺邪：①上格者，可用苏叶黄连汤、黄连温胆汤、玉枢丹等，多次小量温服。对呕恶频频、欲吐不吐，急者可用压舌板探吐以导邪自上而出；②下关者，可用生大黄煎汤保留灌肠，或用大承气汤或木香槟榔丸急下。同时外用艾叶、食盐炒热加少许麝香温熨脐中；③腹痛里急、尿血、二便不通者，可用桃仁承气汤（大黄、芒硝、桃仁、桂枝、甘草）；④神昏谵语，偏热者，用安宫牛黄丸；偏寒者，用苏合香丸；⑤痉挛拘急者，可用三甲复脉汤加人参（生鳖甲、生龟甲、生牡蛎、炙甘草、阿胶、生地黄、麦冬、火麻仁、白芍、人参）；⑥厥脱者，急用参附汤（人参、附子），或生脉散。

上述急重症的处理，均以中病则止为原则，一旦危象缓解，即应回归到扶正为主。

5. 兼夹证

（1）兼风胜证：以皮肤瘙痒为主者，可加入荆芥穗、防风、地肤子；以眩晕为主者，可加入天麻、钩藤、杭菊花；以肢体振颤、抽搐、痉挛为主者，可加入生龙骨、生牡蛎、地龙、白芍。

（2）兼热（火）胜证：以头晕、头痛、目赤、咽痛、心烦、急躁为主者，可加龙胆草、焦栀子、黄芩；以身热、恶热、口渴喜饮、渴喜冷饮、舌黄脉数大为主者，可加入淡竹叶、生石膏；以大便燥结为主者，可加生大黄（后下）。

（3）兼湿（痰、饮、水）胜证：以浮肿、小便量少为主者，加汉防己、大腹皮；以恶心、呕吐为主者，加竹茹、黄连；以尿、痛、急、热、频为主者，加知母、黄柏；以痰涎壅盛为主者，加陈皮、清半夏。

（4）兼燥胜证：以口干口渴为主者，加淡竹叶、生石膏、麦冬、天花粉；以大便干燥为主者，可加生首乌或合用增液汤（生地黄、玄参、麦冬）。

（5）兼寒胜证：

以皮肤瘙痒、恶风寒、无汗为主者，可加麻黄、桂枝、葛根；以吐泻不止，汗出肢冷为主者，加制附子（先煎1小时）、干姜、桂枝，或合用参附汤。

（6）兼瘀者：一般情况下，可加丹参、鸡血藤；重者加桃仁、红花；或合用桂枝茯苓丸、血府逐瘀汤；鼻出血者加白茅根、藕节；尿血者加益母草、白茅根。

（7）兼气滞者：咽中阻塞感者，加半夏厚朴汤（半夏、厚朴、茯苓、紫苏子）；胁肋胀闷者，加疏肝饮（柴胡、郁金、姜黄、薄荷）；痛者，加金铃子散（延胡索、川楝子）；胸闷憋气者，加瓜蒌、薤白、枳实；腹胀者，加砂仁、莱菔子；兼食滞者，加鸡内金、焦山楂、焦神曲。

上述对风、热、湿、燥、寒、瘀、滞等兼夹症的一般治疗，均为祛邪治标而设。因上述兼夹证多在正虚的基础上产生，正虚邪自内生，故应本着“治病求本”的原则，辨证论治。如脾虚生湿者，应在健脾的基础上祛湿；气虚血瘀者，应在益气的基础上祛瘀；气虚便秘者，应在益气的基础上通便；阴虚生热者，应在养阴的基础上清热等。不宜单纯治标逐邪，甚至把辨证论治降低为对症处理。

以上诊治常规，系根据方老经验，对临床常见症状的辨证和一般处理加以归纳而成。方老十分强调，临证时必须以中医学的整体恒动观为指导，注意五脏之间的胜复转化、正邪之间的消长进退，因人、因时、因地，在动态变化中予以不同的辨证和治疗，并把药物治疗与饮食、起居、情志调养结合起来，才能充分发挥中医优势，提高中医疗效。

三、关于脾肾定位依据

（一）辨证定位在脾（胃）的依据

1. 从症状表现部位按脏腑经络定位

脾（胃）居人体中焦部位，脾与足太阴脾经或足阳明胃经连属。因此，凡临床症状出现在足太阳脾经或足阳明胃经循行部位，如胃脘部、鼻根、头角、前额、眉棱骨、下颌、舌、上齿、腹股沟、胫骨外侧、足大趾等，一般均应考虑定位在脾。

2. 从功能特点定位

脾主运化、输布津液、统血，主中气。因此，凡上述功能失调者，如水肿、腹水、食欲不振、纳差纳少、饮食不化、恶心呕吐、嗳气、脘腹胀满或疼痛、便溏腹泄、慢性出血、口腔溃疡、口干不欲饮、妇女白带多等，一般均应考虑定位在脾。

3. 从临床外候定位

脾开窍于口，其华在唇四白，主四肢肌肉；脾藏意，在志为思，在声为歌，在变动为哕，主吞咽，在味为甘，在色为黄，其脉为濡。因此，凡临床表现为上述范围异常者，如口唇苍白无华、恶心呕吐、吞咽无力、四肢倦怠、头身重如裹、肌肉萎缩、口中甜或喜食甜、面色萎黄、精力不能集中、记忆力减退、黄疸、喜歌等，均可考虑定位在脾。

4. 从发病季节考虑定位

脾属土，通于长夏之气，在气为湿。因此，凡发病在长夏雨湿季节，与受潮湿有关或遇湿加重者，要考虑定位在脾。

5. 从气血流注时辰定位

根据气血流注时辰，凡症状定时发作在辰（上午 7 ~ 9 时）、在巳（上午 9 ~ 11 时）者，可考虑定位在胃在脾。

6. 从病因特点定位

由于思虑伤脾，湿伤脾，饮食不节伤脾，因此，凡发病与思虑过度、受潮湿、饮食不节（过食生冷、肥甘厚味、暴饮暴食）等密切相关者，可考虑定位在脾。

7. 从体质特点定位

凡形体肥胖、素体脾虚者，如经常有消化不良、便溏腹泻症状出现者，可考虑定位在脾。

8. 从病史及治疗反应定位

凡有消化系统病史，服用健脾药物治疗有效者，可考虑定位在脾。

（二）辨证定位在肾（膀胱）的依据

1. 从症状出现部位按脏腑经络定位

腰为肾之府，肾与足少阴肾经及足太阳膀胱经连属。因此，凡临床症状出现在腰部及足少阴肾经、足太阳膀胱经循行部位者，如颠顶、枕后、颈项、脊背、腰、少腹、舌根、咽喉、膝、腘、足跟、足心、外阴部等，一般均可考虑定位在肾（膀胱）。

2. 从功能特点定位

肾主封藏、藏精、主水、主骨、生髓、通脑、主生长发育、生殖，为作强之官，命门寓元阴元阳。因此，凡上述功能失调者，如人体精微物质不能储藏而排出体外，遗精、早泄、阳痿、遗尿、尿血、夜尿多或多尿、尿频急热痛、生长发育障碍、不孕不育、须发早白、早衰、久喘不能纳气、畏寒、厥逆等，一般均要考虑定位在肾。

3. 从临床外候定位

肾开窍于耳及前后二阴，其华在发、在齿，肾藏志，在志为恐，在声为呻为欠，在变动为慄，在色为黑，在味为咸，在脉为石。因此，凡临床表现为上述范围异常者，如发枯发白发脱、耳鸣耳聋、齿摇齿落、呵欠频频、战慄、善恐如人将捕之、记忆力减退、口中咸或喜食咸、面黑等，一般均可考虑定位在肾。

4. 从发病季节定位

肾属水，在气为寒，通于冬气，因此，凡发病季节在冬季及与受寒有关，或冬季加重者，一般可考虑定位在肾。

5. 从气血流注时辰定位

根据气血流注时辰，凡症状定时发作在申时（下午 3 ~ 5 时）、酉时（下午 5 ~ 7 时）者，可考虑定位在肾。

6. 从病因特点定位

由于恐伤肾，寒伤肾，强力伤肾，因此，凡发病与受惊恐、受寒、强力入房、强力举重等密切相关者，可考虑定位在肾。

7. 从病史及治疗反应定位

凡有腰痛、尿血、淋证病史者，应考虑定位在肾；凡久病者，凡既往予补肾治疗有效者，反正应定位在肾。

（三）相关脏腑的定位依据

由于五脏一体，相生相克，肾病可以及心，脾病可及肾，肝肾同源，母病及子，子病及母等，因此，慢性肾衰患者除主要定位在肾脾以外，还可出现心、肝、肺的症状。

如出现心慌心跳憋气，动则加剧，脉结、代、迟、促，以及烦躁、喜笑不已、谵语、昏迷等神志障碍，应考虑定位在心。

如出现头晕、头胀、目眩、心情抑郁或急躁易怒不能自控、两胁胀痛、少腹痛、失眠多梦、目干目胀痛、视力减退、爪甲干瘪、肢体震颤、抽搐、屈伸不利、出血、妇女月经不调、痛经、面舌青暗、脉弦等，可考虑定位在肝。

如出现感受上邪（恶风恶寒发热、头痛身痛、咽痛、咳嗽、脉浮等）、皮肤瘙痒、皮疹、咳嗽、憋气、咳痰、音哑、喘息不得卧、胸痛、喜悲善哭等，可考虑定位在肺。

四、脾肾系列方药

系根据方老临床加减化裁和常用量列出。

（一）脾系系列方

1. 黄精丹：养胃阴、肝阴。黄精 20 ~ 30g，当归 12g，焦楂曲各 15g。

2. 益胃汤：养胃阴、肺阴、肝阴。南沙参、北沙参各 15g，天冬、麦冬各

10g，玉竹 30g，生地黄 30g。

3. 沙参麦冬饮：养胃阴、肺阴。南沙参、北沙参各 15g，天冬、麦冬各 10g，玉竹 20 ~ 30g，天花粉 30g，白扁豆 15g，桑叶 10g，甘草 6g。

4. 参苓白术散：养胃、滋脾。党参 15g，苍术、白术各 10g，茯苓 30g，甘草 6g，青皮、陈皮各 10g，山药 10g，薏苡仁 30g，莲子肉 10g，桔梗 10g，砂仁 6g。

5. 香砂六君子汤：健脾、化湿、行气。广木香 10g，砂仁 6g，青皮、陈皮各 10g，法半夏 12g，茯苓 30g，甘草 6g，党参 15g，苍术、白术各 10g。

6. 加味异功散（方老自拟方）：健脾、养肝、疏肝。党参 15g，苍术、白术各 10g，茯苓 30g，甘草 6g，青皮、陈皮各 10g，黄精 20g，当归 12g，焦楂曲各 15g，丹参 30g，鸡血藤 30g，柴胡 10g，姜黄 10g，郁金 10g，薄荷 3g。

7. 补中益气汤：健脾气、补肺气。黄芪 30g，党参 15g，苍术、白术各 10g，甘草 6g，升麻 10g，柴胡 10g，青皮、陈皮各 10g，当归 12g。

8. 理中汤：健脾温肾。党参 15 ~ 30g，苍术、白术各 10g，干姜 6g，甘草 6g。

9. 附子理中汤：健脾温阳。理中汤加制附片 15 ~ 30g（先煎 1 小时）。

10. 丁蔻桂附理中汤：健脾温胃行气。附子理中汤加丁香 6g，白蔻仁 10g，桂枝 10g。

（二）肾系系列方

1. 六味地黄汤：滋肾阴。生地黄 30g，山药 10g，山茱萸 10g，牡丹皮 10g，茯苓 30g，泽泻 10g。

2. 麦味地黄汤：滋肾阴、养心阴、肺阴。六味地黄汤加天、麦冬各 10g，五味子 10g。

3. 归芍地黄汤：滋肾阴、肝阴。六味地黄汤加当归 12g，白芍 15g。

4. 归芍麦味地黄汤：滋肾阴、肝阴、心阴。六味地黄汤加当归、白芍、麦冬、五味子各 10g，怀牛膝 15g，车前子 30g（包煎），竹茹 10g，黄连 3g。

5. 杞菊地黄汤：滋肾阴、养肝阴、清肝。六味地黄汤加枸杞子 10g，杭菊

15～20g。

6. 知柏地黄汤：滋肾阴、泄相火、清利湿热。六味地黄汤加知母 10g，黄柏 10g。

7. 丹鸡地黄汤：滋肾阴、活血化瘀。六味地黄汤加丹参 30g，鸡血藤 30g。

8. 桃红地黄汤：滋肾阴、活血化瘀。六味地黄汤加桃仁 10g，红花 10g。

9. 参芪麦味地黄汤（方老自制方）：脾肾气阴两补。党参 15g，黄芪 30g，天冬、麦冬各 10g，五味子 10g，生地黄 30g，苍术、白术各 10g，山茱萸 10g，牡丹皮 10g，茯苓 30g，泽泻 10g，怀牛膝 15g，车前子 30g（包煎），竹茹 10g，黄连 3g。

10. 参芪归芍地黄汤（方老自制方）：肝脾肾气阴两补。党参 15g，黄芪 20g，当归 12g，白芍 15g，生地黄 30g，苍术、白术各 10g，山茱萸 10g，牡丹皮 10g，茯苓 30g，泽泻 10g，怀牛膝 15g，车前子 30g（包煎），竹茹 10g，黄连 3g。

11. 参芪地黄汤（方老自制方）：补肾气，益脾气。党参 15g，黄芪 30g，生地黄 30g，苍术、白术各 10g，山茱萸 10g，牡丹皮 10g，茯苓 30g，泽泻 10g，怀牛膝 15g，车前子 30g（包煎），竹茹 10g，黄连 3g。

12. 桂附地黄汤：温补肾气。六味地黄汤加桂枝 10g，制附片 15g（先煎 1 小时）。

13. 济生肾气汤：温补肾气，兼以利湿。六味地黄汤加桂枝 10g，制附片 15g（先煎 1 小时），怀牛膝 15g，车前子 30g（包煎）。

14. 参芪桂附地黄汤：温补脾肾阳气。六味地黄汤加党参 15g，黄芪 30g，桂枝 10g，制附片 15g（先煎 1 小时），怀牛膝 15g，车前子 30g（包煎），竹茹 10g，黄连 3g。

五、药物煎服方法

1. 前述处方，一般情况下，每日服 1 剂，服 2 天停 1 天，即每月服 20 剂。

2. 每剂药煎 2 次，首煎煮沸后文火煎 50 分钟；二煎煮沸后改文火煎 30 分钟，两煎混合，分 2 至 3 次服。

3. 凡处方中有制附子者，首煎不得少于1小时；凡处方中有生大黄者，必须后下，煎煮时间不得多于10分钟；凡处方中有人参或西洋参者，必须另煎兑入，煎煮时间不得少于1小时。凡处方中有生地黄者，患者大便偏溏时，按一般煎法，首煎不少于50分钟；患者大便干结者，生地黄宜后下，首煎10～15分钟即可。

4. 服药时间，一般以饭后2小时半空腹时为宜，不宜空腹服药。属于脾系患者，以每日上午服药为好；属于肾系患者，以每日下午服药为好。

六、临床验证107例小结

（一）中国中医研究院研究生部病房90例小结

在认真学习和整理总结方老对慢性肾功能衰竭（以下简称慢性肾衰）的理论认识和诊治经验的基础上，在方老的亲自主持下，我们制订了《著名中医方药中老大夫对慢性肾功能衰竭的诊治体系》，并作为“常规”执行。4年来，在中国中医研究院研究生部病房、西苑医院内肾病区、西苑医院专家门诊验证90例。现将验证情况小结如下。

1. 临床资料

（1）性别：男性47例，女性43例。

（2）年龄：最小19岁，最大75岁，其中19～34岁者17例，35～54岁者49例，55～57岁24例。

（3）病程：确诊肾衰半年以下者28例，半年至1年者12例，1年以上者50例。

（4）原发病构成：慢性肾炎56例（其中高血压型28例）；慢性肾盂肾炎15例；多囊肾3例；紫癜性肾炎2例；肾动脉硬化2例；肾结石1例；肾动脉狭窄1例；糖尿病性肾病1例；镇痛剂性肾病1例；出血热后肾衰1例；肾小管间质性肾病1例；原因不明肾衰6例。

（5）入院时SCr值：入院时平均为5.99mg/dL，其中2.0mg/dL～2.4mg/dL

者 8 例，2.5mg/dL ~ 4.9mg/dL 者 30 例，5.0mg/dL ~ 7.9mg/dL 者 30 例，8.0mg/dL ~ 11.9mg/dL 者 19 例，12mg/dL 以上者 3 例。SCr > 5mg/dL 者占全部病例的 57.78%，SCr > 8mg/dL 者占 24.44%。

2. 中医辨证与治疗

（1）中医辨证与治疗方法：均按《著名中医方药中老大夫慢性肾功能衰竭中医诊治体系》（以下简称《常规》）执行。

本《常规》以中医学的整体恒动观为指导，以脾肾为纲，以风、热、湿、燥、寒、瘀、毒来归类兼夹证，详列脾系、肾系、脾肾同病、脾肾衰败、五脏兼损及兼夹证的辨证依据和治疗系列方药，不固定证型和方药。医生可以按《常规》要求，以中医症状为辨证依据，并根据动态变化情况予以不同的辨证，从系列方药中选择相应方药。例如，按西医诊断标准确诊为慢性肾衰的患者，临床表现为精神疲乏、腰痛、腰膝酸软、尿少、下肢浮肿，近期并出现恶心呕吐，脉沉无力，舌质淡嫩润苔薄黄稍滑腻，根据《常规》要求，中医辨证为：定位在肾、脾（原发在肾，继发于脾），定性为气虚夹湿热，本例患者即辨证为脾肾气虚夹湿热证；应以补肾益气兼清湿热为法，方选脾肾气虚基本方参芪地黄汤（党参、黄芪、生地黄、苍术、白术、山茱萸、牡丹皮、茯苓、泽泻、怀牛膝、车前子、黄连、竹茹）。如经上述治疗后，诸症均明显减轻而未除，近期出现口渴欲饮、汗出、足心热、皮肤明显瘙痒，舌质转红，苔薄黄而干，则认为由气虚向阴虚里热转化，并兼夹风邪，应予脾肾气阴两补，佐以清热疏风为法，给予参芪麦味地黄汤（参芪地黄汤加麦冬、五味子）加荆芥穗、防风、地肤子治疗。

详见《常规》。

（2）中医辨证：①定位：从表 5 可以看出：定位主要为脾、肾。其中定位在肾者（包括肝肾）有 62 例，占 68.9%；定位在脾者（包括肝脾）有 17 例，占 18.9%；定位在脾、肾者（包括心脾肾、肝脾肾）有 10 例，占 11.1%。

从转化情况来看，90 例中，63 例出现了病位的转化，占 70%，其中定位在肾（包括肝脾）出现转化的 43 例中，全部传脾；定位在脾（包括肝脾）出现转化的 15 例中，全部传肾。

表 5 慢性肾衰定位及转化情况表

入院时定位	例数	病程中转化	例数
肾	50	转脾	29
		转肝脾	8
		转脾心	1
		转肝脾心	2
		合计	40
脾	15	转肾	10
		转肾肝	3
		转肾心	1
		合计	14
脾肾	7	转心	2
		转肝	1
		转心转肝	1
		合计	4
肝肾	12	转脾	3
肝脾	2	转肾	1
心脾肾	1		0
肝脾肾	2		0
肝	1	转肾	1
总计	90		63

②定性：由表 6 中可以看出：在 90 例患者中，定性为气阴两虚者（包括阴阳两虚者）最多，有 63 例，占 70%；气虚者次之，有 19 例，占 21.1%；阴虚者又次之，有 8 例，占 8.9%。

从转化情况来看，90例中，有60例出现转化，占66.6%；其中以气虚者转化率最高，有16例，占84.21%；其次为气阴两虚者，有40例，占64.5%；再次为阴虚者，有8例，占37.5%。

表6　慢性肾衰定性及转化情况表

入院时定性	例数	病程中转化	例数
气虚	19	未转化	3
		→气阴两虚	11
		→阳虚	4
		→阳虚→阴虚	1
气阴两虚	62	未转化	22
		→气虚	13
		→阳虚	1
		→阴虚	18
		→血虚	1
		→阴阳俱虚	2
		→气虚→阴虚	2
		→气虚→阳虚	1
		→阴阳俱虚→气虚→阴虚	1
		→阴阳俱虚→阴虚→气虚	1
阴虚	8	未转化	5
		→阴阳两虚	1
		→气虚→阳虚	1
		→阴阳两虚→气虚	1
阴阳两虚	1	→气虚	1
合计	90	转化例数	60

③兼夹证：从表7中可以看出：慢性肾衰在正虚的基础上多出现兼夹证，90例中，有65例出现，出现率为72.2%；在兼夹证中，出现最多的是夹湿（包括风湿、湿热、湿瘀、湿毒、湿热瘀、风湿瘀），有46例；其次是夹瘀（包括湿瘀、热瘀、湿热瘀、风湿瘀、气滞血瘀），有27例；再次为夹热，（包括湿热、湿热瘀）有25例；再次为夹风（包括风湿、风湿瘀），有7例。

表7 慢性肾衰兼挟证情况表

入院时兼挟证	风	热	湿	瘀	风湿、	湿热	湿瘀	湿毒	热瘀	湿热瘀	风湿瘀	气滞	气滞血瘀	合计
例数	4	2	8	8	2	20	13	1	1	1	1	1	3	65

3. 疗效标准

疗效评定标准系参照1986年中华中医学会内科分会肾病学组第二届全国中医肾病专题学术讨论会（南京会议）制定的《慢性肾衰中医疗效判定参考意见》，补充了生存期一项。我们认为，延长慢性肾衰患者的生存期是衡量慢性肾衰疗效的重要指标之一。

（1）显效：凡具备下列1+2，或1+3，或1+2+3者。

①症状和体征消失或基本消失。

②生化指标明显好转，肾功能提高一级（肾功能分级附后），SCr下降>1mg/dL，或SCr下降接近1mg/dL，BUN下降>10mg/dL以上者。

③生存期延长：SCr>5mg/dL，生存期>2年；SCr<5mg/dL，生存期>3年。

（2）有效：凡具备1+2，或1+3，或1+2+3者。

①症状和体征明显改善。

②生化指标好转：SCr下降；SCr下降虽不明显，但BUN下降>10mg/dL。

③生存期延长：SCr>5mg/dL，生存期>1年；SCr<5mg/dL，生存期> 2年；

（3）稳定

①症状和体征改善。

②生化指标无明显变化。

③肾功能变化在同一等级内，或 SCr 上长 < 1mg/dL。

（4）无效

①症状和体征无改善或改善不明显。

②生化指标恶化。

附：肾功能分级标准。

I 级：SCr：2.0mg/dL ~ 2.4mg/dL。

Ⅱ级：SCr：2.5mg/dL ~ 4.9mg/dL。

Ⅲ级；SCr：5.0mg/dL ~ 7.9mg/dL。

Ⅳ级：SCr：8.0mg/dL ~ 12.0mg/dL。

V 级：SCr > 12mg/dL。

4. 治疗效果

（1）疗效评定：根据上述疗效评定标准，在 90 例慢性肾衰患者中，显效者有 43 例，显效率为 47.78%；有效者有 18 例，稳定者有 7 例，无效者有 22 例，总有效率为 75.56%。见表 8。

表 8　疗效统计表

统计 分级	显效	有效	稳定	无效	总例数
例数百分比	43 47.78%	18 20%	7 7.78%	22 24.44%	90
总有效例	68 例			总无效例 22 例	
总有效率	75.56%			总无效率 21.44%	

（2）症状和体征改善情况：慢性肾衰出现较多的症状依次是：疲乏无力、面色无华、腰痛、恶心呕吐、头晕头痛、纳差、精神差、浮肿、大便干、皮肤瘙痒、夜尿多等。除面色改变较慢外，其他症状的改善情况依次是：夜尿多、腰痛、大便干、恶心呕吐、浮肿、皮肤瘙痒、头晕头痛、精神差、疲乏无力、纳差，其改善率均在 70%以上。见表 9。

表 9 症征改善情况表

	症征	治疗前例数	改善例数	改善率 %	
1	神疲	37	25	67.6%	71.1%
2	精神差	8	7	87.5%	
3	精神一般	30	8	26.7%	
4	面色萎黄	44	22	50%	53.3%
5	面色稍黄	3	2	66.7%	
6	面色青黄	1	0	0	
7	面色黑	7	5	41.4%	
8	面色灰暗	13	9	69.2%	
9	面色㿠白	5	1	20%	
10	面色无华	2	1	50%	
11	疲乏无力	84	59	70.2%	
12	纳差	47	33	70.2%	
13	口干	20	12	60%	
14	恶心	48	36	75%	75.8%
15	恶心呕吐	18	14	77.8%	
16	皮肤瘙痒	36	27	75%	75%
17	颜面浮肿	9	6	66.7%	
18	眼睑下肢肿	10	7	70%	
19	下肢肿	15	13	86.7%	
20	眼睑肿	2	1	50%	
21	腰痛	70	57	81.4%	
22	头晕	45	35	77.8%	74.5%
23	头疼	10	6	60%	

续表

	症征	治疗前例数	改善例数	改善率 %	
24	失眠	24	15	62.5%	
25	嗜睡	3	2	66.7%	
26	夜尿多	34	28	82.3%	
27	尿少	4	3	75%	
28	尿黄	6	4	66.7%	58.8%
29	尿痛	1	0	0	
30	尿痛急	3	2	66.7%	
31	尿痛急热	2	0	0	
32	尿频	1	1	100%	
33	尿频热	1	0	0	
34	尿热	3	3	100%	
35	便干	36	29	80.6%	
36	便溏	14	9	64.3%	
37	抽搐	7	6	85.7%	
38	鼻衄	12	8	66.7%	66.7%
39	齿衄	1	1	100%	
40	鼻齿衄	1	1	100%	
41	齿鼻衄尿血	1	0	0	

（3）疗效分析与说明：在显效的 43 例病例中，不但症状和体征消失和基本消失，而且 SCr 平均值 5.63mg/dL，下降至 3.92mg/dL，肾功能平均由Ⅲ级提高到Ⅱ级，其中 10 例转为 0 级（正常）（见表 10）。值得考虑的是，在这 43 例患者中，治疗前 SCr 平均值为 5.63mg/dL，SCr > 5mg/dL 者占 53.48%，占半数以上；而有效病例中，治疗前 SCr 平均值为 4.57mg/dL，SCr > 5mg/dL 者占 27.77%。提示疗效的高低，似不完全取决于 SCr 值的高低。在无效的 22 例病例中，仍有部分患

者症状或体征有改善，甚至明显改善，但生化指标上升较高，我们从严掌握，仍列入无效病例中。还有部分患者，在治疗过程中，曾取得相当明显的阶段性疗效，后因各种原因而恶化，我们也仍归入无效病例中。

表 10　显效病例治疗前后肾功能改善情况表

总例数	肾功能分级 前后例数	0 级	Ⅰ级	Ⅱ级	Ⅲ级	Ⅳ级	Ⅴ级
		SCr < 1.9mg%	2.0 ~ 2.4mg%	2.5 ~ 4.9mg%	5.0 ~ 7.9mg%	8.0 ~ 12mg%	> 12.0
43	前	0	5	15	14	9	0
43	后	10	3	16	12	2	0

表 11　显效病例治疗前后 SCr 改善情况表

项目	SCr 平均值	SCr < 1.9mg%	SCr < 5mg%	SCr > 5mg%
治疗后	5.63mg%	0 例	20 例，占 46.51%	23 例，占 53.48%
治疗后	3.92mg%	10 例，占 23.3%	19 例，占 44.19%	14 例，占 32.56%

5. 体会

（1）慢性肾衰的中医辨证，从定位来看，主要定位在脾肾，但处于不断变化之中，其中定位在脾者，多向肾转化；定位在肾者，多向脾转化；脾肾又可向心、肝、肺转化，而兼损五脏。

（2）慢性肾衰的中医辨证，从定性来看，有气虚、有阳虚、有阴虚、有血虚、有气阴两虚，有阴阳两虚，其中气阴两虚者居多，但也处在不断变化之中。

（3）慢性肾衰的兼夹证，出现较多者为湿、瘀、热、风。

（4）慢性肾衰的症状和体征出现较多者为：乏力、面色无华、腰痛、恶心呕吐、头晕头痛、纳差、神疲、浮肿、大便干、皮肤瘙痒、夜尿多等。经治疗后明显改善的为：夜尿多、腰痛、大便干、恶心呕吐、浮肿、皮肤瘙痒、头晕头痛、神疲、乏力、纳差等。

（5）按《常规》治疗后的显效病例并不均属轻症患者，在 43 例显效患者中，SCr > 5mg/dL 者占半数以上。

（6）上述验证工作说明，方老的《常规》可以有效地指导临床，能较好地体现中医特色，并明显地提高中医疗效，因此具有可行性和先进性。

（二）济南铁路中心医院中医科 17 例验证总结

为配合完成国家“七五”攻关课题“著名中医方药中教授诊治慢性肾衰经验研究”，我们作为课题病例验证单位，自 1989 ~ 1990 年运用方药中教授诊治慢性肾衰的辨证治疗常规，观察治疗不同原因所致的慢性肾衰患者 17 例，取得了较好的疗效。现总结如下。

1. 临床资料

（1）基本情况：① 17 例患者均为随机选取的住院患者，男性 10 例，女性 7 例；年龄最大 67 例，最小 40 岁，平均 54 岁。②原发病为慢性肾小球肾炎者 7 例，占 41.18%；慢性肾盂肾炎者 2 例，占 11.76%；糖尿病肾病 4 例，占 23.53%；原发性高血压 3 例，占 17.56%；多囊肾 1 例，占 5.88%。病程最长者 8 年，最短者 1 年，平均 2 年。③入院时病情属轻型者 6 例，占 35.29%；中型者 3 例，占 17.65%，重型者 8 例，占 47.06%。SCr 平均值为 6.20mg/dL。

（2）按《常规》分析：①定位：在脾者 3 例，占 17.65%；在脾肾者 9 例，占 52.94%；在肝脾肾者 3 例，占 17.65%；在肾者 2 例，占 11.76%。②定性：属气阴两虚者 9 例，占 52.94%；气虚者 3 例，占 17.65%；阳虚者 3 例，占 17.65%；阴虚者 2 例，占 11.76%。③夹邪：为湿热者 2 例，占 11.76%；夹湿者 5 例，占 29.41%；夹热者 1 例，占 5.88%；夹瘀者 3 例，占 17.65%；无明显夹邪者 6 例，占 35.29%。

2. 治疗

（1）方法：根据所学方老有关经验，遵照《常规》予以辨证论治，以《常规》拟定的系列方药观察治疗，不用其他疗法。

（2）疗程：最短 21 天，最长 104 天，平均 45 天。

3. 疗效总结

根据课题组拟订的慢性肾衰疗效评定标准，凡生化指标（以 SCr、BUN、Hb 等为主要依据）有改善，且临床症状基本缓解者定为显效；凡生化指标无变化而病情稳定，临床症状有改善者列为有效；凡生化指标无变化，临床症状改善者列为无效；凡生化指标及临床症状均恶化者列为发展。

17例患者中，显效9例，占52.94%；有效4例，占23.53%；无效4例，占23.53%；总有效率为76.4%。

在有效的13例中SCr治前平均6.91mg/dL，治后平均4.87mg/dL，均降2.04mg/dL。BUN治前平均55.23mg/dL，治后平均45.76%，均降9.46mg/dL。Hb治前平均8.15g，治后平均8.57g，均升0.42%。

4. 病案举例

安某，男，50岁，工人。病例号93389。既往有慢性肾衰病病史1年，因头晕、乏力、恶心、呕吐1个月，检见SCr:13.8mg/dL、BUN:106mg/dL、Hb:4g/L、尿蛋白（++），以“慢性肾小球肾炎（普通型）、慢性肾功能衰竭、尿毒症期”于1989年3月22日收住院。入院时神疲乏力，畏寒，全身重度浮肿，恶心、呕吐，皮肤瘙痒，腹胀，纳差，腰酸痛，大便干，需卧床，生活不能自理。查见面色萎黄，舌质淡胖大、有齿痕，舌苔白厚腻，脉沉，腹部膨隆，腹水征（++），颜面及四肢浮肿。

据《常规》，辨证属脾肾气虚夹湿，予补肾健脾利水渗湿法，处方以桂附参芪地黄汤加减。服药4剂后，恶心、呕吐消失，尿量增多，浮肿减轻，食欲增进。续以此方进退调理，住院3个月余，浮肿、腹水消退，精神转佳，体力增进，腰酸痛及皮肤瘙痒明显减轻，生活能够自理，舌淡、苔薄白，脉沉细。查SCr由13.8mg/dL降至5.4mg/dL，BUN由106mg/dL降至52mg/dL，Hb由4g/L上升至5.8g/L，于1989年7月3日好转出院。

5. 体会

慢性肾衰是各种肾脏疾病终末期的共同表现。西医采取透析、肾移植等疗法，但普及较有困难，虽近年来中医保守疗法研究颇多，但多是注重成方专药，疗效亦不尽满意。方老积多年治疗慢性肾衰的经验，以中医学整体恒动观为指导，抓住慢性肾衰以脾肾为本和正虚邪实的基本病机，既强调治病求本，各司其属，因人因地因时制宜，更注意五脏之间的胜复转化和正邪之间的消长进退，并尤重使邪有出路。研究总结提出了，在动态变化中从整体上予以辨证治疗的，主乎脾肾又不止乎脾肾的四系十八主型及与之相应的系列方药。我们以方老经验用之于临床，取得了满意疗效。我们的体会是：①方老的诊疗经验，不固定专方专药，却以治病求本，以本带标，针对慢性肾衰发展变化的不同病理阶段，以及在不同患者身上所表现出来的不同证候特点，因人、因地、因时制宜辨证施治，更突出了中医特色，展示了祖国医学的整体恒动观在临床中的指导意义。②依方老经验，辨证运用系列方药治疗慢性肾衰，临床疗效较好，表明中医辨证治疗慢性肾衰，在控制病情发展，改善患者症状，延长患者生命方面，较之其他非透析疗法具有明显优势。③方老的这种完全以中医理论为指导的传统中医治疗常规，具有易学易行，便于推广应用的特点，经过系统学习，能够为一般临床医生所掌握，并收到良好效果，说明该常规具有可行性和先进性。

（《著名老中医方药中对慢性肾功能衰竭临床诊治经验研究》课题组，1990 年 12 月）

对升麻的认识及临床运用经验

一、文献回顾及认识

升麻为毛茛科植物，药用部分为根状茎。其名称还有周升麻（《神农本草经》）、周麻（《别录》）、鸡骨升麻（陶弘景）、鬼脸升麻（《本草纲目》）等。在临床上，升麻对温毒、火毒、疫毒和误食某些药物或食物引起的中毒等中医辨证时可以定性为“毒”的情况，均可收到不同程度的疗效。但宋元以后，逐渐形成升麻主升散阳气的认识，片面地过分强调其所谓主“升”的作用，因此使后人一直未能正确发挥其治疗作用。兹就临床点滴体会，谈谈对升麻的认识，以期抛砖引玉。

倡升麻辛主升说首见于张元素《医学启源》，其引《主治秘要》云：“（升麻）性温味辛，气味俱薄，浮而升，阳也。”又说：“其用有四……升阳于至阴之下二也……去风邪在皮肤及至高之上四也。”其后李东垣进一步发扬此说：“升麻，发散阳明风邪，升胃中清气，又引甘温之药上升……以补卫气之散而实其表，故元气不足者，用此于阴中升阳……凡胃虚伤冷，郁遏阳气于脾土者，宜升麻、葛根以升散其火郁。”可见东垣使用升麻旨在“引胃气上腾，而复其本位”，并把升麻这一作用比喻为“行春升之令”（转引自《本草纲目》）。由于李东垣的声誉被后人目为“补土派”的鼻祖，很自然他对升麻的认识也被后世许多医家接受。明代著名医家张景岳在《景岳全书·本草正》中说：“（升麻）气味俱轻浮而升阳也，用此者，用其升散提气……若上气壅，诸火炎上，太阳表证皆不宜用。”清代温病学家吴鞠通把这种“辛温升发”的认识进一步加以渲染，认为升麻有升发少阳之气的作用。温病之人，下焦精气虚而不固，用升麻会有“下竭上厥”之虞。因此，吴氏在《温病条辨·上焦篇》说：“太阴温病，不可发汗，发汗而汗不出者，必发斑疹，汗出过多者，必神昏谵语……禁升麻……”太阴温病禁汗是正确的，但禁用升麻，则显然是吴氏承袭了上述诸家的见解，认为升麻为辛温之品，故而推论其必有伤阴耗精之弊。再看普济消毒饮，东垣用其治“大头天行，初觉憎寒体重，次传头面肿盛，目不能开，上喘，咽喉不利，口渴舌燥”(《医方集解》)，该方在黄芩、黄连、连翘、板蓝根、玄参、马勃……等大队清热解毒药中，伍用少量升麻（七分），以引诸药“上行”。但吴鞠通用此方治同样疾病，“温毒咽喉痛肿，耳前耳后肿，颊肿，面正亦……俗名大头瘟”，却连七分升麻也非去之不可，他说：“去柴胡、升麻者，以升腾飞越太过之病，不当再用升也。”(《温病条辨》) 由于这些著名医家的影响，升麻的“升”性代表了升麻的所有功能，而埋没了升麻的解毒清热作用。

升麻的性味，《神农本草经》曰：“味甘辛。”《别录》曰：“甘苦平，微寒，无毒。”《汤液本草》曰：“微苦，微寒。”升麻的解毒作用，《神农本草经》载曰：“主解百毒……辟瘟疫瘴气邪气。”《别录》说：“主中恶腹痛，时气毒厉，头痛寒热，风肿诸痛，喉疮。”《本草纲目》则明确指出：“升麻能解痘毒，惟初发热时，可用解毒，痘已出后，气弱或泄泻者亦可少用。”可见升麻确具良好的解毒作用，并非辛温而仅主“升散”的药物。

观《太平惠民合剂局方》紫雪丹配方，内用升麻一斤，与寒水石、石膏等主要清热药剂量相等，并在方意中明白指出：“升麻、甘草以升阳解毒。”(《医方集解》) 吴鞠通在太阴温病误汗发斑疹申令禁升麻后，紧接又说：“神昏者……紫雪丹亦主之。”为了解释这种同一温毒发斑之病既禁升麻，又用紫雪（其中有较大剂量升麻）的自相矛盾，吴氏自圆其说：“独用一味升麻，盖欲降先升也。”紫雪丹的功能为主治“内外烦热不解，狂易叫走，发斑发黄，口疮，脚气，瘴毒，蛊毒，热毒，药毒及小儿惊痫”（《医方集解》），可见其有清心泻热、开窍凉斑的作用，这实与其中升麻能引诸药先升后降无关。相反说明吴氏并没有认识到升麻的解毒功能，而惑于前人之说，才有这种随心曲解。

事实上，历代用升麻解毒的医家并非少见。东汉张仲景，用升麻鳖甲汤治“阳毒之为病，面赤斑斑和锦纹，咽喉痛，唾脓血”；升麻鳖甲汤去雄黄、蜀椒治“阴毒之为病，面目青，身痛如被杖，咽喉痛”。这里阴阳二毒，是感“天地疫疠非常之气，沿家传染，所谓时疫证也”（《医贯·温病》），《诸病源候论》称其为“时气阴阳毒”，并详述其发病的病因，症状及预后：“此谓阴阳二气偏虚，则受于毒。若病身重，腰脊痛，烦闷，面赤，斑出，咽喉痛，或下利狂走，此为阳毒；若身重背强，短气，呕逆，唇青面黑，四肢逆冷，为阴毒。或得病数日变成毒者，或初得病便有毒者，皆亦依证急治，失候则杀人。”据此可知阴阳毒是属于急性传染病的范畴。仲景制升麻鳖甲汤，以二两升麻为主药，就是取其解毒，治时行毒疠、喉痛的作用。

仲景以后，《肘后备急方》以升麻蜜煎水煮，时时服之，并浓煎，渍棉洗之，以治天行发斑疮，头面及身须臾周匝状如火疮，卒肿毒起；《千金方》用“升麻三十铢、黄连十八铢以末含咽，治口热生疮”；《外台秘要》说：“升麻煮汁，多服之，可解莨菪毒。”《南阳类证活人书》玄参升麻汤（玄参、升麻、甘草等分）治发斑咽痛，用升麻取其“能入阳明升阳而解毒”；钱仲阳升麻葛根汤（升麻三钱，葛根、赤芍各二钱，甘草一钱）治阳明伤寒中风，发热恶寒……及阳明发斑，欲出不出，寒暄不时，人多疫疾。其以升麻为主药（三钱），就因为“升麻、甘草升阳解毒”且“又治时疫”（《医方集解》）。此外清震汤（即河间升麻汤。升麻五钱，苍术五钱，荷叶一枚）治雷头风，头疙瘩肿痛，憎寒壮热，状如伤寒，此方即取“升麻性阳，味甘、气升、能解百毒”的作用（《医方集解》）。综上所述，可以看到升麻确有解毒清热作用。

临床上可以定性为“毒”病的情况大致可归为两种：①可定性为火病而系暴发者，如具有传染性的温毒、时疫之类疾病皆属其范畴之内；②因误食药物或有毒食物所致疾病。这两种情况均可在辨证论治的基础上，使用较大剂量的升麻。10余年来我曾重点对病毒性肝炎患者与其他药物中毒患者在辨证论治的同时，重用升麻进行治疗，其剂量一般均在30g，多时曾用到45g，效果很好，无一例有不良反应。

二、典型病例

案1 郭某，女性，33岁，北京儿童医院检验师。来诊日期1969年8月5日。

因长期接触肝炎血清于1967年体检发现GPT：300U，继而出现全身乏力、肝区疼痛、腹胀、腹泄溏便、纳差、多梦。曾在某医院诊断为“肝炎”，并住院治疗1年余未见好转，遂来我处就诊。来诊时情况大致同上。澳抗（HAA）（+）、GPT：500U、TTT：12U、TFT（++++），肝肋下1cm、质软。脉中取、沉取均有力而滑，舌质正常，舌苔淡黄稍腻。诊为病在肝脾，证属湿热（毒）内蕴。拟以疏肝解毒清热。方用升麻葛根汤、金铃子散加当归、紫草（其中升麻用一两，即30g）。

服10剂后患者复诊时说自觉症状明显好转，腹胀消除，腹泄止，但仍有肝区痛。仍守前法，并加重疏肝解毒药物剂量。处方：升麻45g，葛根24g，赤芍15g，甘草6g，当归12g，紫草24g，薄荷3g，柴胡30g，郁金12g。连服14剂。

患者第三次来诊，主诉除肝区仍有隐痛不适外，其余各症基本消失。肝功能检查亦有明显好转，GPT：200U，TTT：7U，TFT（++）。以后治疗除仍用升麻葛根汤（升麻用30g）外，并合用气阴两补剂，如黄精、当归、制何首乌、苍术、白术等。4个月后自觉症状完全消失，肝功能检查正常，并恢复工作。半年后，患者因妊娠，GPT又波动在400～600U，TTT：14U，TFT（++++）。当时因我正在山西巡回医疗，患者来信索方。处方升麻葛根汤（升麻30g）合益胃汤函复患者。服此方4个月后，患者信告说各症状又消失，肝功值又全部阴转，并安产一男孩。此后7年内肝功一直正常未复发，正常工作。1972～1973年二次怀孕，以后生一女孩，过程中亦无波动。

1978年年初，该患者去干校劳动，又出现肝区痛、腹胀、纳差、乏力、便溏，GPT又上升至480U，TTT：8U，TFT（++），反向血凝试验为1∶512，当地诊断为“乙型肝炎”。又来我处门诊。当时检查，脉沉细弦，舌苔薄微黄，肝肋下4.5cm。诊为病在肝脾，证属气阴两虚，气滞兼有湿热。拟参芪丹鸡黄精汤

（党参、黄芪、丹参、鸡血藤、黄精、当归、生地黄、夜交藤、苍术、白术、青皮、陈皮、甘草、柴胡、郁金、姜黄、薄荷）和三石汤（石膏、滑石、寒水石）。1个月后来诊，主诉腹胀便溏减轻，查GPT降为300U，其余各项则无明显改变。于是再予参芪丹鸡黄精汤，同时加用升麻葛根汤（升麻用45g）。服20余剂后复查肝功GPT：87U，TTT：9U，反向血凝1:256。以后再予补中益气汤、逍遥散、升麻葛根汤（升麻用30g），加丹参、鸡血藤。患者服20剂后，自觉症状全部消失，各项肝功亦较正常。半个月后患者为“巩固”疗效又服10剂。此患者从1978年8月恢复正常工作已2年余。1981年元月笔者面访患者本人，除HAA(+)外，其余一切正常，精神饱满。

案2 韩某，女性，40岁，辽宁人，干部。1980年3月6日来诊。

主诉发热（37.8～38℃）4个月余，眩晕。患者1980年元月在外院检查ESR：98mm/h，诊断“结核”；用卡那霉素、链霉素、PAS治疗1个月后，出现中毒反应，耳聋、耳堵、恶心、视物模糊而停止抗结核治疗，但停药后症状并不好转。1980年2月某医院检查，诊为“双耳前庭功能丧失，链霉素中毒”，并做肝穿，诊断为“肝炎”。因治疗无效，而来诊。就诊时除上述症状外，走路摇晃如醉酒状，恶心、时有呕吐，纳差，手足凉，脉沉细极弱，舌嫩润，苔薄白。诊为病在肝肾，证属气阴两虚。予补肝益肾，气阴两补，佐以平肝法。以参芪麦味桂附地黄汤加味治疗。服药后病情变化不大，头晕不减。考虑患者系链霉素中毒，应考虑解毒问题。结合辨证，改予益气解毒法。用补中益气汤合升麻鳖甲汤（升麻、鳖甲各30g，当归12g，甘草6g）。因无鳖甲，改用生龙骨30g，生牡蛎30g。此方服2剂后，头晕痛明显减轻，耳鸣、耳聋好转，走路摇晃症状消失。续守上方，症状继续好转。以后除仍用升麻鳖甲汤、补中益气汤外，并加生脉散、劈鹿角，症状陆续消失。于是改益气养阴为主，减去升麻鳖甲汤，仅用补中益气汤合生脉散、劈鹿角、熟地黄。服12剂后，诸症完全消失。肝功能检查正常。

（摘自《辽宁中医杂志》1981年第5期，傅兴国整理）

辨治“瘀血”的经验

方药中教授对瘀血的辨证和合理使用活血化瘀方药有着丰富的经验。现就随师学习过程中的体会，加以整理归纳。

一、重辨证，于细微之处辨有瘀

血液循环不畅或溢出脉络之外，成为有害物质，是各种病证的病理基础。血赖气行，气赖血载，尽管各种疾病的病因不同，都会在某阶段出现“气血”运行不畅而表现种种不同的瘀血见证。一般来说，“初伤在气，久病入血”，由气及血，愈瘀则形症愈显而易辨，如局部肿胀刺痛、固定不移，面青唇瘀，肌肤甲错、瘀斑，舌紫口燥，脉涩等。方老在注意辨别瘀血形症的同时，尤其强调结合病情，于细微之处诊察，其经验可归纳为：

1. 出血必瘀

方老认为：“任何出血疾患都必留瘀。”血液不循脉道，溢出脉外，无论阳络伤或阴络伤都会导致出血，血出之后即为病理产物，可留滞脏腑组织或经脉之间，瘀滞愈甚则出血愈不止，出血愈不止则新血愈不生，宿瘀不化，脉络不宁。唐容川说：“离经之血虽清血，鲜血亦是瘀血。”（《血证论・瘀血》）瘀血与出血是辩证的因果关系，瘀则必出，出则必瘀，通则不出，出则不通。

2. 久病必瘀

《素问・痹论》说：“病久入深，营卫之行涩，经络失疏。”久病之人，多营卫气血不和，气血生化无源，血液易于停瘀。张仲景治“五劳虚极羸瘦”，系“内有干血”，以大黄䗪虫丸缓中补虚以化瘀；“久病入络……即血瘀”（《医林改错・刘序》），唐容川提出：“凡痨之所由成多为瘀血为害。”（《血证论・瘀血》）方老对这些论点尤为赞成。他认为：“气由血化，血由气生，病久之人气虚不能化血，血虚不能济气，气血虚弱血液循环必然瘀滞，所以有一分虚便多一分瘀，虚瘀交结，互为因果，加剧病情。”

3. 动静失调有瘀

一般患者其病情大都多活动加剧，静卧好转，但瘀血患者常常相反。因为血液循环是需要气的动力作用，血液又需要恒定地处在动的状态之中，有如“流水不腐，户枢不蠹”，若气的动力不足则易于凝瘀。所以方老认为：“动则好转，静则反剧，常常是瘀血辨证的一个指征。动则气血借助外力循环故好转，静则血液循环减慢而阻滞故反剧。”

4. 午后病情加重夹瘀

气属阳，血属阴，“平旦至日中，天之阳”，以阳从阳，故气旺于上午；“日中至黄昏，为天之阴”，以阴从阴，故血旺于下午。因此，气虚患者上午加剧，血瘀患者下午则增。王清任曾说：“后半日发烧，前半夜更甚……此是血府血瘀。”（《医林改错·气血合脉说》）方老认为：“凡午后加剧的患者，系邪伏阴分血分，首先要考虑夹瘀。”

5. 经前症状如重必有瘀血

方老常说：“女子以血为体，以肝为先天。肝疏泄气血，若情志抑郁，肝疏泄失职，则易于停瘀，故经前症状加重，如经前腹痛、腰痛、浮肿、发热等症状出现或加重，宜从瘀血论治。”

6. 自觉与他觉症状不符要考虑有瘀

《金匮要略·惊悸吐衄下血胸满瘀血病脉证治》所言“腹不满，其人言我满”，比较典型地说明了从自觉症状与他觉症状不符可以辨别瘀血。方老认为：临床上也确有一些夹有瘀血的患者，在外观上无明显的阳性体征，而自觉却有莫可名状的痛苦，其原因多系内脏血瘀气滞所致。

方老认为：辨别瘀血的存在与否，只要抓住少数症状即可，诸瘀血见证不必悉具，尤其是结合病位、病情、病因进行全面分析，辨证精确，治疗也就易于收效。方老的这些经验，充实了“瘀血”理论，扩大了活血化瘀法的应用，对临床确有指导意义。

二、重立法，宜扶正之中寓化瘀

气血贵流畅而恶郁滞，气主煦之，血主濡之，血能调和于五脏，洒陈于六腑皆赖气运，气能温煦脏腑百骸，皆赖血载，即是说阳气依存于阴血之中，阴血又有赖于阳气依附，才能循环不已。阴阳气血任何一方有虚都会使血液循环不畅而瘀滞。《医学衷中参西录·医方·加味补血汤》说："气血虚者其经络多瘀滞。"古人有云："气与血犹水也，盛则流畅，少则壅滞，故气血不虚则不滞，即虚则鲜有不滞者。"方老认为：瘀血易继发于气血虚弱的基础上，立法宜扶正之中寓化瘀，诸如温阳化瘀、益气化瘀、养血化瘀、滋阴化瘀，或温阳活血，或益气养阴活血等。

外来致病因素作用于机体产生瘀血，一般都有气血虚弱作为内在条件（除跌打损伤所致局部瘀肿外），如寒邪收引凝敛，可使血循减慢而瘀滞，也多有阳气内虚的条件，所谓"阳虚血必滞"；热为阳邪，迫血妄行，灼伤阴血，也有阴精内虚作为基础；精血津液同源，互为转化，大病之后，伤气耗血伤津，必多气血虚弱，血液循环瘀滞。因"瘀血不去，新血不生"，又可促使气血虚弱更为严重，所以活血化瘀必在扶正基础上应用，标本兼顾，才能提高疗效。兹举验案三则以印证之。

案1 霍某，男，60岁。干部，病历号13751。

主诉：胸闷痛憋气乏力，间断发作10年，加重20日。缘于1971年因劳累出现胸痛胸闷，气短乏力，某院心电图检查ST-T改变，诊为"冠心病"，后多次复查心电图有加重趋势。近20余日胸闷痛憋气加重，伴畏寒盗汗，肢凉，口干欲热饮，耳鸣，形体偏胖，口唇偏黯，舌质有瘀点、边有齿痕，舌苔薄黄、根部稍腻，脉沉弦细弱。诊为气阴两虚，瘀血痹阻。拟养阴益气化瘀。补中益气汤合生脉散、丹参饮加减：黄芪30g，苍术、白术各10g，陈皮10g，党参15g，柴胡10g，升麻6g，当归12g，甘草6g，麦冬15g，五味子10g，丹参30g，砂仁6g，白檀香6g，姜黄10g，郁金10g，薄荷3g。药服30剂，心绞痛解除，诸症均轻减，唯耳鸣，脉沉细无力，舌质偏红，苔薄黄。改拟参芪丹鸡黄精汤合生脉散以善后。方拟：党参10g，黄芪10g，丹参30g，鸡血藤30g，黄精25g，当归12g，生地黄20g，首乌藤30g，白术10g，陈皮10g，甘草10g，柴胡10g，姜黄10g，郁金10g，薄荷3g，天冬、麦冬各10g，五味子10g。出院时，临床症状痊愈。心电图较入院时，ST-T有明显好转，TV5低平变平坦，TV6低平振幅较前降低。

按：本例有明显胸闷心前区疼痛、心悸短气、乏力等症，本系心阳不振所致，因劳累伤脾，脾气虚损，中气不足以致心阳虚而不运，因气郁伤肝，疏泄失职，以致气滞血瘀，肝郁克土，则脾气愈虚，从而用补中益气汤助脾气以健运；以丹参饮加郁金、薄荷等以疏肝活血化瘀；因有口干口黏阴虚之象，故以麦冬、五味子以养阴，从而使心阳得运，心阴得充，气阴得到恢复后，以参芪丹鸡黄精汤合生脉散，既益气阴，又养血疏肝，使精血互化，血脉疏通。可见方老寓奇巧于平常，取效甚捷。

案 2 叶某，女，47 岁，干部。病历号 20157，1980 年 11 月 4 日入院。

尿急尿频尿血 5 年，加重 1 个月入院。入院时诊为多囊肾合并尿毒症。经治 2 个月，未见好转，乃请方老会诊。会诊时见头晕乏力，恶心，食欲不振，面色萎黄，腰酸胀而痛，大便秘结、每日需服大黄面方能解便，尿血不止，月经色暗、量不多，口干口黏不欲饮，面部有黑斑，舌淡胖有瘀点、有齿痕，脉浮中沉取皆细弱。辨为阴虚血瘀。治以养阴化瘀。拟生脉散、增液汤合血府逐瘀汤加减：天冬 15g，麦冬 15g，玄参 15g，生地黄 30g，五味子 10g，当归 12g，桃仁 10g，红花 10g，甘草 6g，枳壳 10g，柴胡 10g，川芎 10g，牛膝 15g，赤芍 15g，白芍 15g，桔梗 6g，人参 15g（另煎兑入）。服 3 剂后尿血止，口干减轻，不服大黄面而大便正常。后守方续服月余，诸症减轻，唯脾胃未健，纳差。守方加党参、山楂、神曲、白扁豆，配枳术丸为散内服。诸症好转出院。

按：本例取得良效的关键有四：①血瘀是在阴虚基础上继发，病久阴虚，阴精不足，血循不畅，故用养阴增液的增液汤；②出血必瘀，血不归经，久出则久瘀，故用活血化瘀之血府逐瘀汤。血府逐瘀汤之用一在桃红四物汤养血活血，一在四逆散之疏肝理气，可使气血同调；③寓生脉散以益气养阴；④重用人参另煎兑服，重在益气，使气载血行。其用意周到，故疗效确切。

案 3 胡某，男，46 岁。病历号 20820。

患者头昏头痛 12 年，右侧上肢活动不灵 3 年，加重 1 个月入院。入院检查诊为高血压病Ⅲ期并脑栓塞。曾多方治疗不效，请方老会诊。诊见：右侧上肢不灵，麻胀，语言謇涩，舌根强直，握力下降，动作不准，双目胀痛，视物不清，项强，时有耳鸣，健忘，口苦不欲饮，纳可，二便调，口唇偏黯，舌体运动不能自如，舌质淡胖、多裂、苔白而润，脉浮中沉取俱细弱。诊为气虚血瘀。治以益气化瘀，疏肝健脾。拟补中益气汤合丹鸡逍遥散加味：黄芪 30g，党参 15g，苍术

10g，白术10g，陈皮10g，升麻10g，柴胡10g，甘草6g，当归12g，丹参30g，鸡血藤30g，赤芍20g，白芍20g，茯苓30g，生姜6g，薄荷3g。守方服用3个月，头晕头痛已除，右上肢活动转灵，语言清晰，诸症均好转。西医各项物理检查，血压、心电图、眼底检查治疗前后对照，均见明显好转。

按：本例取效的关键在于益气化瘀，而益气活血化瘀法又落实在肝脾同调的机制上。因血液的循环，即赖脾气以生化，并统血、裹血、摄血；又赖肝气以疏通，藏之行之升之。方老常用补中益气汤温升脾气以生气血，又用自制丹鸡逍遥散以疏肝活血。他认为："肝之所以藏血，是因肝主疏泄的结果，若肝疏泄失职，易导致血瘀。恢复肝的疏泄失职，只宜用疏，疏的方法三义：一曰理气，如木香、槟榔、陈皮；二曰活血，如益母草、丹参；三曰疏风，如羌、独、荆、防。"由此可见，活血化瘀法的应用，应结合脏腑辨证，恰当运用。

三、重治养，在整体中求调节

治疗与调养密切结合是中医学整体观念在治疗学上的体现。任何疾病都不是单纯依赖药物治疗，药物治疗任何疾病都只能是“衰其大半而止”，更重要的是“必养必和，待其来复”，即是说，要调整机体自身的抗病能力。

方老对瘀血的辨治，很重视在整体中调节机体自身抗病能力，他认为：气是动力，血是物质，化瘀如忽视温气、养气，要达到很好疗效是有困难的，甚至对气虚血瘀患者来说，益气本身就寓有化瘀之功。有一冠心病患者，治疗前经常出现心衰，用补中益气汤加丹参治疗后，心衰立即得到控制。方老还认为：调节机体自身的抗病能力，在使用活血化瘀方药时，要注意中病即止。当瘀血严重时，需顿挫者宜顿挫之，活而兼行，使之以通，或破之、逐之，旨在决之，这仅是一种手段，只要调动机体自身抗病能力增强血液循环，即使是活血化瘀有效，也要停用。若过用之，对机体反而有害。

调节机体自身疗能，要协调气血的关系。《慎斋遗书》云："夫人之一身，气以血为主，血以气为先。"只有气血调和，津液相成，神乃自生。方老在运用活血化瘀时，特别着眼协调气血的关系以调节机体自身疗能，他指出，补阴、补血药物皆为静药，有形精血津液难以骤生，补之宜量大；活血药皆为动药，量大则破血化瘀，量小则活血通络，用量宜小免伤正气，只有动静结合，才能补而不滞，活而无弊。若气虚血脱，元气大伤，气化运行失常，血随之而脱，血脉易于停瘀，温补药皆动药，用量宜重，养血药皆静药，用量应轻，动静结合，才能运化而达速补目的，使补而不滞。当归补血汤以黄芪五倍于当归，其义就在此。

方老在临床实践中，对瘀血理论和活血化瘀法的应用，确有独到之处，配伍精当，效果良好，值得我们认真学习。

（摘自《辽宁中医杂志》1981年第9期，程昭寰整理）

尿血、血淋治验

尿血是指小便中混有血液，或伴有血块；血淋则除此之外，伴见小便时热涩刺痛。故一般以不痛为尿血，痛为血淋。

一、病因病机

尿血、血淋当定位在肝、肾。因足厥阴肝经“循股阴，入毛中，过阴器，抵小腹”，前阴既为肝经所循，尿血、血淋应究于肝；肾主藏精，司二便，精与血乃同类异名之物，故尿血、血淋亦责之肾失所藏。虽然心主血、肝藏血、脾统血、肺主治节，加之肾藏精，精血同源，血证与五脏均有密切的关系，然诸脏失调终因影响于肾，失其所司方可见血尿。

尿血、血淋的定性有湿热、阴虚内热、血瘀、阳虚、气虚之分。从病程来看，急者多为湿热，慢性常系虚证，尤以气虚多见，然虚中夹实之证亦间或有之。《金匮要略·五脏风寒积聚病脉证并治》谓：“热在下焦者，则尿血，亦令淋泌不通。”概括地提出了尿血、血淋多因湿热蓄于肾与膀胱，损伤脉络，迫血妄行所致。然于临床，其病机属阳虚、气虚统摄失权，或瘀血内阻，血液离经外溢者亦不少见。

二、治则治法

其治疗大法，湿热之证宜宣通清利，忌固涩之品；虚证或虚中夹实之证，当随其变化而施治。清利凉血、益气摄血之法为医者所常用，而以化瘀、温阳二法止血，往往被视为畏途，但是只要辨证准确，施此二法，常常也可收卓效，因而不必拘于“出血忌桂附，慎化瘀”之说，只是用药应中病即止。人身气血不仅常需充盛，尤贵于通调，治病之时当“疏其血气，令其调达，而致和平”。肝乃藏血之脏，主疏泄，肝气条达，气血冲和则血海安宁。倘若情志不遂，肝气郁结，气滞则血瘀，脉道郁阻，血亦可离经妄行。妇人善怀多郁，此证尤为多见，故女性患者当考虑肝郁血瘀这一机转，注意疏肝，使气行脉通则血得以归经。温阳止血之法适用于虚寒之证，其临床表现特点为：血色黯淡，四末不温，面色萎黄，舌淡苔白，脉沉细无力，方选桂附地黄汤、黄土汤之辈，甚至可加仙茅、淫羊藿以助温肾之功。温阳摄血之法往往能起沉疴，只要虚寒证具，不必泥于“温药动血”之见。“治病求本”为中医学治疗疾病的原则之一，是提高临床疗效的重要环节，正本才能清源。若遇血瘀、虚寒之证，不究其本，而概用凉血止血通套之法，必重蹈“实实虚虚”之辙。

三、验案举例

案1 叶某，女，47岁。住院病历号20157。

1980年11月4日以“多囊肾合并尿毒症”入院。患者主诉尿频、尿急、尿痛、尿血5年，加重1个月余，伴头晕乏力，腰膝酸软，纳呆厌油，口黏不渴，大便不畅，下肢瘙痒，月经色黑。望其面色略黯且有黑斑，舌淡有瘀色，舌苔白腻而滑，脉沉细无力。查：BUN：89mgg/L，尿蛋白（++），RBC满视野。入院中医诊断为血淋，曾投多剂小蓟饮子等凉血止血药无效，Hb降至6.6g/L。经方老会诊改拟血府逐瘀汤、生脉散、增液汤合方治之。处方：桃仁10g，红花15g，怀牛膝15g，川芎10g，柴胡10g，赤芍15g，白芍15g，枳壳10g，东北人参15g（另煎兑入），天冬15g，麦冬15g，五味子10g，玄参15g，生地黄30g，甘草

6g，当归 12g，桔梗 6g。进药 12 剂后血瘀消失，Hb 升至 8g，尿检 HBC，WBC 为 0～1，他症亦明显减轻。

案 2 许某，男，48 岁。住院病历号 19590。

患者因“多囊肾、左肾结石、尿毒症”于 1980 年 7 月 26 日住院治疗。主诉血尿反复发作 18 年，每于劳累受凉即发，伴腰疼、尿频，但无尿痛，头晕乏力，恶心纳差，皮肤瘙痒。舌淡胖嫩、边有齿痕，苔薄白，脉浮中沉细而无力。入院后半年之中，血尿小发作多次，以参芪麦味地黄汤加大、小蓟，藕节尚能控制。1981 年 3 月 20 日，因浴后受凉，病情恶化，又见血尿。此次血尿特点为：量多，始色鲜夹块，后色暗而无块，持续时间长达 8 天。查：Hb：7.3g/L，尿检 RBC 满视野。在此期间，西药肌注仙鹤草素 2mL，每日 1 次，静点止血敏每日 2g；中药先后予前方及小蓟饮子加阿胶，罔效，又改用益气摄血之法，投补中益气汤加杜仲炭、荷叶炭、花蕊石，并配服归脾丸后，仅血尿颜色略浅。曾延院外西医会诊，嘱再过 10 天不减轻，可用膀胱镜加药以止血，并随时准备手术抢救。鉴于病情笃重，特请方老会诊。方老根据该患者舌脉，认为血尿乃气虚固摄无权所致，遂以温补肝肾、兼以固涩为法。拟桂附地黄汤以白术易山药，加东北参、二仙丹、伏龙肝。处方：东北人参 10g（另煎兑入），党参 15g，肉桂 6g，制附片 15g，金樱子 10g，熟地黄 30g，山茱萸 10g，白术 15g，牡丹皮 10g，芡实 10g，云茯苓 30g，泽泻 10g，仙茅 6g，淫羊藿 10g，伏龙肝 60g（另煎成 600mL，澄清后取上清液煎余药）。进 2 剂，血尿止，尿检 RBC：0～2，至今月余未发。

（摘自《黑龙江中医药》1982 年第 2 期，聂莉芳整理）

重症肌无力治疗经验

一、典型病例

案 1 方某，男，59 岁，干部。1976 年 3 月 11 日初诊。

眼睑下垂，复视 3 年，咀嚼、吞咽困难 1 年半，加重 2 个月。

现病史：患者于 1973 年在腹泻后出现右眼睑下垂、复视，经某院诊断为“重症肌无力眼肌型”。经用吡啶斯的明180mg/日及中药杞菊地黄丸等治疗半年后缓解。1975年10月因感冒发热后出现两眼睑下垂、复视，以及咀嚼、吞咽困难，经几家医院会诊，诊断为“重症肌无力延髓型”，仍以吡啶斯的明治疗。但药后只能暂时缓解症状，且需逐渐增加用药量始能维持饮食起居。1976年起，吡啶斯的明已增加至360mg/日，但眼睑仍经常下垂，进餐需多次休息，喝水作呛，两臂不能上举，自己不能穿衣，服药时间稍延迟，症状立即加重。上述症状上午较轻，下午加重，遂来我室就诊。检查：白发秃顶，衰老外观，偏胖体型，面微红，两眼睑下垂，眼裂明显变小，头低倾，不能正常直立，两臂不能上举。舌嫩有齿痕、质稍红，苔薄白、中心稍黄腻，脉沉细无力。

按“辨证论治七步法”分析：

根据中医理论，眼睑属脾，脾主肌肉四肢，足太阴脾经“夹咽，连舌本，散舌下”，吞咽咀嚼亦归属于脾，因此，第一步“定位”在脾。患者年六旬，并呈现明显衰老外观。中医认为六十则“气大衰”。从病史来看，病发于腹泻、发热之后，腹泻则伤脾，发热则伤气，诊其脉沉细无力，舌嫩有齿痕，明显的气虚之征。从症状来看，以肌肉无力为主症，以活动后加重，休息后减轻，上午较轻，下午加重为特点，亦即上午自然界和人体阳气较盛时则缓，下午阳气较衰时则重。因此，从患者年龄、发病诱因、证候特点、脉象舌象等看均支持气虚，故第二步应“定性”为气虚。第三步“定位与定性合参”，考虑为脾气虚衰。第四步“必先五胜”，从目前来看，以脾气虚为主，其舌质稍红提示兼有阴虚，但气虚可导致阴虚，因此仍考虑以脾气虚衰为主。第五步为“各司其属”，即在前四步辨证的基础上，治疗应以补益脾气为治。第六步“治病求本”，补益脾气即为治本。第七步“治未病”，根据中医五脏相关的理论，见脾之病，除考虑脾本身而外，还要考虑脾之所不胜的肝和所胜的肾。因此在补益脾气的同时，还需考虑防止肝乘肾侮的问题，辅以滋养肝肾。综合上述“七步”分析，本病诊断为脾气虚衰，治以补脾益气为主，辅以养肝益肾。方药：补中益气汤合生脉散加味。黄芪45g，苍术、白术各12g，陈皮9g，党参15g，柴胡12g，升麻6g，甘草6g，生姜3g，大枣12g，麦冬12g，五味子9g，熟地黄30g，淫羊藿15g。水煎服，每日1剂。服药3剂后即开始小量递减口服吡啶斯的明的剂量。服药12剂后，患者症状明显好转，眼睑下垂基本消失，进食中间不需休息，肢体无力亦显著改善。以后即以上方为主继续治疗，并继续递减吡啶斯的明服用剂量。半年后。患者诸症全部消失，并停用吡啶斯的明。根据中医阴阳互根理论，虑其“气增而久，夭之由也”，遂于补中益气汤方中合入益胃汤，改汤为丸做巩固治疗。1 年后复查，眼裂正常大小，吞咽咀嚼正常，肢体、肩、颈活动自如，饮食二便均调，并已恢复工作。治疗期间，除递减原服之吡啶斯的明而外，未服用其他中西药物。随访 6 年，未见复发，疗效巩固。

案 2 王某，男，51 岁。干部，1980 年 3 月 18 日初诊。

右眼睑下垂、复视 9 个月。现病史：患者于 1979 年 6 月在劳累后出现右眼复视，半个月后出现右眼睑下垂，经某医学院诊为“重症肌无力眼肌型”。经用吡啶斯的明治疗后，症状可暂时缓解，但不能维持。1979 年 11 月，患者按方老治疗重症肌无力验案中的介绍，自服补中益气汤合生脉散治疗。服药后一度好转，但不久即病复如故。近几月来，口服吡啶斯的明 180mg/ 日已不能维持，症状逐渐加重，遂来京治疗。目前患者右眼复视，眼睑下垂，吞咽咀嚼无力，两下肢亦酸软无力，头晕，胸胁闷痛，气短，纳食尚可，喜冷饮，睡眠尚安，二便尚调。患者自述发病前曾连夜阅读并赶写材料。检查：右眼睑完全下垂，脉沉弦无力、左小于右，舌质红、稍胖、有齿痕，苔白黏。

按辨证论治七步分析：

患者病变表现在目、肢体、肌肉、吞咽咀嚼、胸胁、胃等。中医理论认为，眼睑、四肢、肌肉、吞咽等均归属于脾；肝开窍于目、目属肝；“诸风掉眩，皆属于肝”，头晕一症主要考虑定位在肝；胁为肝经所布，弦脉属肝，因此第一步“定位”可考虑为脾胃、肝，由于肝肾同源，常常肝肾同时考虑。第二步“定性”分析，患者脉沉弦而左小于右，舌质红，临床表现为视物不清，病起于过用视力之后。《内经》谓“肝受血而能视”“久视伤血”，因此从舌、脉、症状、发病诱因等均提示病属阴虚、血虚。患者喜冷饮、头晕、胁痛等属阴虚内热的表现；其舌稍胖有齿痕，眼睑、肢体活动无力，属于气虚的表现，因此第二步“定性”为阴虚、血虚、气虚、夹热。第三步“定位与定性合参”，考虑为脾胃气虚、肝肾阴虚、夹热。第四步“必先五胜”，患者既有脾胃气虚的表现，又有肝肾阴虚的表现，究竟何者为主？从患者脉沉弦、左小于右以及舌质红来看，支持阴虚为主；从发病来看，病发于“久视伤血”之后，先见于视物不清，继而才出现眼睑下垂等气虚症状；从既往治疗来看，补脾益气之剂仅可获效于一时，说明其本不在气虚。综合分析，支持阴虚为本。中医理论认为“气生于阴”“阴虚则无气”，阴虚可导致气虚，阴虚生内热，因此病机为肝肾阴虚为本，气虚继发于阴虚。第五步“各司其属”、第六步“治病求本”，自应以滋养肝肾之阴为本，兼清虚热。第七步“治未病”，肝之所不胜为肺，所胜为脾，在滋养肝肾的同时应辅以清肺滋脾清胃。综合上述“七步”分析，本病辨证为病在肝肾，波及脾胃，证属阴虚内热，拟滋肾养肝益胃，佐以清热为治。方药选归芍麦味杞菊地黄汤、益胃汤、玉泉散：当归 12g，白芍 15g，麦冬 12g，五味子 10g，菊花 10g，夜交藤 30g，生地黄 30g，苍术、白术各 10g，木瓜 10g，茯苓 30g，牡丹皮 10g，泽泻 10g，沙参 20g，玉竹 30g，生石膏 30g，甘草 6g。水煎服，每日 1 剂。上药共服 12 剂。

1980 年 4 月 1 日复诊：右眼睑下垂及复视情况均有明显改善，头晕、胁痛减轻，但仍有咀嚼时两颊肌肉酸痛无力感，纳食、睡眠、二便尚调。仍以原方，再服 12 剂。

三诊：患者眼睑下垂及复视基本消失。患者系旅居北京，休息、饮食条件较差，心情急躁，近日胸胁闷痛不舒，遂于上方中加入柴胡 10g，郁金 10g，姜黄 10g，薄荷 3g，以疏肝解郁。

4 月 22 日四诊时：眼睑下垂、复视消失，两眼裂等大，胸痛消失，胸闷减轻，咀嚼吞咽正常，唯面颊部肌肉仍有酸困感，偶有胸闷气短，大便日一次，但偏溏。诊其脉弦滑稍数，舌质稍红，苔白见轻度齿痕。考虑阴虚气虚仍未完全纠正，上方加入黄芪 30g。嘱回原地继续服药治疗，并递减吡啶斯的明服用量，直至停服。后患者多次函告病已获愈，中西药物全部停服并恢复正常工作，至今疗效巩固。

案 3 贾某，男，42，干部。1980 年 3 月 6 日初诊。

左眼睑下垂伴吞咽咀嚼无力 3 个月。现病史：患者于 1979 年 12 月突然出现左眼睑下垂，经某医院抗胆碱酯酶药效试验诊断为“重症肌无力”。经服用美斯的明 20mg/ 日，无明显效果，并出现复视，吞咽咀嚼及两上肢无力。患者按方老治疗重症肌无力验案中的介绍，服用补中益气汤合生脉散加味 20 余剂不效，前来诊治。目前食纳尚可，二便亦调，睡眠不实多梦。患者自述本次发病与生气、心情抑郁有关。检查：左眼睑明显下垂，眼裂显著变小，脉弦长有力、沉取尤甚、右大于左，舌质稍红、苔薄白。

按辨证论治七步法分析：

患者疾病表现在眼睑、吞咽、肢体，应归属于脾；弦脉属肝，睡眠不实多梦结合脉弦长有力，属于肝不藏魂；患者病发于生气、心情抑郁不快之后，怒则伤肝，亦应定位在肝，因此，第一步“定位”，应定位于肝脾。上述眼睑下垂、咀嚼吞咽无力、肢体活动无力，一般应属脾虚气虚的表现，但诊患者之脉弦长有力，沉取尤甚，非气虚脉象。取《难经》阴阳轻重脉法，沉取为肝肾之脉；弦脉属肝，但应以端直以长，轻虚而滑为肝之平脉，沉弦长有力则为肝之病脉，属肝之气盛气郁之脉；患者舌质较红，脉右大于左，视物不清，均为阴血不足的征象。因此第二步“定性”为气盛、气郁、血虚。第三步“定位与定性合参”，可考虑为病在肝脾，肝之气郁气盛而血不足，脾气虚。第四步“必先五胜”，患者既有脾气不足的表现，又有肝血不足、气郁气盛的表现，似乎矛盾。究竟应如何分析其病机？提出四点值得注意：其一，患者正值壮年，此次发病突然，病发于郁怒之后，因此一般不考虑气虚为主；其二，患者的脉象、舌象，均无明显的气虚，而呈气郁肝旺、阴血不足的表现；其三，从治疗反应来看，助脾益气之剂无效，说明其本不在脾；其四，从肝脾两脏的关系来看，肝之所胜为脾，肝病可以传脾，《内经》所谓“气有余，则制己所胜而侮所不胜”，其病现属于肝有余而犯脾，使脾土受邪，运化失职而不得布达于四肢、眼睑等部位，出现所属部位的功能障碍，此与脾气本虚的舌、脉、证有很大不同。综上所述，本病辨证为病在肝脾，证属气郁血虚为主。第五步“各司其属”、第六步“治病求本”，应以疏肝养肝为主治。第七步“治未病”，《难经》《金匮要略》均谓“见肝之病，知肝传脾，当先实脾”，何况患者已出现脾为肝乘的表现，因此当在疏肝养肝的同时，佐以助脾为治。方药选参芪丹鸡逍遥散、益胃汤：党参 15g，黄芪 30g，丹参 30g，鸡血藤 30g，当归 12g，白芍 15g，柴胡 15g，苍术、白术各 10g，茯苓 30g，甘草 6g，生姜 6g，薄荷 3g，沙参 15g，玉竹 30g，麦冬 12g，生地黄 30g。水煎服，每日1剂。

患者服上方7剂后，左眼裂即明显增大，眼睑下垂及复视情况均有好转，脉弦象亦减弱。考虑气郁肝旺之象已减，遂酌减疏肝之剂，上方去丹参、鸡血藤继服。

3月27日三诊时，眼睑下垂已基本消失，眼裂基本恢复正常，脉转弦细。仍以上方为基础酌加养肝柔肝和胃之剂，于上方中加入黄精30g，焦山楂、焦神曲各15g，白芍改为20g。

5月8日患者再度来诊。自述诸症消失，美斯的明已减至每日5mg，脉沉弦，舌质微红稍胖，苔白稍腻。嘱间断服用上方，并停服美斯的明。1年后，患者来述眼睑下垂、复视等未见复发，美斯的明上次就诊后即停用。目前除偶有眼部紧张不适外，其余无任何不适。其脉略沉细，舌微红，苔微白。患者虑其复发，要求做巩固治疗。处以参芪归芍地黄汤加味，滋肾养肝助脾以巩固疗效。

二、按语

以上3例，从现代医学来看，均诊断为“重症肌无力”，患者又均曾以剂量相同的方药进行过治疗。但是，其中，1例以中医辨证为脾气虚衰者，服后很快转危为安，直至获愈。另外2例按图索骥，却未能取效，再经中医辨证求本，审因论治而获愈。由此可见，尽管现代医学和中医学在研究对象方面是相同的，但是，在对人体生理和疾病的认识途径以及治疗方面却有很大不同。中医丰富的治疗经验是在中医理论体系指导下积累起来，并加以总结的规律性的认识。因此，在运用中医中药治疗现代医学诊断的一些疾病时，还必须把辨病与辨证结合起来，如只简单地采取对号入座的办法，一不奏效，就认为“经不起重复”，甚至以此来否定中医理论和经验，这显然是片面的，也就谈不到取中医之长，对继承发扬中医学是不利的。

辨证论治是中医的临床方法，它是在整体恒动观的思想指导下，全面收集有关患者发病的全部资料之后，运用中医理论进行分析归纳，对疾病作出的诊断和相应治疗方法。《内经》乃至历代医家都主张言必有据，无征不信，而反对妄言无征。以上3例，虽然从中医辨证来看，病位都与脾有关，病性也都有脾虚的表现，但是经过全面分析之后，诊断却有很大不同。第 1 例除脉、舌提示脾气虚衰而外，结合患者的年龄、体质、发病诱因和发作的时间特点等加以全面综合分析，辨证为脾气虚衰，因此就能以补中益气汤为主而起重症，转危势。第 2 例脉舌均为阴虚血虚之证，结合病发于久视伤血伤阴之后，用健脾益气之剂可暂效于一时，因此辨证为肝肾阴虚为主，气虚系继发于阴虚之后，因此以阴虚为本治以地黄汤为主而得以获愈，疗效巩固。第 3 例脉舌不但无明显气虚，而见肝郁肝旺的脉象，结合中年体壮，起病突然，病程较短、病发于生气之后、服健脾益气之剂不效等而辨证为气郁、血虚为主，治以疏肝养肝，用逍遥散而奏效。由此可见，辨证论治所依据的脉、舌、症、年龄、体质、发病诱因、证候特点、治疗反应以及气候、地域等因素，无一不是根据客观表现分析总结而来，有征可验，有据可循，并无玄妙之处，亦非灵活无边。当然，在错综复杂、纷乱变化的证候面前，能够做到执简驭繁、审因求本，也非一日之功，但是，只要认真、系统地学习中医理论，逐步掌握辨证论治的步骤和方法，并验之于临床，就一定能够得其门径而入。

（原载《中西医结合杂志》1982 年第 4 期，许家松整理）

辨治出血证的经验

方老辨治出血证，积累了丰富的经验，临床疗效卓著。

一、确定病位

方老认为，确定疾病的部位是辨识病情之首务。在生理状态下，由于五脏的协调配合，如心主血，脾统血，肝藏血，血宣布于肺，施泄于肾等，血液才得以循经而行，濡养周身。一旦机体的这种调节功能失职，就会导致出血病症，因而临证首先应当确定病变的症结所在，方能进行有效的治疗。方老辨析病位主要从以下两个方面入手。

1. 详询病史，寻找原发与继发的关系

方老历来强调："证就是证据，辨证论治就是综合、归纳、分析有关患者发病，包括临床表现在内的各种依据，从而据此做出诊断和治疗。"因而不能仅仅着眼于当前的出血症状，还需详询病史，寻找原发脏器，即疾病的关键所在，为"治病求本"提供可靠的依据。方老认为，不论血出于何处，若继发于咳嗽、痰喘肺经病变之后者，多原发在肺；如先见心悸、气短诸症，而后出血者，多原发在心；若继发于情志怫郁或恚怒之后，多原发在肝；如先见脘痛纳差，腹泻呕恶，而后出血者，多原发在脾胃；倘若继发于腰膝酸软、遗精耳鸣之后，则又当考虑肾为原发之脏。

2. 结合出血部位确定病位

"有诸内必形诸于外"。某脏某腑的病变影响到血液的正常循环时，常常表现在其相应的官窍出血，因而依据出血的部位，可以进一步确定病位。如"舌为心之苗"，故舌衄可定位在心；便血、痔血固然为肠中下血，因肺与大肠互为表里，可定位在肺、大肠；咳不离乎肺，"鼻为肺窍"，咳血、鼻衄可定位在肺；足厥阴肝经"循股阴，入毛中，过阴器，抵小腹"，肾司二便，主藏精，精血同源，故尿血可定位在肝肾；呕血与吐血，血均自胃来，因"脾开窍于口"，故可定位在脾胃；足阳明胃经"入上齿中""脾主肌肉"，因而齿衄、肌衄之病位亦可定在脾胃。

二、辨清病程

方老常说："每一种疾病的病理机转，总有其规律可循，当择其要者掌握之，切莫泛泛而谈。"关于出血证的病机，方老认为需着重辨清寒、热、虚、实、瘀。寒证出血的辨证要点为：血色黯淡，面色㿠白，畏寒肢冷，下利清谷，舌淡脉迟；血为热迫必离经妄行，热证出血发病多急骤，血色鲜红，身热烦渴，舌红脉数；虚证出血以气虚者居多，因为"守血者即是也"，气虚无力摄血，可导致血溢脉外，其临床表现的特点是在出血的同时兼有神疲乏力、心悸气短、舌胖色淡、边有齿痕、脉虚等一派气虚之象；实证以血热、血瘀较多。血热之证已述于前，瘀血最易为医者忽视，但临床却不少见。由于瘀血壅阻脉道，致血液运行不循常道，而渗于脉外，犹如河道淤塞，其水必溢。辨识瘀血，方老重在察舌，舌暗、

舌青、舌有瘀斑，均系有瘀之证。因“心为五脏六腑之大主”“舌为心之苗”，脏腑失调致血脉瘀滞必然要从舌质上反映出来。有时瘀血证如局部刺疼拒按、癥瘕、肌肤甲错、两目黯黑，脉涩等并不悉具，而仅舌现瘀象者，方老亦从瘀论治，常常收效。

三、治疗特色

1. 凉血勿留瘀

出血之时，因系离经之血往往易阻于脏腑经络之间，再者凉血止血与收涩止血药物多有留瘀之弊，故方老强调：“人身气血不仅常需充盛，尤贵于通调，故治疗当不忘‘疏其血气，令其调达，而致和平’的明训，‘血宜凉、宜静’须活看，它是针对血为热迫、易于妄行而言的。倘若过于寒凉，亦可致血脉凝涩，血虽暂止又新添瘀弊，血气何以通调？”因此方老在配伍止血药中常常少佐散瘀之品，如牡丹皮、赤芍、茜草之属；凉血止血则常以泻心汤、小蓟饮子、犀角地黄汤等方化裁。

2. 温阳摄血，不忌桂附

温阳摄血法常被医者视为畏途。桂附大辛大热之品，尤虑其动血而不敢投用，因而有“出血忌桂附”之说。方老则认为，只要辨证准确，虚寒证具，不必泥于此说。不仅可选用黄土汤、桂附地黄汤之辈，甚至可加仙茅、淫羊藿以助脾肾之功。温阳摄血之法运用得当，往往能起沉疴，但需注意中病即止。

3. 治血与治气并进

气与血的关系密切，“气为血帅”之含义有二：其一，气能统摄血液行于脉中；其二，气为血之动力，气行则血行。临床上气血失调可见气虚统血无权或气滞血瘀的病变。因而方老极为重视治血与治气并进，遇气虚出血证，常以补中益气汤收功；化瘀止血，则推崇王清任的血府逐瘀汤。对于女性患者方老还强调要考虑肝郁血瘀之机转。妇人多见肝气郁结之证，故主张于化瘀剂中宜酌加疏肝之品，俾气行脉通则血得以归经。化瘀止血法亦当中病即止。

4. 治病求本

方老在《辨证论治研究七讲》中谈到治疗方法上的相应归类“各司其属”，如肝热出血，当清肝凉血以止血；脾气虚出血，当健脾益气以止血之类。而治病求本则重点强调治原发病。如由肝及肺者，当重点治肝；由脾及肾者，重点治脾等。这是整体观在治疗学上的充分体现。临床遇疑难重症，方老十分重视详询病史，寻找原发脏器，探本求源，从本治之，每获良效。

四、验案举例

1. 便血案

高某，女，53岁，住院号22027。

该患者1975年出现便血，6年来反复发作，每次便血持续时间不等，便血量多达100ml/日，伴左下腹疼痛、腹泻。此次发作因于劳累，持续2个月之久。于某医院作纤维结肠镜诊为溃疡性结肠炎。曾用维生素K、仙鹤草素、止血敏治疗无效，而于1981年11月13日入院。入院时患者便血60～100ml/日，Hb：7g/L，大便不成形，且左下腹疼痛，头晕乏力，心悸自汗，纳差神疲。其平素心慌，脉结，患冠心病已8年。检：偏胖体型，面唇苍白无华，舌淡胖、边有齿痕，脉沉细弱结；心电图示：频发室性早搏，ST-T改变。延方老诊治。方老认为定位原发在心，波及于肺、脾、大肠，证属气虚统血无权，拟益气摄血法。选补中益气汤合生脉散加伏龙肝治之。处方：黄芪30g，党参30g，苍术、白术各10g，陈皮10g，柴胡10g，升麻10g，甘草6g，当归12g，麦冬15g，五味子10g，伏龙肝60g（先煎，取上清液煎药）。药进4剂则便血顿止；续服10剂，面色红润，神振纳增，Hb升至13.9g，大便潜血阴性。之后方老考虑原发在心，遂改拟炙甘草汤合生脉散，重点调补心脏以善后。复查心电图及双重气钡造影均有明显改善，而于1982年3月5日好转出院。

2. 尿血案

许某，男，48岁。住院号19590。

该患者血尿反复发作18年，曾于某医院经肾盂造影，腹部平片确诊为双侧多囊肾、左肾结石。1980年7月因劳累感寒又出现血尿，当时体温38.6℃，BUN：86mg/dL，CO_2CP：29.2Vol%，鉴于合并感染及慢性肾功能衰竭，故于1980年7月26日入院治疗。入院后经抗感染、止血、纠正酸碱失衡及配合中药治疗后，血尿止，病情得以缓解。1981年3月20日浴后受凉，尿血又作，色黯量多，5～6次/日。服云南白药、小蓟饮子加阿胶、艾叶不效；肌注仙鹤草素、静点止血敏亦无效，尿血持续 8 天之久，Hb：7.2g/L。3 月 27 日外院会诊意见：再过十日，尿血不止，可用膀胱镜加药烧以止血，若无效则手术抢救。3 月 28 日延方老诊治。方老据患者微恶寒，舌胖嫩、边有齿痕，右脉沉细弱无力诸症，拟温补肝肾，收涩固脱法为治。投桂附地黄汤以白术易山药，加二仙汤、东北人参、金樱子、芡实、伏龙肝。处方：东北人参 10g（另煎兑入），党参 15g，肉桂 6g，制附片 15g，熟地黄 30g，山茱萸 10g，白术 15g，牡丹皮 10g，云茯苓 30g，泽泻 10g，淫羊藿 10g，仙茅 6g，芡实 10g，金樱子 10g，伏龙肝 60g（先煎取上清液煎药）。药进 2 剂，尿血止。续服 3 剂，尿检 RBC0 ~ 2。

3. 崩漏案

张某，女，50 岁。门诊号 216580。

该患者 1975 年始出现月经量多，确诊为功能性子宫出血。曾迭进固涩冲任、凉血止血、益气摄血之剂效均不显，且经期注射丙酸睾丸素、维生素 K 亦未见好转。1981 年 5 月 28 日求治于方老。患者诉：月经量多、有块色黯，经期长，有时竟达半月之久，伴腰疼、血块下后则疼减，心悸眩晕，便溏 3 ~ 4 次 / 日，遇冬则眼睑、下肢浮肿。检：舌淡有瘀色，苔白稍黏，脉弦滑。方老辨析为因瘀出血，拟化瘀止血法为治。投血府逐瘀汤合生脉散。处方：当归 12g，生地黄 30g，桃仁 10g，红花 10g，甘草 6g，枳壳 10g，赤芍 15g，柴胡 10g，川芎 10g，怀牛膝 15g，党参 15g，桔梗 10g，麦冬 10g，五味子 10g。遵嘱经前续进 4 剂，随即血块由多渐少，腹不疼。之后以参芪丹鸡黄精汤调理之，月经正常。诸症悉除。

（摘自《辽宁中医杂志》1982 年第 6 期，聂莉芳整理）

治疗冠心病心绞痛的经验

一、原发为本

方老认为：中医学对冠心病心绞痛的认识，涉及心痛、厥心痛、真心痛、卒心痛、久心痛、胸痹，以及九种心痛等，故可统称为心痛、胸痹类病证。因为这类疾病绝非一朝一夕之所成，故正确认识该病原发与继发的关系，就成为中医辨证论治的第一环节。

方老常说："所谓原发，即从该病患者可追记的病史开始，直至目前存在的临床见证中，如某个病证始终未愈地延续下来，那么它就是整个病程中的原发病，而后的各种复杂病变，则都可认为是在此原发病的基础上继发而来。尽管有时继发病的症状比原发病的症状更为突出，但就其实质而言，原发病的病机却始终是决定疾病发展变化的主要方面。《内经》有'治病必求于本'的原则，刘完素释：'从所来者为本，其所受者为标。'因此，所谓'原发为本'，即在治疗中应详尽分析病史，找出原发病，并重点施治。

案1　李某，男，65岁。

因头晕心悸、胸痛腰痛，而于1979年10月18日收住我院。查BP：190/130mmHg，心电图提示阵发性房颤、多发性房性早搏，胸透提示：左心缘丰满，肾图提示：双侧肾功能中至重度受损。西医诊断为高血压、冠心病、心律失常、肾功能不全。中医辨证：患者腰痛已近20年，此后渐有畏寒乏力、头晕心悸、耳鸣便溏等，查舌质黯胖、苔白且润，脉沉弦而结，故考虑原发在肾，波及心肝脾，证属在气虚基础上，继发气阴两虚，夹有瘀血。根据原发为本的原则，应重点温肾，辅以补心、温肝、健脾、活血等，拟真武汤加减。处方：制附片6g，茯苓15g，白术12g，赤芍15g，桂枝10g，炙甘草10g，泽泻20g，丹参20g，郁金10g，生龙骨30g，生牡蛎30g。服30余剂后，胸痛、心悸明显减轻；再投苓桂术甘汤、炙甘草汤、生脉散加减40余剂。出院前胸痛鲜作，诸症减轻，BP150/100mmHg，心电图已基本正常。

按：疼痛虽是心痛胸痹类证的主要临床表现，但只有"伏其所主"而"先其所因"，才能通过治本而达到治标的目的。张景岳说："五脏之滞，皆为心痛，刺治分经，理甚明悉。""但得其本，则必随手而应。"本例患者因胸痛心悸而入院，就定位而言，当主要在心。但分析全部病史，可见原发在肾，波及于心，以寒水上乘心火为主要病机，故治以真武汤等。方老认为，根据临床上多数患者的发病部位、致病原因，乃至年龄、体型、季节气候特点等都与心肾两脏密切相关的客观规律，又应特别重视心肾两脏的调治。《内经》说："心病治心，不得，索之水，水者肾也。"张景岳说："凡上焦阳气不足者，必下陷于肾也，当取之至阴之下……所谓治病求本，方为尽善。”也即是这个含义。

二、正气为本

方老认为，心痛胸痹类病证的发生，首先应责之正气虚损，即或兼有标实，亦属本虚所致。正如张景岳所说：“若无六气之邪而病出三阴，则唯情欲以伤内，劳倦以伤外，非邪似邪。”治疗中，只有在治本的前提下治标，在扶正的基础上祛邪，即以正气为本，才能确实提高疗效。

案 2 郭某，女，60 岁。

因多饮、多食、多尿、手足麻木、腰酸腿痛 20 年，头晕失眠、胸中绞痛频作 4 年，以及耳鸣耳聋、颜面抽搐等，而于 1978 年 11 月 12 日收住我院。查 BP：150/90mmHg，心电图提示陈旧性前壁心肌梗死、慢性冠状动脉供血不足，血糖（BS）：242mg/dL，四段尿糖全部（++++）。西医诊断高血压、冠心病、糖尿病。中医辨证：患者久有三消、手足麻木、腰酸腿痛等，又渐次出现胸中绞痛、头晕失眠、耳聋耳鸣、面部抽搐等症，查舌质淡胖、有齿痕和瘀色、苔白，脉弦细稍数，故考虑原发在肺脾肾，波及心肝。证属在气阴两虚基础上，继发气滞血瘀、风气内动。通过上述分析，可知胸中绞痛、面部抽搐等虽然严重，但却皆因本虚所致，故根据正气为本的原则，以肺脾肾气阴两补为主，佐以疏肝，拟补中益气汤、增液汤、疏肝饮加减。处方：黄芪 25g，苍术、白术各 12g，青皮、陈皮各 10g，升麻 10g，党参 30g，甘草 6g，当归 10g，柴胡 10g，姜黄 10g，郁金 10g，薄荷 3g，生地黄 30g，玄参 25g，麦冬 12g，瓜蒌 30g，枳壳 10g。服 10 剂后，胸痛顿舒，再拟补阳还五汤、滋肾通关丸加减。处方：黄芪 45g，地龙 25g，当归 12g，赤芍 15g，桃仁 10g，红花 10g，川芎 12g，山药 25g，苍术 25g，玄参 25g，知母 10g，黄柏 10g，肉桂 3g，又服 10 余剂。出院前胸痛基本缓解，三消症明显减轻，体力有所恢复，心电图较前好转，血、尿糖无明显变化。

按：方老认为，所谓“痛则不通，通则不痛”，对于实邪致痛者固然颇为精当，但以此而概百痛之全，则有失片面。本例之胸痛颇为急重，但倘若只重标实而不顾本虚，就有可能导致“痛随利减”“痛忌补气”的结论，从而犯了“虚虚实实”之戒。张景岳说：“有曰通则不痛，又曰痛随利减，人皆以为不易之法，不知此为治实痛者言也。”“其有因虚而作痛者，则此说更如冰炭。”方老还认为，因为心性属火，其主阳气，故“伤心者病在阳”的情况在心痛胸痹类病证中最为多见，以温补之法治疗该病的经验也不乏记载。

由此可见，所谓正气为本，乃是《内经》所说“病反其本，得标之病；治反其本，得标之方”的原则在心痛、胸痹类病证治疗中的具体运用，也是中医在治疗中从整体出发的必然结果。

三、平调阴阳

方老常说，阴精与阳气之间，不仅相互依存，而且相互转化，故气虚可以导致阴虚，阴虚也可造成气虚。心痛、胸痹类病证之初，虽然五脏所伤不同，在气在血各异，但久而久之，势必阳损及阴，阴损及阳。为此，只有在“谨守病机，各司其属”的基础上，随时注意划清阶段，把握分寸，即不断于恒动中得到新的平衡，才可能使医者把握住整个治疗过程中的主动权。

案3 霍某，男，59岁。

因胃中冷痛40年，胸痛胸闷10年，以及逆气上冲咽喉、畏寒乏力、失眠盗汗、耳鸣如蝉、口干便燥等，而于1981年2月25日收住我院。查舌红有齿痕，苔薄黄，脉沉弦细弱。心电图提示：冠状动脉供血不足，钡餐造影提示：十二指肠走形后倾。西医诊断为：冠心病、十二指肠球部溃疡。中医辨证：患者胃中冷痛久而未愈，故脾胃气虚为原发病；失眠盗汗、耳鸣如蝉、口渴便燥、舌红等阴虚之证，与胸痛胸闷、逆气上冲等气滞之证并存，故考虑继发在心、肝、肾，证属阴虚，兼有气滞。因为气虚在先，故应以补气为主，兼以养阴和理气，拟补中益气加生脉散、疏肝饮为治。处方：黄芪30g，苍术、白术各10g，陈皮10g，党参15g，柴胡10g，升麻10g，甘草6g，当归12g，麦冬15g，五味子10g，姜黄10g，郁金10g，薄荷3g。服10剂后，患者胃中冷痛明显好转，遂酌减补气之品，增加养阴之味，改拟参芪丹鸡黄精汤加生脉散。处方：黄芪10g，白术10g，党参10g，柴胡10g，甘草6g，当归12g，天冬、麦冬各10g，五味子10g，姜黄10g，郁金10g，薄荷3g，丹参30g，鸡血藤30g，黄精25g，生地黄20g，夜交藤30g，陈皮10g。又服10剂。出院前胃痛消失，胸痛已月余未作，余症皆有减轻，心电图提示明显好转。

按：方老认为，心痛、胸痹类病证以阴阳两虚最为多见，故治疗中不仅应针对原发之所在而径直取之，而且还要随时注意划清阶段，把握分寸。一旦原发病已有好转，就应避免执意温补或滋养，可转而采用阴中求阳、阳中求阴的灵活治法。至于原发即属气阴两虚者，则应“将以甘药，不可饮以至剂”（《灵枢·终始》）。所谓甘药，即阴阳兼顾之剂，而所谓兼顾，又非等量齐观，无所侧重。阳为有生之本，阳旺则能化生阴血，故补气应在补血之先，扶阳应在滋阴之上。为此，方老对阴阳俱损而其证急重者，往往先行补气，用补中益气汤之类。一旦病情趋于稳定，又根据阴为阳之根，阴虚不复则阳无化源的理论，再拟养阴缓收其功，用丹鸡黄精汤、六味地黄汤之类。但是，不论先行补气，或继之养阴，都要随时注意兼顾阴阳，绝不妄投刚燥或阴柔之“至剂”。这也正是方老每于补中益气汤中加生脉散、增液汤，以及丹鸡黄精汤中加参芪，六味地黄汤中合桂附的寓意所在。

在心痛、胸痹类病证的整个治疗过程中，根据阴阳俱损必有侧重，气血恢复定有先后的实际情况，分别选用侧重补气或侧重滋阴的不同方药，以使阴阳两者不断在新的基础上达到新的平衡，乃是《内经》“谨察阴阳所在而调之，以平为期”的法则在该病治疗中的实际应用，也是方老主张“药不偏执，效必更方”这一学术观点的具体表现。

四、治疗未病

方老常说，五脏是不可分割的一个整体，任何一脏的病变都或多或少地会对其他脏器产生影响。心痛、胸痹类病证的发生，就是脏器虚损，由轻而重，久羁不瘳，相互影响的过程，一旦病之既成，这种影响及其发展，还可能使病情越来越重。因此，见微知著，未雨绸缪，以全局观点分析病机，判断转归，从而积极地“治疗未病”，成为中医治疗该病的又一重要特色。

案4 柴某，男，55岁。

因素有眩晕失眠、自汗盗汗，近年来心悸气短、胸中闷痛、腰痛耳鸣、汗出淋漓等，而于1978年11月27日收住我院。查舌红、苔黄腻，脉迟数不一而呈弦滑之象。心率 36 ~ 150 次 / 分，心律不齐，心电图提示交界性心动过速、完全性右侧束支传导阻滞。西医诊断为：冠心病、心律失常、病窦综合征。中医辨证：因肝藏魂，胆主决断，肝胆不济则魂不守舍而决断不能，故出现眩晕失眠、脉数不均，其原发病在肝（胆）。心悸气短、汗出淋漓属气虚之证，腰痛耳鸣、舌红脉数属阴虚之证；胸中闷痛、脉滑、苔黄腻属痰湿之证。这些继发证又应分别定位在心、肾、肺。根据五脏相关的理论，可知肝气不足是会导致肺乘和脾侮，故补肝时应佐以清肺清胃。遂拟十味温胆汤以养肝温胆为主，佐以心肺肾气阴两补和清泻肺胃。处方：党参 15g，生地黄 30g，菖蒲 15g，远志 15g，半夏 25g，陈皮 12g，茯苓 20g，甘草 6g，竹茹 12g，枳实 12g。服 30 余剂后，诸症减轻，又酌加生脉散、酸枣仁汤、生石膏等继服。经过 4 个月治疗，临床症状明显好转，心率稳定在 60 ~ 80 次 / 分，心电图正常。

按：方老认为，在温胆汤中，诸如陈皮、竹茹、茯苓、半夏、枳实等皆有清泻肺胃之功。肝（胆）气不足可致肺乘脾侮，清泻肺胃则有利于肝气的恢复，故所谓温胆，即在于治疗未病。本案的治疗，一方面重用党参、生地黄等益气养阴，以缓图其本；另一方面又重用温胆汤、生石膏等清泻肺胃，以温其胆，两者并行不悖，相得益彰。反之，在肝气有余而乘脾侮肺的情况下，又应配合补脾益肺，以制肝木的方法。肝脏如是，余脏准此。

方老还认为，治疗未病，不仅要求医者从五脏着手，已病防变，而且还要求充分重视摄生和调养，未病先防。若能起居有时，饮食有节，豁达乐观，适当锻炼，就不仅能做到未病先防，而且即或已病，也仍不失为一种积极有效的治疗手段。

（摘自《中医杂志》1983 年第 5 期，何正治整理）

川派中医药名家系列丛书

方药中

代表论著

一、著作

1.《医学三字经浅说》

《医学三字经》为清代著名医家陈修园所著，内容从医学源流到内、妇、儿各科疾病的诊治。因采用“三字”韵语写成，易诵易记，流传甚广。由于内容和文字简约，指导临床尚有不足。

方老在20世纪40年代师从陈修园后裔著名中医陈逊斋先生，对陈门学术有深刻理解。20世纪50年代，方老在北京大学医学院学习西医之际，抱着“他山之石，可以攻玉”的态度，吸取西医的一些方法和知识，来整理中医古籍，著成《医学三字经浅说》一书。

该书以原著论列的疾病为纲，从病因、病机、症状证候、诊断、治疗、预后、预防等方面，博引近百种历代有关文献，进行系统整理和全面阐释。在治疗方面，补列了五百余首常用方剂，还补充了针灸治疗。实际上，《医学三字经浅说》已将原书扩展成以内、妇、儿，以及针灸各科常见病、多发病的一部临床必备书。由于资料丰富，论述系统全面，具有很强的实用性，出版后十分畅销，成为中医师临床必备书和西学中教材。20世纪80年代，方老对全书进行了较大修改和补充，出版了“修订版”。2007年后人又在“修订版”的基础上，对文献出处等做了一些补充和修正。

2.《中医学基本理论通俗讲话》

《中医学基本理论通俗讲话》是方老全面系统论述中医学基本理论的一本专著。该书原是方老在20世纪五六十年代为北京各大医学院所“西医学习中医班”讲授中医基础理论而写的一本教材，经整理由内部印刷成多种单行本，流传甚广。2007年10月由人民卫生出版社正式出版。

书中从阴阳五行、天地人合一、藏象、经络、精气神、病因、病机、治则八个方面对中医基本理论做了全面、系统论述。书中突出“人与天地相应”的中医理论特色，对自然规律与人体生理、病理、疾病诊治、养生方面的密切关系所做论述尤有卓见和新意。

该书说理深入浅出，表达通俗易懂，密切结合临床，是学习和理解中医基础理论的一部优秀的基础读物。

3.《辨证论治研究七讲》

《辨证论治研究七讲》是方老研究辨证论治的一部专著，也是中医辨证论治研究的第一部专著。1979 年 8 月由人民卫生出版社出版，2007 年 10 月再版。

辨证论治是中医诊断治疗疾病的主要方法、特点和优势所在。因此，对辨证论治的理解、掌握也就成为中医提高临床疗效的关键，也是中医学发展和创新的关键。该书系统论述了辨证论治的概念、理论基础和基本精神。在继承和汲取前人各种辨证论治方法和优点的基础上，提出了辨证论治规范化、程序化的新模式——辨证论治七步。“七步”融外感内伤辨证于一系，汇理法方药于一体。书中对临床辨证的具体内容、步骤和方法一一论列，并以方老临床医案作出具体运用示范。

该书以说理深入浅出、提出创新设计、紧密指导临床应用为特点，是中医工作者学习、掌握和研究辨证论治，提高临床疗效的一部必读书。

4.《黄帝内经素问运气七篇讲解》（与许家松合著）

《黄帝内经素问运气七篇讲解》对“运气七篇”进行了全面、系统的研究与论述。“总论”部分对“运气七篇”的指导思想、自然观、生理病理观、病因病机论、诊治法则、方药理论、运气计算方法及其在医学中的运用、运气学说在中医学中的地位和评价，做了全面系统的概述。“各论”部分对“运气七篇”原文逐句加以解释，逐段进行述评，逐篇做出小结。对全文中的难点、疑点和有争议的问题，在比较分析历代医家注释的基础之上，提出作者见解。全书对“运气七篇”总结其理论体系，揭示其科学内涵、精神实质和精华所在，阐述其临床指导意义，客观评价其在中医学中的地位与影响。被誉为唐代王冰次注《素问》以来，第一部有关运气七篇的全文讲解本。

该书 1984 年 6 月由人民卫生出版社出版，2007 年 10 月再版。

5.《医学承启集》

《医学承启集》是方老业医 50 余年医学论文中的精品。

在理论研究部分，对中医理论中的重大问题，如：中医理论体系的基本内涵、气化学说、藏象学说、阴阳五行、伤寒与温病学说及其论争等，均进行了系统整理、精辟论述和深入研究。有些学术观点，如中医理论体系的基本内涵，在中医学术界系属首次提出。在临床研究部分，对中医辨证论治的模式，提出了新的设计和论证，并以临床验案说明其具体运用，对辨证论治的研究、发展和规范化具有指导意义。此外，还选辑了方老对肝炎、肝硬化腹水、慢性肾功能衰竭等疑难病症的诊治经验。如对“慢性肾衰”的诊治经验研究，属国家攻关课题，疗效居国内先进水平。对临床经验的阐述，不停留在一方一药和个案的介绍，而是遵循中医理论，系统总结中医诊治规律，不但示人以方药，而且示人以规矩，利于指导后学。

1993年8月由人民卫生出版社出版，2007年10月再版。

6.《温病汇讲》（与许家松合著）

温病之说，源于《内经》，后世中医学论著中，亦代有论述，不断有所发展。至清以后，温病学家名家辈出，著述如林，于此形成了温病学派。在温病学的诸多论著中，吴瑭所著的《温病条辨》一书，系统地、完整地、有创见地论述了温病的辨证论治规律，并熔诸家之精华于一炉，是一部集大成的温病学专著。因此，中医研究院研究生部在研究生系统学习中医基础理论的过程中，选取该书作为系统学习中医温病学说的教材，列入研究生的必修课程之一，一直延续至今。

方老和许家松教授在辅导研究生学习《温病条辨》的过程中，为了帮助研究生学习研究中医温病学的发展和成就，了解和学习当代温病学说在理论研究和临床运用方面的成果，组织了多次有关温病研究的专题学术报告。报告人绝大多数是国内以研究温病闻名的专家、教授、学者，也有少数是在温病科研、教学、临床方面有较深体会和实践经验的中年骨干。在这些专题报告中，有的就温病学说进行了全面的探讨，有的就温病学说中的某一个问题进行了深入的研究，有的在运用温病学说治疗某些急性传染病方面进行了经验总结，有的对温病学说的近代研究方面进行了报道，有的对伤寒与温病学派之争进行了讨论，内容十分丰富。为了给温病学说的学习和研究提供参考资料，特将上述专题报告的讲稿加以整理，并经主讲人同意和审阅，汇编成册，名曰《温病汇讲》，以期对继承发扬中医温病学的学术成就并进一步开展中医急症工作有所帮助。

该书于1986年2月由人民卫生出版社出版，2009年12月再版。

二、论文（列题）

1. 何绍奇，许家松 . 名老中医之路 . 济南：山东科学技术出版社，1981.

2. 方药中 . 论辨证论治七步法的基本内容及其临床应用 . 新医药学杂志，1977 年 9 期 .

3. 方药中 . 中医对结核病的一般认识及其处理方法 . 中医杂志,1956 年 7 ~ 9 期 .

4. 方药中 . 谈中医对于中暑的一般认识及其处理方法 . 健康报,1959 年 6 ~ 13 期 .

5. 方药中 . 医学承启集 . 北京：中医古籍出版社，1993.

6. 傅兴国整理 . 略谈脾胃阴虚 . 湖北中医杂志，1982 年 1 期 .

7. 王琦，盛增秀整理 . 迁延性、慢性肝炎的诊治 . 新医药学杂志，1977 年 1 期。

8. 方药中 . 谈中医对于小儿腹泻的一般认识及处理方法 . 中医杂志，1958 年 6 期 .

9. 方药中 . 谈中医对于“气喘”的病理认识及其治疗方法 . 中医杂志，1955 年 10 期 .

10. 方药中 . 用砒治疗哮喘之我见 . 上海中医药杂志，1956 年 11 期 .

11. 方药中 . 再谈砒对支气管哮喘之特殊疗效 . 上海中医药杂志，1957 年 7 期 .

12. 方药中 . 中医辨证治疗的基本规律（一）. 江西中医药月刊，1959 年 8 期 .

13. 方药中 . 中医辨证治疗的基本规律（二）. 江西中医药月刊，1959 年 9 期 .

14. 方药中 . 中医辨证治疗的基本规律（三）. 江西中医药月刊,1959 年 10 期 .

15. 方药中 . 论《伤寒论》中的辨病辨证及相互关系问题 . 中医杂志，1986 年 5 期 .

16. 方药中 . 论《伤寒论》中的辨病辨证及相互关系问题（续）. 中医杂志，1986 年 6 期 .

17. 方药中 . 试论张仲景“汗法”运用之基本原则 . 中医杂志，1956 年 3 期 .

18. 方药中 . 评伤寒与温病学派之争 . 中医杂志，1984 年 2 期 .

19. 方药中 . 谈中医学对急性传染病的病机学认识 . 中医杂志，1984 年 4 期 .

20. 方药中 . 谈中医学对急性传染病的病机学认识（续）. 中医杂志，1984 年

5 期 .

21. 方药中，时振声 . 试论五行学说在祖国医学中的应用 . 中医杂志，1980 年 11 期 .

22. 方药中 . 试讨论“中医治疗体系”中的几点基本认识 . 中医杂志，1955 年 5 期 .

23. 方药中 . 试讨论“中医治疗体系”中的几点基本认识（续）. 中医杂志，1955 年 6 期 .

24. 方药中 . 中医痰饮学说的基本内容及临床运用（上）. 湖北中医杂志，1984 年 2 期 .

25. 方药中 . 中医痰饮学说的基本内容及临床运用（下）. 湖北中医杂志，1984 年 3 期 .

26. 方药中 . 评“肾无泻法”. 上海中医药杂志，1981 年 8 期 .

27. 方药中 . 谈中医的望诊 . 江西中医药月刊，1956 年 4 期 .

28. 方药中 . 谈中医的问诊 . 中医杂志，1956 年 2 期 .

29. 方药中 . 谈病机十九条的基本精神及其在辨证论治中的具体运用（一）. 新医药学杂志，1978 年 8 期 .

30. 方药中 . 谈病机十九条的基本精神及其在辨证论治中的具体运用（二）. 新医药学杂志，1978 年 9 期 .

31. 方药中 . 谈病机十九条的基本精神及其在辨证论治中的具体运用（三）. 新医药学杂志，1978 年 10 期 .

32. 方药中 . 谈病机十九条的基本精神及其在辨证论治中的具体运用（四）. 新医药学杂志，1978 年 11 期 .

33. 方药中 . 谈病机十九条的基本精神及其在辨证论治中的具体运用（五）. 新医药学杂志，1978 年 12 期 .

34. 许家松 . 试论方药中学术精华 . 中国医药学报，1997 年 6 期 .

35. 郑红刚 . 方药中辨证论治七步法与临床应用 . 中医药学报，2004 年 1 期 .

36. 刘成源，罗红艳整理 . 方药中辨证论治五步及其产生的理论基础 . 中国中医基础医学杂志，2000 年 6 期 .

37. 张存悌，宋翠丽整理 . 方药中论病机十九条及其运用规律 . 中医药学刊，

2001 年 4 期 .

38. 许家松，聂莉芳等整理 . 方药中诊治慢性肾功能衰竭常规 . 中国医药学报，1992 年 2 期 .

39. 许家松，聂莉芳等整理 . “方药中诊治慢性肾功能衰竭常规”的临床应用 . 中国医药学报，1992 年 4 期 .

40. 齐文升整理 . 方药中治疗“慢肾衰”并发症的经验拾萃 . 辽宁中医杂志，1992 年 9 期 .

41. 陈立华整理 . 方药中治疗迁慢性肝炎的经验 . 上海中医药杂志，1984 年 10 期 .

42. 胡荣昕 . 运用方药中经验方治疗肝硬化腹水的体会 . 辽宁中医杂志，2005 年 11 期 .

43. 赵崇学 . 方药中治疗肝病腹水的经验 . 中国医药学报，1989 年 4 期 .

44. 何正治 . 方药中治疗冠心病心绞痛的经验 . 中医杂志，1983 年 5 期 .

45. 边玉麟 . 方药中治疗顽固崩漏案析 . 云南中医药杂志，1994 年 4 期 .

46. 胡耀琪 . 方药中治疗内伤发热验案 . 中医杂志，2004 年 12 期 .

47. 方芳，林伟华 . 方药中辨治疑难重病举隅 . 浙江中医药杂志，1993 年 11 期 .

48. 陈立华 . 发于机先，未雨绸缪 . 上海中医药杂志，1985 年 10 期 .

49. 许家松 . 试论方药中先生教育思想 . 中医教育，2002 年 2 期 .

50. 李鸿涛，马晓北，高思华 . 辨证论治五步法临床应用体会 [J]. 中国中医药信息杂志，2011 年 8 期 .

学术传承

川派中医药名家系列丛书

方药中

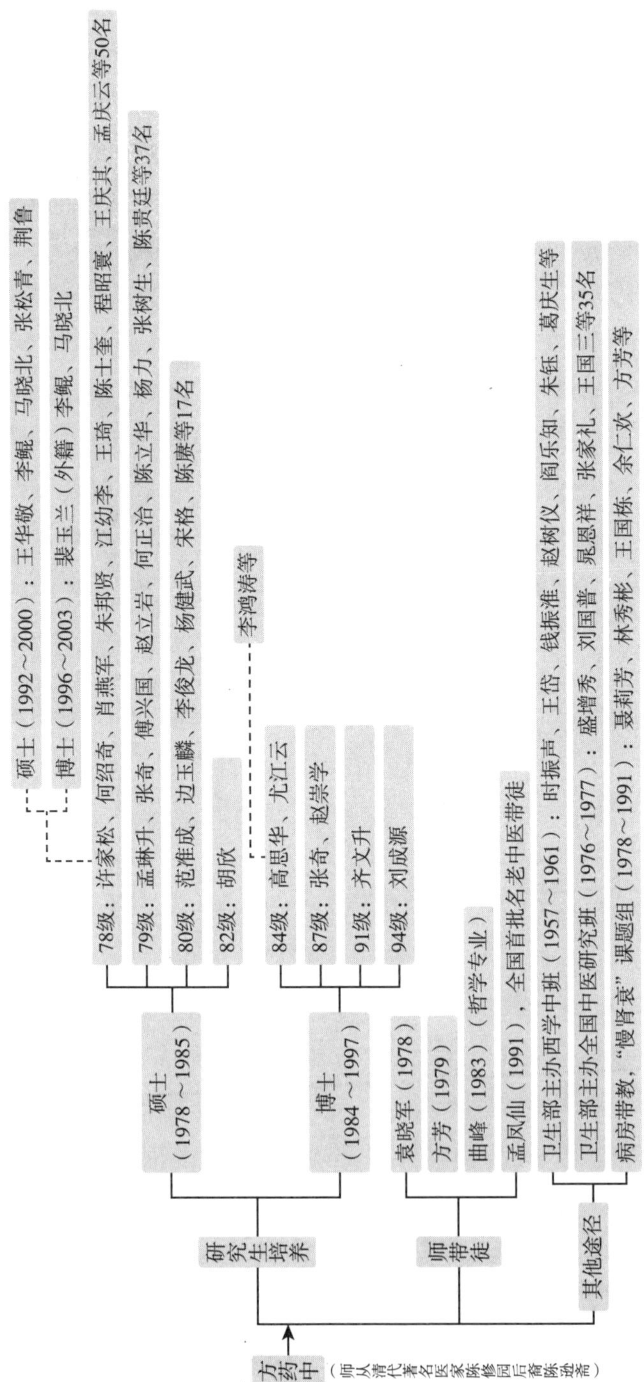
方药中学术传承谱
方药中（师从清代著名医家陈修园后裔陈逊斋）
研究生培养
硕士（1978～1985）
78级：许家松、何绍奇、肖燕军、朱邦贤、江幼李、王琦、陈士奎、程昭寰、王庆其、孟庆云等50名
硕士（1992～2000）：王华敬、李鲲、马晓北、张松青、荆鲁
博士（1996～2003）：裴玉兰（外籍）李鲲、马晓北
79级：孟琳升、张奇、傅兴国、赵立岩、何正治、陈立华、杨力、张树生、陈贵廷等37名
80级：范准成、边玉麟、李俊龙、杨健武、宋格、陈赓等17名
82级：胡欣
博士（1984～1997）
84级：高思华、尤江云
李鸿涛等
87级：张奇、赵崇学
91级：齐文升
94级：刘成源
师带徒
袁晓军（1978）
方芳（1979）
曲峰（1983）（哲学专业）
孟凤仙（1991），全国首批名老中医带徒
其他途径
卫生部主办西学中班（1957～1961）：时振声、王岱、钱振淮、赵树仪、阎乐知、朱钰、葛庆生等
卫生部主办全国中医研究班（1976～1977）：盛增秀、刘国善、晁恩祥、张家礼、王国三等35名
病房带教，"慢肾衰"课题组（1978～1991）：聂莉芳、林秀彬、王国栋、余仁欢、方芳等

学术年谱

川派中医药名家系列丛书

方药中

1921年（辛酉）农历10月14日：出生于四川省重庆市，原名方衡。

1927～1930年：在家中请人教授经书，父亲教授中医启蒙读物。

1930～1933年：入重庆市巴蜀小学读小学。

1934～1940年：入重庆市兼善中学等读中学至高中毕业。

1940～1950年：考入重庆市邮局作邮务员。为了腾出白天时间学医，前后做了十年夜班。

1940～1944年：拜清代著名医家陈修园之后、南京"四大名家"之一的陈逊斋先生门下学习中医。陈老为其更名为"方药中"，勉励他"沉潜于方药之中"和"方药必能中病"之意。

1944年：著文《目前中医界的最大危机——一般人所谓的中医科学化》发表于重庆《中国医药月刊》。

1944～1950年：经国民党政府考试院卫生署考试，颁发"中医师证书"，再经重庆市卫生局审批，颁发"开业执照"，开设"方药中诊所"，主治内、妇、儿、针各科。

1945年：《读〈与张简先生论阴阳〉一文之商榷》发表于《新中华医药月刊》。

1947年：调上海市福建路邮局工作，8个月后仍回重庆市邮局工作。

1951～1952年：调至西南卫生部中医科工作。

1952～1957年：考入北京大学医学院（现更名为北京大学医学部）医疗系学习西医。

1955～1958年：《医学三字经浅说》在《江西中医药月刊》连载发表。1955年发表《我对"上工不治已病治未病"的认识》，严肃批驳对中医"治未病"理论的否定与歪曲。

1957年：分配到中国中医研究院工作直至辞世。在此期间先后任主治医师、副教授、研究员、教授。

1957 ~ 1958 年：在中医研究院西苑医院从事大叶性肺炎的诊治研究；带教卫生部举办的全国中医研究班第一期学员的实习。

1958 ~ 1961 年：在中医研究院（今中国中医科学院，下同）广安门医院承担全国中医研究班第二、三期的教学，讲授《内科学》《方剂学》《内经》“运气七篇”及《伤寒论》《金匮要略》的专题，并承担北医、协和、军事医学科学院、铁路医院等十个单位的西学中班教学。

1959 年：经修改、补充和统稿后，专著《医学三字经浅说》由人民卫生出版社出版。写成专著《中医学基本理论通俗讲话》，由中国军事医学科学院等多家单位印成各种单行本，广泛流传（2007 年，由人民卫生出版社正式出版）。

1961 ~ 1969 年：在中医研究院西苑医院消化科从事肝硬化腹水的诊治研究，创制肝病系列方。1961 年参加医疗队去甘肃省通渭县重灾区救治浮肿干瘦病；1965 年参加医疗队去山东临沂从事血丝虫病的防治工作，被评为“先进工作者”。

1969 ~ 1971 年：集体下放到山西省稷山县、闻喜县，并到甘肃（山丹、张掖等地）、新疆（阿里、塔城等地）从事农村常见病、布氏杆菌病等的诊治研究，多次被评为“先进工作者”。

1971 ~ 1975 年：回北京中医研究院西苑医院消化科工作和从事西学中教学。

1975 ~ 1977 年：著名老中医岳美中先生等上书国家领导人，陈述中医后继乏人乏术的危机局面。经国家领导人亲笔批示，决定筹建全国中医研究班。1975 年参加创班；1976 年开班，由岳美中任主任，方药中任副主任。

“文化大革命”期间，在“批林、批孔”、中医界“批五行”的逆流中，发表了《评五行学说及其对中医学正反两方面的影响》一文。尖锐指出：“批五行的实质是向中医学丰富的理论知识和宝贵的临床经验的进攻，企图以达到废医存药的罪恶目的。”

1978 年：中医开始招收首届研究生。参加创办中医研究院研究生班，由岳美中任主任，方药中任副主任，并长期主持工作。

1979 年：专著《辨证论治研究七讲》由人民卫生出版社出版，是系统研究中医辨证论治，并提出创新模式的首部专著。

1981 年：任中医研究院研究生部主任，兼任中医研究院西苑医院副院长。先后承担了约 50 余名博、硕士生的指导教师。为中医研究生教育提出了全新理念、系统设计，并进行了创新性实践。中医研究院研究生部被誉为“中医之黄埔”。期间广聘约百名国内一流著名专家前来讲学，创办了中医的“百家讲坛”。收集、整理讲稿，编辑《中医专题讲座》二卷，由人民卫生出版社出版。

1982 年：由国务院学位委员会授予研究生部为唯一的一个中医基础理论博士授予点，方药中被授予首批博士生导师，成为中医界唯一的一位中医基础理论博士生导师。4 月，应日本医师东洋医学研究会的邀请出席第二届日中医学交流。

1983 年:《医学三字经浅说》经修订、补充后，由人民卫生出版社出版了“增订版”。与许家松合写论文《论中医理论体系的基本内涵及其产生的物质基础》在 1983 年成都举行的“中医学模式研讨会”上做主题演讲，并连载于《大自然探索》杂志。该文对中医学理论体系进行了系统表述、完善和框架构建。开始以“中医理论体系的基本内涵与临床应用”为研究方向招收博士研究生。

1984 年：加入中国共产党。与许家松合著的《黄帝内经素问运气七篇讲解》由人民卫生出版社出版。该书首次对“七篇”原文逐句讲解、逐段述评、逐篇小结，并总结其理论体系与核心价值；提出气化学说是中医学的理论基础和理论特色。被当时多位中医著名专家评为自唐代王冰补注运气七篇以来第一个全文讲解本。

1985 年：与许家松编著《温病汇讲》，由人民卫生出版社出版。参加主编的《实用中医内科学》，由人民卫生出版社出版。

1986 ~ 1990 年：完成国家“七五”攻关课题“著名中医方药中对慢性肾功能衰竭的诊治经验研究”。由方药中任组长，许家松任副组长。经院内外住院病例验证，疗效居全国领先水平。提出了西医辨病和中医辨证论治相结合的诊治模式，总结了对慢性肾衰的诊治规律，创制了肾病系列方，并形成诊治《常规》。

1987 年：9 月，应日本东方医学研究会邀请出席“第五回日中中医学研究会学术交流”活动。

1988 年：与许家松合著《温病条辨讲解》，由光明日报出版社出版。

1989 年:《黄帝内经素问运气七篇讲解》获国家中医药局科技进步一等奖。8 月，随卫生部副部长胡熙明率领的代表团赴泰国曼谷出席“亚细安中医药学术大会”。

1990 年：获首批国务院对作出突出贡献专家的政府特殊津贴。同年获“阿尔伯特·爱因斯坦”世界科学奖荣誉证书。

1991 年：“著名中医方药中对慢性肾功能衰竭的诊治经验研究”获国家中医药局科技进步三等奖，并于 1991 年 8 月参加国家计委、国家科委举办的“国家‘七五’科技攻关成果展览”。

1991 ~ 1994 年：成为国家中医药管理局首批名老中医带徒导师，带徒 1 名。

1993 年：医学论文集《医学承启集》由中医古籍出版社出版，收入 1945 ~ 1990 年共 62 篇代表性论文。

改革开放以来，极大地激发了方先生的工作热情。除全面主持研究生部的工作，承担繁重的研究生教学及指导几十名研究生的工作之外，还先后承担了国家科技进步奖评审委员会委员、国家自然科学基金评审委员会委员、国务院学位委员会学科评议组成员、卫生部药典委员会委员、药品评审委员会委员、中华全国中医学会常务理事等大量的社会工作，并多次应邀到全国各地，及日本、泰国等地讲学。

1995 年 3 月 3 日：病逝于北京，享年 74 岁。

1996 年：安葬于北京昌平“龙泉公墓”。墓碑上镌刻着夫人许家松所撰的碑文：

创辨证五步，贯古今精华，融内外一系，起沉疴重症，誉重医林。

彰大论七篇，究天人之际，探岐黄渊源，成一家之言，功垂医史。

育杏林英才，心血铸金针，春风化细雨，硕果遍华夏，一代宗师。

卫中医大业，曾愤笔横眉，中流一砥柱，惟笑轻名利，精诚照人。

结恩爱夫妻，共著文弘道，两心同一脉，悲一人独去，痛断肝肠。

2007 年：许家松带领学生马晓北、李鲲、李鸿涛收集、编辑、修订、补充、整理出版了《方药中论医集》，包括:《医学三字经浅说》《中医基本理论通俗讲话》《辨证论治研究七讲》《黄帝内经素问运气七篇讲解》《温病条辨讲解》《医学承启集》共六卷，250 余万字，由人民卫生出版社出版。

2008 年：“著名中医学家方药中教授学术思想研究与传承”被列入北京市中

医药“薪火传承 3+3 工程项目”，同年“方药中名家研究室”授牌成立。12 月，由许家松、马晓北、李鲲、李鸿涛承担的课题“著名中医学家方药中学术思想和经验的研究与传承”获 2008 年度中国中医科学院科学技术奖一等奖。

2009 年：由许家松、马晓北、李鲲、李鸿涛承担的课题“著名中医学家方药中学术思想和经验的研究与传承”获中华中医药学会科学技术奖二等奖。

2011 年：“纪念中医学家方药中先生九十诞辰暨方药中名家研究室落成及学术思想研讨会”在北京中国中医科学院隆重召开，来自北京、上海、浙江等地的方药中先生生前好友、同道、弟子等近 200 人出席了大会。多家媒体予以报道，著名中医学家方药中学术贡献与学术思想在中医学界又一次产生了广泛而深远的影响。